当代麻醉学

董学义 著

U0320208

吉林科学技术出版社
JiLin Science&Technology Publishing House

图书在版编目（ＣＩＰ）数据

当代麻醉学 / 董学义著. -- 长春 ：吉林科学技术
出版社，2020.5
ISBN 978-7-5578-6834-5

Ⅰ．①当… Ⅱ．①董… Ⅲ．①麻醉学 Ⅳ．①R614

中国版本图书馆 CIP 数据核字(2020)第 049786 号

当代麻醉学

DANGDAI MAZUI XUE

著	董学义
出 版 人	宛 霞
责任编辑	刘健民 王 皓
幅面尺寸	185mm×260mm
字 数	305 千字
印 张	13
版 次	2020 年 5 月第 1 版
印 次	2021 年 5 月第 2 次印刷

出 版 吉林科学技术出版社
发 行 吉林科学技术出版社
地 址 长春市净月区福祉大街 5788 号出版大厦 A 座
邮 编 130021
发行部电话/传真 0431-81629530
印 刷 保定市铭泰达印刷有限公司

书 号 ISBN 978-7-5578-6834-5
定 价 75.00 元

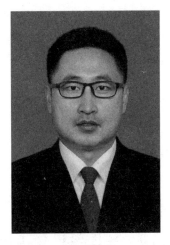

　　董学义，男，1982年3月出生，中共党员，2007年毕业于湖北医药学院（原郧阳医学院）麻醉学系，医学学士学位，2014年于潍坊医学院麻醉学系攻读并取得医学硕士学位。现就职于解放军第九六〇医院麻醉科（淄博院区），高年资主治医师。从事临床麻醉，疼痛诊疗，教学和科研十几年，对老年，危重疾病及疑难疾病的麻醉和镇痛有着丰富的临床经验。2009年于南京市第一医院麻醉科进修临床麻醉以及心脏麻醉。工作认真负责，善于学习钻研，多次被医院评为先进医务工作者。曾在《临床麻醉学杂志》以及其他杂志发表论文多篇。

前　言

　　21世纪是伟大的生命科学时代，医学领域的各个方面迅速发展，突出表现在微创外科、无痛医学、医学遗传工程学及器官移植医学等方面，已造福于全人类。这些成就的取得，很多都与麻醉学有关联。麻醉学作为一个年轻的学科发展迅速，尤其是近几年来，更是快速发展，其新理论、新技术、新药物、新设备层出不穷，业务范围仍在不断拓展。所以，麻醉医师既要掌握更加全面的医学理论，又要熟练应用现代科学技术进行临床实践。

　　本书根据临床麻醉医师的实际需要，系统地介绍了麻醉相关基础理论知识以及各科常见手术的麻醉。本书内容简洁，体例新颖，有较强的实用性和指导性，希望本书的出版可以使读者能从书中有所收益，提高对基础麻醉和临床麻醉处理的理解。

　　尽管在本书编撰过程中，编者做出了巨大的努力，对稿件进行了多次认真的修改，但由于编写经验不足，加之编写时间有限，书中难免存在不足之处，敬请广大读者提出宝贵的修改建议，以期再版时修正完善！

目　录

第一章　麻醉学概述

第一节　麻醉学的发展史

一、麻醉学发展史

(一)古代麻醉学的发展

麻醉原意是指感觉或知觉丧失,其后则指可使患者在接受手术或有创操作时不感到疼痛和不适的状态。一般认为,麻醉是由药物或其他方法产生的一种中枢神经系统和(或)外周神经系统的可逆性功能抑制,这种抑制的特点主要是感觉特别是痛觉的丧失。

有关麻醉、镇痛和急救复苏方法自古就有记载。早在春秋战国时期(公元前475—221年),名医扁鹊曾以"毒酒"作麻药为患者"剖胃探心"。古典医书《黄帝内经》已系统论述针灸及其理论,并记载了针刺治疗头痛、牙痛、耳痛、腰痛、关节痛和胃痛等症。公元2世纪,据《列子》记载,汉名医华佗,以酒服"麻沸散"、"刳破腹背",为患者施行手术。公元1337年(元朝),据《后汉书》《世医得效方》记载了当时骨折、脱臼的整复方法及所用的麻药。在复苏急救方面,东汉张仲景《金匮要略方论》载有对自缢者的抢救方法:"⋯⋯一人以手按据胸上,数动之,一人摩捋臂胫,屈伸之,若已僵,但渐渐强屈之,并按其腹。"说明早在公元二三世纪,中国已施行心肺复苏术。

古埃及人将罂粟(吗啡)与莨菪(莨菪碱或东莨菪碱)合用作为麻醉药,此与现今仍作为麻醉前用药的配方极为相似。古代印度、巴比伦及欧洲等地也曾采用曼陀螺、阿片酒进行麻醉实施手术;也有用神经干压迫或放血至昏迷施行手术,均因风险极大而难以推广。以上为麻醉学发展的起始阶段。

(二)近、现代麻醉学的发展

1846年,牙医Morton WT在哈佛大学教学医院麻省总医院给患者施行乙醚麻醉成功地切除下颌部肿瘤,次日报载"乙醚示范"的消息,立即轰动世界,可视为近代麻醉学的开端。1853年,英国产科医生Simpon JY首次成功地使用氯仿于分娩镇痛。以后相继出现氯乙烷、乙烯醚、三氯乙烯、环丙烷等吸入麻醉药,均因毒性太大或易发生爆炸而渐被淘汰。氧化亚氮虽在1844年较乙醚还早用于全麻拔牙,但因Wells医生不了解N_2O麻醉效能差,以至1845年在麻省总医院表演失败,对气体麻醉的发展起到显著的阻碍作用。直到1868年,Andrew

医生发表了 N_2O+O_2 的麻醉方法,才又引起人们的重视,特别在现代复合麻醉中,N_2O 因能强化其他吸入麻醉药并降低其不良反应而继续发挥优势。

现代麻醉、电子检测仪及电气手术用具均要求禁用易燃、易爆麻醉药。1956 年,含有卤素的非燃烧、非爆炸的新的强效吸入麻醉药氟烷开始用于临床麻醉,使统治了 110 年之久的乙醚吸入麻醉遇到挑战。但氟烷对肝脏的毒性及并用肾上腺素易导致心律失常,于是产生了新的更理想的卤素类吸入麻醉药。1959 年,甲氧氟烷问世,性能介于乙醚与氟烷之间,但因对肾脏的毒性,临床上也未推广。1972 年,恩氟烷问世,避免了并用肾上腺素导致的心律失常及对脏器的损害,从而得以广泛地应用,但发现其在深麻醉特别是存在低碳酸血症时脑电图易出现痉挛性棘波和运动性发作,甚至惊厥。1981 年,恩氟烷的同分子异构体异氟烷问世,具有恩氟烷的特性,而对中枢神经系统不引起痉挛性脑电波,也不影响颅内压,更符合理想的吸入麻醉药。近年来,新的卤素类吸入麻醉药地氟烷和七氟烷问世,血/气分配系数更接近于 N_2O,诱导和苏醒迅速,麻醉深浅更易控制,使吸入麻醉愈达理想境地。此两药兼有异氟烷和 N_2O 的优点,而且七氟烷对呼吸道无刺激性,可用于吸入麻醉诱导,更适于小儿麻醉。地氟烷在体内代谢率仅为 0.02%,对肾几乎无影响。近十几年来,着力研究的氙系气体麻醉药,因价格昂贵尚未在临床上广泛使用。

静脉麻醉药直接入血作用于中枢神经,从理论上应优于吸入麻醉。然而,真正起到理想麻醉效应的静脉麻醉尚难找到。19 世纪下半叶,人们尝试过水合氯醛、氯仿、乙醚、吗啡和东莨菪碱等作静脉麻醉。随后出现了苯二氮䓬类药,如地西泮、劳拉西泮、咪达唑仑。咪达唑仑可供口服、肌内注射、静脉注射,其作用时间短、使用范围广,可用于术前用药、麻醉辅助用药、全麻诱导、ICU 镇静或复合麻醉的组成成分。其他一些静脉麻醉药,如羟丁酸钠、氯胺酮、依托咪酯、丙泊酚等均不同程度地在临床上得到应用。丙泊酚由于药物的半衰期和静脉持续输注半衰期短,诱导和苏醒迅速,还有抗恶心、呕吐的作用,因此广泛应用于临床,特别适用于非住院患者手术麻醉及短时间镇静催眠。

镇痛是全身麻醉的重要组成部分。一些新的阿片类药物广泛应用于临床。吗啡早在1803 年从阿片中分离出来,是临床上常用的麻醉性镇痛药,主要用于术前用药、术后镇痛和癌症晚期疼痛的治疗,较少用于全身麻醉。除多年来一直使用的芬太尼外,现在临床使用的还有舒芬太尼、阿芬太尼等,前者麻醉效能强,后者作用时间短,可控性较好。20 世纪 90 年代中期,瑞芬太尼合成,选择性作用于阿片 μ 受体,经血浆的非特异性酯酶代谢,起效快,作用时效短,临床应用日益广泛。芬太尼贴剂于 1991 年应用于临床,具有使用方便、镇痛效果强等特点。曲马多是非阿片类镇痛药,于 20 世纪 80 年代应用于临床。该药具有对呼吸影响小、成瘾性低等特点,适用于中度至重度疼痛的患者。左旋氯胺酮于 20 世纪 90 年代中期上市,作用强度比常用的氯胺酮大 2～3 倍,对呼吸抑制轻。

肌肉松弛药虽不起麻醉作用,但直接阻滞神经-肌接头导致肌肉松弛,显著地改善了全麻效应。1935 年,King 从植物中分离出箭毒,1942 年,筒箭毒首先用于临床,迅速为麻醉及外科工作者所接受,之后相继推出琥珀胆碱、加拉碘铵、溴己氨胆碱(氨酰胆碱)、爱库氯铵,特别是琥珀胆碱长时间作为气管插管的首选肌松药。当前肌松药已成为麻醉医师不可缺少的药物之一。近年来,不断推出许多新的甾类肌松药如泮库溴铵、维库溴铵、哌库溴铵和罗库溴铵及新的苄异喹啉类肌松药如阿曲库铵、顺式阿曲库铵、美维库铵和杜什库铵。阿曲库铵的代谢和排泄不依赖于肝、肾功能，主要通过非酶性化学分解，称为 Hofmann 消除，只有少量（小于 10%）通过非特异性酶水解。顺式阿曲库铵对心血管影响更少或释放组胺甚微，更接近理想的肌松药。

（三）局部麻醉的发展

广义的局部麻醉也称部位麻醉，其发展较全身麻醉约晚了半个世纪。1884 年，Koller 在眼科手术中成功地应用了可卡因实施表面麻醉。同年，William H 用可卡因做皮内浸润和神经阻滞。1885 年，Corning 首先在犬身上施行硬膜外阻滞。1898 年，Bier 首次将可卡因注入患者的蛛网膜下隙并称之为腰椎麻醉。1905 年，Einhorn 合成酯类局麻药普鲁卡因，由于其毒性小，效能确切，得以迅速推广并用于局部浸润麻醉及区域麻醉。1920 年，Pages F 描述了腰部硬膜外麻醉。1943 年，lofgren 合成了胺类局麻药利多卡因，因其渗透性强，更使神经干阻滞及硬膜外麻醉的阻滞效应显著提高，至今仍为国内外普遍应用的局麻药之一。同时又相继合成辛可卡因（地布卡因）、丁卡因、氯普鲁卡因、甲哌卡因、丙胺卡因、布比卡因等不同时效及特性的局麻药，为局部麻醉及镇痛治疗提供了更有力的武器。此外，罗哌卡因、左旋布比卡因药效学与布比卡因类似，但中枢神经系统毒性和心脏毒性较低，安全性更高。

（四）复合麻醉的发展

全麻的实施已经不只是要求意识消失及镇痛，还要求肌肉松弛及抑制有害的神经反射，称之为全麻四要素，应用单一的麻醉药或麻醉方法常不能满足全身麻醉的要求，所以很早就提出所谓的"平衡麻醉"，即复合各种麻醉方法或麻醉药彼此配合，取长补短，以满足全麻四要素，维持机体生理状态。特别在 1942 年筒箭毒碱问世后，使复合麻醉更完善。现已有吸入复合麻醉、静吸复合麻醉、全凭静脉复合麻醉等。1951 年，Laborit 及 Huguenard 提出用神经安定阻滞剂配合物理降温以降低机体代谢及应激反应，称为"人工冬眠"。由于氯丙嗪作用机制复杂，后改用氟哌利多芬太尼合剂进行神经安定镇痛麻醉，实际也是一种复合麻醉。1950 年，Bigelow 及 Swan 等用体表降温阻断循环完成心内直视手术，继而又并用体外循环降温满足复杂的、需长时间阻断主动脉的心内手术。这不但要求麻醉医师使麻醉平稳，还要利用人工心肺机维持机体循环生理，掌握人工心肺机维持机体呼吸生理，有时还需在麻醉中进行控制性降压，以有利于手术的操作及减少失血，大大丰富了麻醉的内容。

（五）麻醉及监测设备的发展史

19 世纪末 20 世纪初是麻醉学在很多方面寻求安全性的时期，综合的麻醉监测方法增加了患者的安全性。1902 年，Cushing 首先提出在麻醉记录单上记录血压。1903 年，Einthoven W 应用线电流计首次在临床上描记心电图。脉搏氧饱和度监测在第二次世界大战期间首次应用于临床。曾有人评价说："与以往麻醉、复苏、重症监护过程中保护患者安全的监测手段相比，脉搏氧饱和度仪是一种最先进、最重要的技术。"1929 年，Forssman W 介绍了在人体行中心静脉置管及右心房插管的方法。1954 年，发明了能利用近红外吸收技术实时测量呼气时二氧化碳浓度的二氧化碳浓度监测仪。这些监测手段大大减少了手术意外的发生，使得重症患者能够安全地度过围手术期。自动化监测仪器的应用使得麻醉医生在手术过程中将更多的精力用于发现和处理患者的病情，提高了麻醉质量。

气管插管器具和技术的发展是麻醉发展史的另一项重大进步。它最早是用于对溺水者进行复苏而不是用于麻醉。Snow J 等人曾通过气管切开的方法对患者进行麻醉。第一个进行选择性经口气管插管的是苏格兰外科医生 Macewen W。肌松药应用之前,气管插管是对麻醉医师一项严峻的挑战,因为早期的喉镜笨拙、易损伤牙齿且暴露声门不充分,经常使气管插管失败。得克萨斯州圣安东尼奥市的 Miller R 和牛津大学的 Macintosh R 先后两年内分别发明了经典的直、弯型喉镜片,流传至今。1981 年,Brain 第一次认识到喉罩的原理,于 1983 年提出这一气道管理的构想,亲自制造喉罩并将其不断改进。

麻醉机的应用增加了麻醉的安全性,能够确保临床医师将正确的混合气体输送给患者。19 世纪末,美国和欧洲制造出可移动立式麻醉机。三位美国牙医发明了第一代应用氧化亚氮和氧气高压钢瓶的麻醉机。20 世纪初,伦敦麻醉医师制造出第一代 Boyle 麻醉机。Cyprane 公司制造的 Fluotec 挥发器是最早在手术室内应用的 Tec 系列专用挥发器,现在所有大制造商生产的挥发器均与此相似。机械呼吸机现在是麻醉机必不可少的组成部分,1907 年,第一台间歇正压呼吸器——Drager Pulmonary 问世。

(六)疼痛理论的发展史

古时,疼痛被认为是一种情感反应,而不是一种感觉。人们认为宗教特权人士具有控制疼痛的能力,他们通过咒语及祷告来解除疼痛。18、19 世纪,人们对疼痛机制的认识有了显著进步。HallerAV 观察到,机体的某些组织有一定的特性,称之为感觉。1752 年,Haller 提出只有那些有神经分布的身体部位才有感觉,而易兴奋是肌纤维的特性。19 世纪末,人们认识到急性疼痛是一种精确的感觉而且可以被局部麻醉阻滞,同时发现疼痛是独立的感觉,在相互绝缘的神经纤维上传导。1965 年,Melzack 和 Wall 提出疼痛门控学说,他们认为伤害性感受的传入纤维进入脊髓,在脊髓背角形成突触,在该处传入刺激向腹角传导之前被"闸门"所调控。1974 年,首次发现了内源性阿片类物质,后来人们发现内源性阿片物质分布于疼痛传导通路的各个部位,一些控制疼痛的方法如针灸、生物反馈疗法等正是试图通过激活这些内源性系统来减轻疼痛的。当前的观点认为,围手术期的疼痛会阻碍机体的恢复,对于疼痛采取积极的治疗方法,有利于机体功能的迅速恢复。

二、麻醉的分类

麻醉的分类多按麻醉方法进行分类,随着麻醉学的进展,人们又根据不同手术患者病理生理特点进行亚麻醉学科分类。

(一)麻醉方法分类

1.全身麻醉　麻醉药通过吸入、静脉进入体内,抑制中枢神经系统使神志消失,统称全身麻醉,简称全麻。具体可分为:

(1)吸入麻醉:应用气体或挥发性麻醉药吸入肺内达到全身麻醉。

(2)静脉麻醉:应用静脉麻醉药静脉注射达到全身麻醉。

(3)肌肉麻醉:药物经肌内注射后被机体吸收达到神经系统发挥麻醉效应。

(4)直肠麻醉:药物经直肠灌注而发挥麻醉效应。

(5)基础麻醉:患者在入手术室前先行肌内注射或肛内注入适量麻醉药使意识消失,有利于入室后诱导平稳,多用于小儿。

2.局部麻醉 使用局麻药阻滞脊神经、神经丛或神经末梢,产生神经支配区域的麻醉而不影响患者意识状态。具体可分为:

(1)脊椎及硬膜外阻滞:①蛛网膜下隙阻滞麻醉;②硬膜外阻滞麻醉(含骶管阻滞)。

(2)神经丛阻滞:如颈丛、臂丛神经阻滞。

(3)神经干阻滞:如肋间神经、坐骨神经阻滞等。

(4)区域神经阻滞及局部浸润麻醉。

(5)表面麻醉:黏膜下末梢神经阻滞。

(6)局部静脉:肢体阻断循环后局部静脉注入局麻药。

3.复合麻醉

(1)吸入复合麻醉。

(2)静吸复合麻醉。

(3)全凭静脉复合麻醉。

(4)局麻-全麻复合麻醉。

(5)低温麻醉及神经安定镇痛麻醉。

(二)亚麻醉学科分类

亚麻醉学科分类也是麻醉学各论,在国内外教学医院或大的医疗中心按各专科手术的特性进行此分类,通常分为小儿麻醉、产科麻醉、心血管麻醉、胸科麻醉、颅脑外科麻醉及口腔颌面外科麻醉等。专科麻醉有利于提高麻醉质量及效率。

第二节 麻醉科的结构与内涵

麻醉学属临床医学二级学科。麻醉科是医院的一级临床科室,麻醉科主任在院长领导下工作。凡以临床麻醉、重症监测治疗(ICU)和疼痛诊疗等为主要工作内容的麻醉科也可更名为麻醉与重症医学科。

麻醉科的工作任务包括临床医疗、教学与科研等方面。一个符合二级学科内涵的麻醉科应由麻醉科门诊、临床麻醉、RR 及 ICU、疼痛诊疗和实验室等部门组成。麻醉科的建设虽应根据医院规模及其所承担的工作任务不同而有所区别,但各级医院均应努力按二级学科的内涵加以健全与提高。

一、麻醉科门诊

随着医院管理工作的进步,特别是为保证质量、提高效率和减轻患者负担,麻醉科门诊将成为医院门诊工作的重要组成部分。麻醉科门诊的主要工作内容如下。

1.麻醉前检查与准备。为缩短患者的住院周期,保证麻醉前充分准备,凡拟接受择期手术的患者,在手术医师进行术前检查与准备的基础上,入院前应由麻醉科医师在麻醉科门诊按要求作进一步的检查与准备。其优点是：①患者入院后即可安排手术，甚至在当日即可安排手术，可显著缩短住院日期，提高床位周转率；②可避免因麻醉前检查不全面而延迟手术，造成患者不必要的精神痛苦与经济损失；③杜绝手术医师与麻醉医师因对术前准备项目意见或观点不一致而发生争执；④患者入院前麻醉科已能了解到病情及麻醉处理的难度，便于恰当地安排麻醉工作。麻醉前检查与准备工作目前均在病房进行，随着医院现代化进程的加速，有条件的医院应逐步将这一工作转移到门诊。

2.麻醉后随访或并发症的诊断与治疗，特别是麻醉后并发症由麻醉科医师亲自诊治是十分必要的。目前的情况是：一方面某些并发症(如腰麻后头痛)辗转于神经内、外科或其他科室诊治而疗效不理想，而另一方面麻醉科医师却无机会对这些患者进行诊疗，随着麻醉科门诊的建立这些情况将不再发生。

3.麻醉前会诊或咨询。

4.疼痛诊疗可单独开设疼痛诊疗门诊或多学科疼痛诊疗中心，并可建立相应的病房。

5.呼吸治疗、药物依赖戒断(戒毒)等。凡利用麻醉学的理论与技术(包括氧疗及各种慢性肺部疾患患者的辅助呼吸治疗)进行的各种治疗也可称麻醉治疗学，麻醉治疗学是麻醉科的重要内容之一。

二、临床麻醉

临床麻醉的工作场所主要在手术室内，目前已拓展到手术室外，如导管室、介入治疗室及各种内镜检查等。在规模较大、条件较好的麻醉科，应建立临床麻醉的分支学科(或称亚科)，如心血管外科、胸外科、脑外科、产科和小儿外科麻醉等，以培养专门人才，提高专科麻醉的医疗质量。

(一)临床麻醉的主要工作内容

1.对患者进行术前检查、病情评估与准备。

2.为手术顺利进行提供基本条件，包括安定、无痛、无不愉快记忆、肌松并合理控制应激反应等。

3.提供完成手术所必需的特殊条件，如气管、支气管内插管，控制性降压，低温，人工通气及体外循环等。

4.对手术患者的生命机能进行全面、连续、定量的监测，并调节与控制在正常或预期的范围内，以维护患者的生命安全。应当指出，对患者生命机能进行监测与调控已是临床麻醉的重要内容，因此，麻醉科不仅必须配备有完备与先进的仪器与设备，更要不断提高麻醉科医师的知识、素质与能力，只有这样才能进行及时准确的判断与治疗。

5.开展术后镇痛工作，预防并早期诊治各种并发症，以利术后顺利康复。

6.积极创造条件，开展"手术室外麻醉"和"非住院患者的麻醉"，以方便患者、节约医疗资源，但要有准备地实施，实施前必须建立相应的规范与制度，以确保患者安全。

(二)临床麻醉常用方法

临床麻醉的方法(技术)及其使用的药物虽然众多，根据麻醉药作用于神经系统的不同部位,概括起来可分为局部(区域)麻醉和全身麻醉两大类,临床麻醉方法分类(表1-1)。

表 1-1　麻醉药作用于不同神经部位与麻醉方法分类

分类	麻醉方法	麻醉药给药方式	麻醉药作用的部位
全身麻醉	吸入全麻	吸入、静脉注射	中枢神经系统
	静脉全麻	肌内注射	
		直肠灌注	
	蛛网膜下隙阻滞	局麻药注入蛛网膜下隙	蛛网膜下脊神经
	硬膜外阻滞	局麻药注入硬膜外隙	硬膜外脊神经
局部(区域)麻醉	神经干(丛)阻滞	局部麻醉药注入神经干(丛)	神经干(丛)
	局部浸润麻醉	局麻药局部浸润	皮肤、黏膜神经末梢

局部浸润麻醉是指沿手术切口线分层注射局麻药,阻滞组织中的神经末梢。

目前已较少使用单一的药物或单一的方法进行麻醉,临床上使用较多的是复合麻醉或称平衡麻醉和联合麻醉,复合麻醉系指同时使用两种或两种以上麻醉药及(或)辅助药物以达到麻醉的基本要求,可以减少单个药物的用量及不良反应。联合麻醉系指同时使用两种或两种以上方法以达到麻醉的基本要求,以能取长补短综合发挥各种方法的优越性。如使用镇静、麻醉镇痛与肌松药进行静脉复合全麻,又如全身麻醉与硬膜外阻滞麻醉联合应用等。

三、麻醉恢复室(RR)

RR 是手术结束后继续观察病情,预防和处理麻醉后近期并发症,保障患者安全,提高医疗质量的重要场所。RR 应配备有专门的护士与医师管理患者,待患者清醒、生命体征稳定后即可送回病房。若患者病情不稳定,如呼吸、循环功能障碍者应及时送入 ICU。RR 可缩短患者在手术室停留时间、利于接台手术以提高手术台利用率,也有益于病房管理。

四、ICU

凡由麻醉科主管的 ICU 也可称麻醉科 ICU(AICU),AICU 主要针对手术后患者,是围术期危重病诊治、保障重大手术安全、提高医疗质量的重要环节,是现代高水平、高效益医院的必然产物。ICU 的特点是:①配备有先进的设备以能对患者生命机能进行全面、连续和定量的监测;②具备早期诊断及先进的治疗设备与技术;③采用现代化管理,因而具有高工作效率和抢救成功率;④拥有一支训练有素的医疗护理队伍。

进入 ICU 的患者由麻醉科医师和手术医师共同负责,麻醉科医师的主要任务是:对患者进行全面、连续,定量的监测;维护患者的体液内稳态;支持循环、呼吸等功能的稳定;防治感染;早期诊治各种并发症及营养支持等。手术医师则侧重于原发病和专科处理。待患者重要脏器功能基本稳定后即可送回原病室。

五、疼痛诊疗

疼痛诊疗是麻醉科工作的重要组成部分,工作内容主要包括术后止痛及急、慢性疼痛的诊断与治疗。应当强调疼痛诊疗的多学科性和临床诊断的重要性,因此,从事疼痛诊疗医师必须有扎实的临床功底,必须具有麻醉科主治医师的资格再经规范化住院医师专业培训后才能准入。

第三节　麻醉学的进展

一、全麻机制蛋白学说的研究进展概况

麻醉学的进展不仅是指新理论和新技术的出现,还有一个对既往的理论和观点再认识、再提高的问题。"全身麻醉是怎样产生的?"这是一个长期以来一直令我们困惑的谜团。自1845年 Morton 首次公开演示乙醚全身麻醉至今,现代麻醉学已走过了150余年的发展历程,期间随着各种新型全麻药物的研制开发和全麻技术的不断改进,全身麻醉的实施在今日已非难事。但事实上,即使是目前最新的全麻药物,其毒性作用和应用风险仍然是相当的高,按照治疗指数(即50%致死剂量与50%有效剂量的比值)进行比较,常规药物的治疗指数均超过数百或数千,而全麻药物的治疗指数一般为3～4,可见全麻药物的应用本身就具有极高的风险。当前全身麻醉的安全实施在很大程度上可以说只是得益于训练有素的麻醉工作者和日益发展的先进监测技术。因此,无论是全麻药物,还是全麻技术均有待于进一步的提高和改进。但限于目前对全身麻醉本质和机制认识上的局限性,我们在全身麻醉的安全性、可控性,乃至新药开发等的研究方面均受到了极大的制约。时至今日,麻醉工作者始终摆脱不了"知其然而不知其所以然"的尴尬境界。事实上,自20世纪初 Meyer Overton 首先提出著名的脂质学说以来,全世界的麻醉学家、神经生理学家、药理学家等为全麻原理的阐明进行了不懈的努力和探索,并先后提出了多达百余种的假说和理论。尽管其中的多数已先后遭到否定和摒弃,现存的一些假说和理论也可能只窥见了全麻原理的冰山一角,而与问题的实质尚有较长的距离。但是长期的研究积累,特别是近年来取得的许多进展,其成果仍然很令人鼓舞。近10年来,对全麻机制的研究在亚细胞和分子水平取得很大进展,主要发现全麻药通过与细胞膜上的受体及通道蛋白发生直接的相互作用而发挥作用。这些发现对传统的脂质学说提出了严峻的质疑和挑战,并逐渐形成和提出了全麻机制的蛋白学说。其依据是:①药理研究发现,药物作用的普遍规律与蛋白质发生直接作用而产生其效应。因此,推测全麻药也应以同样方式发挥作用。②发现全麻药的确可与离子通道蛋白或其他蛋白质发生直接相互作用。③全麻药的分子结构可影响其效能及在离子通道上的作用;反之,受体或通道亚基或肽链成分改变也可影响全麻药的作用。因此,认为全麻药的作用部位在蛋白质而不是脂质,确切位点可能是神经突触的离子通道或其调节系统。

二、新药应用

（一）吸入全麻药

安氟醚和异氟醚均属强效全麻药,主要用于麻醉维持。由于该药不会引起燃烧和爆炸,临床浓度不会引起肝炎,对循环抑制较轻,所以尽管已有七氟醚和地氟醚等新药问世,但安氟醚和异氟醚依然是常用药。20 世纪 90 年代初七氟醚和地氟醚问世,其特点是血/气分配系数小,作用起效快、苏醒迅速,尤适用于非住院手术的麻醉。七氟醚的气味宜人,可用于小儿全麻的诱导和维持。

（二）静脉全麻药

早在 1934 年硫喷妥钠已用于临床,由于麻醉诱导迅速不良反应又较小,至今仍为标准静脉诱导药,也可用于脑保护和解痉作用。依托咪酯具有对呼吸抑制小,血流动力学平稳等优点,故适用于重症患者等。咪唑安定属第三代苯二氮䓬类药,适用于术前用药、全麻诱导维持、部位麻醉、ICU 中催眠镇静等。该药与其他静脉麻醉药、麻醉性镇痛药等联合使用,可减少各自的用药剂量和不良反应。异丙酚是常用的新药,其特点是作用时间短,5～10min,有良好的镇吐作用,又有抗氧化剂作用,用于全麻诱导和维持,预防和治疗不同原因诱发的恶心呕吐,以及 ICU 中辅助用药等。近年研制的新药还有:埃尔泰洛尔、S-氯胺酮等,目前正在临床试用中。

（三）肌松药

常用的肌松药有两大类:即去极化类,如琥珀胆碱等;非去极化类,又可分短效(如米瓦库铵)、中效(如阿曲库铵、维库溴铵等)及长效(如哌库溴铵等)。由于琥珀胆碱作用短暂(仍适用于气管插管术),某些情况下可出现高血钾、甚至心搏骤停等,临床应用日益减少。阿曲库铵和维库溴铵,常用于全麻维持、术中或术后机械通气。

近年,新的肌松药如顺式阿曲库铵、罗库溴铵、Or99487 等已用于临床,其特点是:起效快;作用时效短;不良反应少。

（四）麻醉性镇痛药

芬太尼是目前常用的麻醉性镇痛药,其强度比吗啡大 100～180 倍,常用量 2～5μg/kg,静脉注射后立即生效,维持 30～60 分钟。使用较大剂量芬太尼(10～50μg/kg),能显著降低应激反应,作用时效明显延长(3～5 小时),常用于高血压、冠心病和瓣膜性疾病患者。芬太尼对心血管抑制轻,但剂量增大可能出现心动过缓,注射太快可引起胸壁强直,呼吸抑制。此外,还有舒芬太尼和阿芬太尼,这两种药国内尚少使用。瑞芬太尼是一种新颖、强效阿片受体激动剂,具有起效快、作用短(消除半衰期10～20分钟),无蓄积作用,对心血管无明显抑制作用等优点。

（五）局部麻醉药

普鲁卡因属酯类局部麻醉药(局麻药),由于作用弱、起效慢等,故临床极少使用。取而代之的是利多卡因,为酰胺类,其特点是作用较强,时效 1～1.5 小时,浓度 0.5%～2%,适用于局部浸润麻醉、神经和神经丛阻滞以及椎管内麻醉等。布比卡因属酰胺类,时效 3～4 小时,常用

0.25％～0.5％溶液,适用于神经和神经丛阻滞和椎管内麻醉。但布比卡因对心脏毒性作用较大,一旦发生心搏骤停,往往复苏困难。左布比卡因属长效酰胺类药物,是布比卡因的左旋异构体,不含具有毒性作用的 R(＋)型镜像体,对心脏和脑组织的亲和力低于右旋布比卡因,因此,中枢神经系统和心脏毒性均明显低于布比卡因,且不引起致命性的心律失常。与布比卡因相比有许多优势,在临床的研究及应用已较广泛。罗哌卡因是新一代酰胺类长效局麻药,毒性低,无明显心脏毒性作用。

三、新方法和新技术

(一)经皮和经黏膜给药

皮肤的角质层较厚,药物很难经皮肤吸收,也难以产生全身作用。多瑞吉是近年研制的芬太尼经皮敷贴剂,主要适应证是慢性、顽固性癌痛。首次使用时需经6～12小时芬太尼血浆浓度才产生镇痛效应,稳定状态,可维持 72 小时。可按每 4 小时吗啡剂量或 24 小时口服剂量选择。敷贴部位通常选择上臂、躯干等平整部位。取下时,芬太尼血浓度逐渐下降,经 17 小时下降为 50％,该药不宜用于任何急性疼痛。恩纳是含有利多卡因和丙胺卡因的皮肤乳膏和敷贴制剂,具有良好的局部镇痛作用,起效 30～60 分钟,维持约 2 小时,适用于皮肤局部穿刺或切割前预防疼痛。成人鼻腔黏膜有丰富的血管,咪唑安定、氯胺酮等可经鼻腔给药。芬太尼与糖制成棒糖制剂(OTFC),经口腔黏膜给药,适用于小儿术前用药、急症手术镇痛和癌痛治疗。

(二)关节腔内镇痛

由于关节局部富含受体,受体受药液阻滞后,可产生镇痛效果;且药液在关节内弥散受到限制,极少被吸收进入循环而产生全身作用。同时,关节腔给药其镇痛效果优于全身用药,适用于关节腔手术术后镇痛,尤其是膝关节手术。于关节腔内注入吗啡 1mg 或 2mg,也可注入0.25％布比卡因 20～40mL。此外,使用芬太尼 10μg、哌替啶 10mg、可乐定以及非甾体类抗炎镇痛药等均可取得良好的术后镇痛效果。

(三)静脉区域麻醉

静脉区域麻醉指于上、下肢浅静脉注射局麻药(肢体近端缚止血带),可产生肢体局部麻醉,以施行上、下肢从软组织至骨骼的手术,通常手术时间为 1 小时左右。

1.适应证

(1)手部、前臂和肘部手术,手术时间不超过 1 小时。

(2)足部、膝关节以下短、小手术等。

2.禁忌证

(1)患者拒绝使用。

(2)中度或重度高血压。

(3)运动员身材,肢体肌肉丰满者。

(4)骨骼肌畸形者。

(5)对局麻药过敏等。

3.注意事项　为提高麻醉效果,预防局麻药毒性作用,应注意:

(1)采用双止血带法。

(2)缚止血带时间至少维持 20 分钟,即使手术已结束。

(3)需解除止血带时,可间断松开止血带,但每次不超过 30 秒,通常为 2～3 分钟。

(四)连续蛛网膜下隙阻滞

1.优点

(1)作用起效迅速。

(2)局麻药用量小,可调至需要的水平。

(3)对循环/呼吸影响小。

(4)麻醉时间可延长。

(5)停止用药后麻醉作用恢复快。

(6)可用于手术后镇痛。

2.指征

(1)有蛛网膜下隙阻滞的适应证,手术时间超过 2～3 小时。

(2)若调节阻滞平面合适也适用于循环不稳定的患者。

(3)手术类别有:普外、骨科、泌尿科、外周血管和妇科手术。

(4)急症手术、产科分娩和疼痛治疗等。为防止脑脊液外漏,预防并发马尾综合征,近年采用 Spinocath 套管针和导管,因导管的直径比套管针粗,故可避免脑脊液外溢,术后很少并发头痛。

(五)蛛网膜下隙和硬膜外间隙联合阻滞

1.优点　具有脊髓麻醉和连续硬膜外麻醉的优点:

(1)作用起效快。

(2)麻醉时间不受限制。

(3)可施行术后镇痛。

(4)麻醉水平较易调控。

(5)对呼吸、循环抑制轻,毒性低,并发症少。

(6)可用于非住院手术患者。

(7)操作简便易掌握,成功率高。

2.适应证

(1)妇产科手术、正常无痛分娩。

(2)腹部和下腹部手术,时间超过 2 小时。

(3)术后镇痛和疼痛治疗等。目前常用的方法是以双针单间隙原理设计的“针套针”方法。

(六)静脉给药输注系统

目前临床使用的输注系统有:

1.计算器输注泵　计算器输注泵指可在固定的速率下持续静脉输液给药,药物输注的速度是恒定的,可按患者体重和给药时间计算,如 $\mu g/(kg \cdot min)$,通过计算器输注泵按钮,即可持续给药。

2.微机(智能型)输注泵 主要有2种:

(1)以药物血浆浓度为目标:是一种新型的静脉给药系统,采用药代模式,能迅速达到和维持几乎恒定的药物血浆浓度。

(2)以效应器官为目标:由于药物血浆浓度与效应器官药物有效浓度存在差异,近年开展以效应器官药物浓度为目标的静脉输注泵,以达到更稳定的麻醉水平。

3.自动给药装置 自动给药装置指静脉输注泵系统中使用反馈系统,采用程序信号调控静脉给药速率。现代麻醉正不断地向安全、有效、合理、舒适、经济等目标发展,我们有责任努力加以完善,更好地为临床麻醉和手术患者服务。

第二章　全身麻醉

第一节　吸入全身麻醉

吸入麻醉是指麻醉药经呼吸道吸入肺内,经肺泡进入血液循环,到达中枢神经系统而产生全身麻醉的方法。其特点是麻醉深浅易于控制,用药较单纯,药物在体内分解代谢少,大多以原形的形式从呼吸道排出,安全性较静脉麻醉可靠。但诱导不如静脉麻醉迅速,若无排污措施易造成手术室环境污染。

一、吸入全身麻醉实施方法

传统的吸入麻醉按重复吸入程度及 CO_2 吸收装置的有无分为开放、半开放、半紧闭、紧闭法四种;现今,由于计算机技术在麻醉领域的应用,产生了计算机自动控制的吸入麻醉方法。

(一)开放法

用带边槽的金属网面罩,覆以 4～8 层纱布,直接将挥发性麻醉药(如乙醚)滴至纱布上。或用金属口钩挂于患者口唇内侧,将 02 和吸入麻醉药的混合气体直接吹入口腔、咽部或气管内。这种方法所用的设备简单,操作简便,但不易有效控制麻醉药量及麻醉深度,且造成环境污染,目前已很少应用。

(二)半开放法

半开放法装置的特点:不用吸入活瓣,无 CO_2 吸收装置,输出麻醉药与氧气的混合气体,进入贮气囊和螺纹管内供患者吸入。呼出气体大部分通过"逸气活瓣"排至外界大气,仅很小部分被再次吸入。这种装置称"不用 CO_2 吸收的半紧闭法",又称"半开放法"。1954 年 Mapleson 根据有无活瓣、储气囊及新鲜气流的流入位置,将此系统分为 A、B、C、D、E、F 六种。

(三)半紧闭法

指呼出气体的一部分排入大气中,另一部分通过 CO_2 吸收装置吸收 CO_2 后,再重新进入到吸入气流中。由于环路中安装 CO_2 吸收装置,CO_2 潴留的可能性比半开放式更小。这是目前最常用的麻醉方法之一,使用的环路为循环式呼吸环路。

(四)紧闭法

指呼出的麻醉气体被患者再吸收而反复利用,CO_2 经吸收装置被全部吸收,O_2 流量小于 1L/min(仅略大于或等于患者麻醉期间的代谢需要),此法的优点是吸入气体温度及湿度接近体内,不会造成气道黏膜干燥;因麻醉药重复吸入、浪费较少,且不污染室内空气;便于施行辅助或控制呼吸。

(五)计算机全自动控制吸入麻醉

计算机全自动控制吸入麻醉是一种闭合环路的麻醉,是将现代微型电子计算机技术,流量控制技术,现代呼吸、循环、药物监测技术及多年来的吸入麻醉技术相结合,以重要生命体征(EEG、脉搏、血压等)、挥发性麻醉药浓度及肌松程度为效应反馈信息来自动控制吸入麻醉药输入的技术。可有效提高麻醉安全性,减轻麻醉医师的脑力和体力工作,代表了吸入全身麻醉的发展方向。

二、吸入麻醉药的吸收、分布与清除

(一)吸入麻醉药物的影响因素

吸入麻醉药在肺泡被吸收后由血液循环带入中枢神经系统,作用于一些关键部位而产生全身麻醉作用。因此,吸入麻醉药在脑内的分压是决定其麻醉深度的主要因素。脑组织内麻醉药的分压又取决于麻醉药在肺泡气中的浓度。肺泡气麻醉药物浓度的高低是进入肺泡的麻醉药与血液从肺泡中所摄取的麻醉药相平衡的结果。其决定因素与以下几点有关:

1.麻醉药吸入的浓度　吸入气麻醉药浓度越高,进入肺泡的吸入麻醉药越多,肺泡气麻醉药浓度上升越快。

2.每分钟肺泡通气量的大小　肺泡通气量越大,则在单位时间内进入肺泡内的吸入麻醉药浓度愈高。

3.血/气分配系数　吸入麻醉药的血/气分配系数越大,流经肺毛细血管单位体积的血液能从肺泡中摄取的吸入麻醉药越多,肺泡气中的麻醉药浓度上升越慢。吸入麻醉药的可控性与血气分配系数的大小成反比。

4.每分钟肺灌流量的大小　理想的肺通气/灌流比率为0.82,心输出量越大,单位时间里流经肺泡的血液越多,则血液从肺泡摄取的吸入麻醉药总量越多,肺泡气的麻醉药浓度上升越慢。

5.肺泡气混合静脉血麻醉药分压差　分压差越大,吸入麻醉药从肺泡气向血中转运的速度越快,肺泡气的麻醉药浓度上升越慢。

(二)吸入麻醉药的分布

1.吸入麻醉药在血液和组织之间也存在分压差,其决定因素为组织/血气分配系数,组织的体积、组织的血流量以及动脉血与组织中的吸入麻醉药的分压差。

2.前两者之积是组织对吸入麻醉药的容量,后二者是决定血液向组织供应吸入麻醉药速度的因素。总容量与供药速度之间的平衡是决定血液和组织间分压差的主要因素。

3.混合静脉血吸入麻醉药分压决定了组织从动脉血对吸入麻醉药的摄取量,组织/血分配系数越大,组织血流量越大,动脉血-组织的吸入麻醉药分压差越大,则组织从动脉血中摄取麻醉药物越快,该组织的静脉血中吸入麻醉药分压越低。

（三）吸入麻醉药的清除

吸入麻醉药的清除大部分从肺以原型呼出，仅有很少部分由皮肤黏膜和肠道排出体外或在体内进行代谢。其在体内代谢的程度随不同的麻醉药物而有很大的差别。从肺呼出的速度也基于吸入麻醉药吸收时的几个因素。通气量越大，则吸入麻醉药的清除越快。吸入麻醉药溶解度越大，则清除愈越慢。吸入麻醉维持的时间越长，则清除率越慢。

三、吸入麻醉的管理

吸入全麻分为诱导、维持和苏醒三个阶段，为了做到安全麻醉，每个阶段都应仔细观察患者。

（一）吸入麻醉的诱导

麻醉诱导是指使用药物使患者从清醒状态转入深度意识抑制状态。在麻醉诱导之前，要对患者进行吸氧去氮（即让患者吸入高流量纯氧 3～5 分钟），目的是增加体内的氧储备，去除氮气，提高血红蛋白氧饱和度，血浆中氧溶解量及肺泡功能残气量中的氧含量。

1.静脉快速诱导法　静脉快速诱导是最常用的诱导方法，本法诱导迅速、平稳，患者感觉舒适，乐于接受。静脉诱导常以顺苯磺酸阿曲库铵 1.5mg/kg，丙泊酚 2～2.5mg/kg，芬太尼 3μg/kg，进行快速诱导。

2.吸入麻醉诱导法

(1)主要适用于不能建立静脉通路的患者的诱导。目前已较少用于成人，现介绍对于小儿的吸入诱导方法：

1)小儿诱导期间较成人更容易缺氧，也常出现躁动、喉痉挛和喉水肿等并发症。要求诱导期更加平稳、快速和无痛。

2)小儿吸入诱导多采用肺活量法和潮气量法，不能配合的小儿仅能使用潮气量法。

3)相关研究表明，七氟醚更适合用于小儿吸入诱导。

4)将呼吸回路预充麻醉气体能够加快诱导速度。

5)对于不使用肌松药的小儿吸入诱导，可以在 8% 七氟醚吸入 4 分钟后直接气管插管。气管插管前需要开放静脉通路。

(2)诱导顺序：

1)设新鲜气流量 5～8L/min，七氟醚蒸发罐打开至 8%。

2)当呼气末浓度达到 4%～5% 时，患儿通常意识消失。此时可以置入声门上通气装置。

3)当小儿双目凝视、眼球固定的时候需要将蒸发器刻度调整到 4%，此时可行外周静脉穿刺。

4)行气管插管者需辅助小剂量的阿片类药，如芬太尼 1.5μg/kg 或舒芬太尼 0.1～0.2μg/kg 和非去极化肌松药物。

（二）吸入麻醉的维持

1.吸入麻醉的维持

(1)麻醉维持是指麻醉诱导结束至减浅麻醉患者逐渐清醒为止。术中麻醉深度维持在适当的水平以保证手术刺激时不会发生体动反应、维持无意识和血流动力学稳定。

(2)有脑电监测者应维持适宜的麻醉镇静深度:BIS 在 40～60 之间或 Narcotrend 指数在 D1-E2 范围内。尽管吸入麻醉药是唯一的既能引起意识消失又具有镇静、肌松、止痛作用的麻醉药。但单独使用维持麻醉时,即全凭吸入麻醉维持期间,其呼气末吸入气体浓度通常要达到 1.3～1.4MAC,方能满足抑制手术应激的需要。这样不仅药物消耗量大,体内药物蓄积多,苏醒时间长,而且由吸入麻醉药代谢产物引起的不良反应的发生率也明显增加。因此,临床上,仍需联合应用其他麻醉药。

(3)手术中联合使用肌松药和阿片类药物,既能够保证吸入麻醉维持的平稳,又可避免单一药物使用产生的不良反应。

2.静脉吸入联合技术　同时使用静脉吸入麻醉药物时需要相应降低各自剂量,避免麻醉过深。在手术结束前停吸入麻醉药并改为全静脉麻醉维持至手术结束。

3.麻醉维持期　要特别注意呼吸、循环的情况,观察手术部位的出血颜色,麻醉机、呼吸机各部件是否工作正常。

(三)苏醒期的管理

1.苏醒期管理是保证患者安全、舒适地由麻醉状态转为清醒状态的重要环节。吸入麻醉患者的苏醒是吸入麻醉药洗出的过程,吸入麻醉药洗出越干净越有利于苏醒过程的平稳和患者的恢复,过多的残余不仅可能导致患者烦躁、呕吐,甚至抑制清醒状态和呼吸。

2.吸入麻醉苏醒期管理的要点是:

(1)适时关闭吸入麻醉药蒸发器,在手术结束前静脉可给予一定的止痛药,拮抗肌松药作用,在适当深度麻醉下拔管。

(2)拔管的主要标准是自主呼吸恢复。当患者自主呼吸恢复,节律规则,呼吸次数小于 20 次/分,呼吸空气条件下,SpO_2 始终大于 95%,$P_{ET}CO_2$ 小于 6.0kPa,$P_{ET}CO_2$ 曲线正常,有正常肺泡平台,且循环功能稳定,即可拔管。

3.患者转送至麻醉恢复室前,应符合如下条件:

(1)患者血压、心率稳定,在运送中没有监护的情况下,不会有明显改变。

(2)患者呼吸恢复良好,潮气量足够。

(3)运送途中出现问题能妥善处理(如呼吸道不畅,呕吐等)。

(4)患者生理功能稳定,护士每隔 10 分钟观察一次而不会发生严重变化。

第二节　静脉全身麻醉

静脉全身麻醉是指将药物经静脉注入,通过血液循环作用于中枢神经系统而产生全身麻醉作用,静脉麻醉下患者安静入睡、对外界刺激反应减弱或消失、应激反应降低。静脉麻醉有许多独特的优点,最突出的就是不需要经气道给药和无气体污染。国内在 20 世纪 90 年代前,长达 40 多年普遍应用静脉普鲁卡因复合麻醉。80 年代末期越来越多的新型静脉麻醉药产生,如短效的静脉麻醉药(丙泊酚)、麻醉性镇痛药(瑞芬太尼)和肌肉松弛药(罗库溴铵)等;以及新的静脉麻醉给药方法和技术的诞生,如计算机辅助静脉自动给药系统,使静脉麻醉发生了划时代的变化。

静脉麻醉的给药方式包括单次给药、间断给药和连续给药,后者又包括人工设置和计算机设置给药速度。理想的静脉麻醉的给药方式应该是起效快、维持平稳、恢复迅速。本节将分别介绍气管插管和不用气管插管的静脉麻醉方法。

一、不用气管插管的静脉麻醉

(一)适应证

用于不要求肌肉松弛的短小手术、门诊和日间诊疗手术(手术时间一般在 30min 以内),如体表肿块切除、活检,无痛人流、取卵、无胃痛肠镜等。必要时可应用声门上装置控制气道。给药方式和用药种类包括分次注入和持续输注(恒速、变速和靶控输注)。可仅用一种麻醉药,也可联合应用两种或两种以上药物。联合用药的优点是:①麻醉效果增强(协同作用);②各种药物的用量减少;③不良反应降低;④达到全麻镇静、镇痛和控制应激反应等目的。

(二)注意事项

1.麻醉前禁食禁饮,使用适当的术前药。

2.严格掌握适应证和禁忌证,根据手术选择作用时间适宜的药物和给药方案。

3.注意药物间的相互作用,选择药物以满足手术为主。

4.保持呼吸、循环稳定。

5.严密的监测并备有急救措施。

(三)常用静脉麻醉

1.丙泊酚静脉麻醉

(1)适应证:短小手术与特殊检查麻醉及部位麻醉的辅助用药。

(2)禁忌证:①休克和血容量不足;②心肺功能不全者慎用;③脂肪代谢异常者;④对丙泊酚过敏患者。

(3)用法:①短小手术麻醉先单次静注丙泊酚 1~3mg/kg,随后 2~6mg/(kg·h)静脉维持,剂量和速度根据患者反应确定,常需辅以麻醉性镇痛药;②椎管内麻醉辅助镇静,一般用丙泊酚 0.5mg/kg 负荷,然后以 0.5mg/(kg·h)持续输注,当输注速度超过 2mg/(kg·h)时,可使记忆消失;靶控输注浓度从 1~1.5μg/ml 开始以 0.5μg/ml 增减调节;③作为颈丛阻滞前预处理,可抑制阻滞迷走神经和颈动脉压力感受器所致的心率增快、血压升高。

(4)注意事项和意外处理:①剂量依赖性呼吸和循环功能抑制,也与注药速度有关;②注射痛,给丙泊酚前先静注利多卡因 20mg 可基本消除;③偶见诱导过程中癫痫样抽动;④罕见小便颜色变化;⑤丙泊酚几无镇痛作用,椎管内麻醉辅助镇静时应保证镇痛效果良好,否则患者可能因镇痛不全而躁动不安。

2.氯胺酮静脉麻醉

(1)适应证:①简短手术或诊断性检查;②基础麻醉;③辅助麻醉;④支气管哮喘患者。

(2)禁忌证:①血压超过 160/100mmHg,禁用于脑血管意外、颅高压、眼压增高、开放性眼球损伤患者;②心功能不全;③甲亢、嗜铬细胞瘤;④饱胃或麻醉前未禁食者;⑤癫痫、精神分裂症。

（3）用法：①缓慢静注 2mg/kg，可维持麻醉效果 5～15 分钟，追加剂量为首剂 1/2 至全量，可重复 2～3 次，总量不超过 6mg/kg；②小儿基础麻醉 4～6mg/kg 臀肌内注射，1～5 分钟起效，持续 15～30 分钟，追加量为首剂量的 1/2 左右；③弥补神经阻滞和硬膜外阻滞作用不全，0.2～0.5mg/kg 静注。

（4）注意事项及意外处理：①呼吸抑制与注药速度过快有关，常为一过性，托颌提颏、面罩吸氧即可恢复；②肌肉不自主运动一般不需要治疗，如有抽动，可静注咪达唑仑治疗；③唾液分泌物刺激咽喉部有时可引发喉痉挛，严重者面罩给氧或气管插管，术前应常规使用足量阿托品；④血压增高、心率加快对高血压、冠心病等患者可能造成心脑血管意外；⑤停药 10 分钟初醒，30～60 分钟完全清醒，苏醒期延长与用药量过大、体内蓄积有关；⑥精神症状多见于青少年患者，一般持续 5～30 分钟，最长可达数小时表现为幻觉、谵妄、兴奋、躁动或定向障碍等，静注咪达唑仑可缓解，预先使用咪达唑仑可预防精神症状的发生。

3.依托咪酯静脉麻醉

（1）适应证：①短小手术；②特殊检查：内镜、心脏电复律等。

（2）禁忌证：①免疫抑制、脓毒血症及紫质症及器官移植患者；②重症糖尿病和高钾血症。

（3）用法：单次静注 0.2～0.4mg/kg，注射时间 15～60 秒，年老、体弱和危重患者药量酌减。

（4）注意事项及意外处理：①注射痛和局部静脉炎，预注芬太尼或利多卡因可减少疼痛；②肌震颤或肌阵挛，与药物总量和速度太快有关，静注小量氟哌利多或芬太尼可减少发生率；③防治术后恶心、呕吐。

4.硫喷妥钠静脉麻醉

（1）适应证：短小浅表手术或操作，如切口引流、骨折脱臼复位、血管造影、心脏电复律、烧伤换药等，以前也用于小儿基础麻醉。

（2）禁忌证：①饱胃患者；②严重心血管和呼吸系统疾病；③严重肝肾功能不全；④早产儿、新生儿、妊娠、分娩、剖宫产；⑤全身情况低下，如营养不良、严重贫血、低血浆蛋白、恶病质；酸中毒、水、电解质紊乱、严重糖尿病、高龄等；⑥涉及上、下呼吸道的操作，包括口、鼻、咽喉、气管及食管手术或操作；⑦肾上腺皮质功能不全，长期服用肾上腺皮质激素；⑧紫质症、先天性卟啉代谢紊乱。

（3）用法：①2.5％溶液，5ml/10 秒注射，眼睑反射消失、眼球固定后开始手术操作，据患者反应追加 2～3ml，青壮年总量<1g。②控制抽搐、痉挛、局麻药中毒反应、破伤风、癫痫、高热惊厥等，2.5％溶液 3～4ml 静脉缓慢注射，效果不佳 2 分钟后可重复。

（4）注意事项及意外处理：①注药速度过快易引起呼吸、循环抑制，应立即给氧、静注麻黄碱 10～30mg；②注药后前胸、颈、面等部位有时可出现红斑，一般很快消失；③有时出现肌张力亢进和肢体不自主活动、咳嗽、喷嚏、呃逆或喉痉挛，术前用吗啡和阿托品有预防作用；④喉痉挛严重者面罩吸氧，紧急时静注琥珀胆碱气管插管。⑤目前除控制惊厥外，临床已少用硫喷妥钠静脉麻醉。

5.靶控输注（TCI）静脉麻醉　根据药代动力学参数（有些药代参数也考虑了患者年龄、体重、体表面积、肝肾功能等协变量)的影响编程,计算对某一特定患者获得或维持某一目标浓度所需要的药物输注速度,并控制、驱动输液泵输注,以达到并维持相应麻醉药的血浆或效应器部位浓度,获得满意的临床麻醉状态,称为靶控输注。

(1)TCI的基本结构:根据不同药物的药代动力学特点和大量循证医学数据编制的、获得目标浓度并控制微量输注泵的计算机软件。通过相关的信息传递协议(例如RS232接口、连接线)等辅助装置,应用计算机控制的微量输注泵给予患者静脉药物。

(2)药物TCI浓度:95%患者入睡的丙泊酚浓度为5.4μg/ml,但不使用气管插管时,建议起始浓度为2~3μg/ml;联合用药(阿片类药、咪达唑仑等)时,丙泊酚靶浓度显著降低。

(3)TCI麻醉注意事项:①靶控浓度只是理论上的浓度,临床实测浓度与TCI系统预测浓度完全吻合是不可能的,可接受的实测-预测浓度误差是30%~40%;②理论上,只要药代学符合线性特点(即药物剂量加倍浓度亦加倍),均可以选择靶控输注给药,但临床应用需谨慎。根据其药代学特点,芬太尼、硫喷妥纳不适合靶控输注,恒速输注瑞芬太尼达稳态时间很短,大部分情况下不需要靶控输注。③参考数据,实际应用根据合并用药及麻醉医生的经验设定初始浓度。④TCI给药开始阶段,存在药物超射现象,即短时间给予较大剂量药物以使患者快速达到血药浓度,但对于危重、体弱、老年患者,建议靶控输注开始时,采用浓度逐步递增的方法给药,以减少不良反应;⑤美国FDA尚未批准TCI临床应用,但在亚洲、欧洲等地合法使用。

6.静脉麻醉药联合应用

(1)咪达唑仑+芬太尼:咪达唑仑2~5mg(0.04~0.1mg/kg)缓慢静注,患者入睡后给予芬太尼25~75μg,有潜在呼吸抑制的危险。

(2)咪达唑仑+瑞芬太尼:瑞芬太尼0.05~0.1μg/(kg.min)用于不插管静脉麻醉与咪达唑仑2~5mg联合应用可提供有效镇静和镇痛。咪达唑仑剂量依赖性增强瑞芬太尼的呼吸抑制作用。

(3)咪达唑仑+氯胺酮:咪达唑仑0.1~0.5mg/kg静注,患者入睡后给氯胺酮0.25~0.5mg/kg。

(4)咪达唑仑+丙泊酚+阿片类:咪唑唑仑1~3mg+丙泊酚0.5~1.0mg/kg负荷量,继以25~50μg/(kg·min)持续输注+芬太尼负荷量1~2μg/kg,具体根据患者反应、循环和呼吸功能而定。

(5)丙泊酚+氯胺酮:1%丙泊酚缓慢推注直至患者入睡,继以氯胺酮0.5~1mg/kg静脉注射,随后缓慢静注或持续输注丙泊酚维持麻醉状态。

7.监测

(1)呼吸:密切观察胸部活动度、呼吸频率、心前区听诊及储气囊的运动情况。

(2)氧合:常规使用脉搏血氧饱和度仪监测。

(3)循环:监测血压、心率和心电图。

(4)镇静水平:手术要求不同镇静水平。目前常用的镇静评分方法有White和Ramsay评分系统、镇静/警醒评分(OAA/S)。

(5)脑电图:双频指数(BIS)预测结果与OAA/S评分吻合相当好,可作为客观指标评价意识状态,防止镇静过度,帮助调整镇静催眠剂量。

(6)急救措施:建立静脉通路、给氧、吸引器、通气道、面罩、喉罩、呼吸囊、咽喉镜、气管内导管、心肺复苏药品等。

8.药物过量的拮抗

(1)常用拮抗药物:①氟马西尼:选择性拮抗苯二氮卓受体。剂量0.1～0.2mg,最大1mg。对通气和心血管系统无不良影响。②纳洛酮:0.2～0.4mg(最大400μg)静脉注射可特异性拮抗阿片类产生的嗜睡、镇静和欣快反应。不推荐常规预防性应用。

(2)拮抗注意事项:①氟马西尼拮抗苯二氮卓类药物时最常见的不良反应是头晕(2%～13%)和恶心(2%～12%),拮抗时可发生"再镇静",偶可诱发心律失常或癫痫/惊厥,有癫痫病史者避免使用。②纳洛酮的不良反应包括疼痛、高血压、肺水肿,甚至室性心动过速和室颤,因而嗜铬细胞瘤、嗜铬组织肿瘤或心功能受损患者应避免使用。

二、气管插管或放置喉罩的静脉麻醉

创伤较大的、时间较长的、需要应用肌松药的手术多需要在给予肌松药后,行气管插管或放置喉罩,并给予机械通气支持。此类麻醉也称为全凭静脉麻醉(TIVA),和以上提及的小手术不同,由于此类手术往往刺激较大,故药物使用品种更多,剂量更大。因此需要更好地理解药物的作用原理和药物相互间的作用,以尽可能地减少药物的不良反应。

(一)麻醉诱导

麻醉诱导是气管插管或喉罩全身麻醉的开始,通过开放的静脉通路,顺序给予静脉药物,以使患者短时间内失去意识,肌肉松弛,对疼痛应激无反应。无论采用单次给药,连续给药还是TCI的给药模式,诱导都需要注意到:患者从清醒进入麻醉状态,生理条件会发生巨大的变化。

如果药物用量不足,可能产生肌松不完善、插管时有意识、应激反应强烈等不良事件;但给予药物过量,同样会时患者循环波动,引起相关但不良反应。同时,多个静脉麻醉药物联合使用,可以减少单一药物的不良反应,但不同药物的达峰时间各不相同,这就要求给药时机需要保证药物峰浓度出现在刺激最强的插管时刻,其后至切皮应激较小的情况下,循环也不会受到过大的抑制。表2-1给出一些静脉常用麻醉药物的峰效应分布容积和作用达峰时间。根据药物稳态分布容积可以大概计算出给予药的总量,达峰时间则可以指导插管时机。常用阿片类药物和肌松药的稳态分布容积和达峰时间可参考有关章节。麻醉医生在计划诱导方案时,需要结合镇静药、镇痛药和肌松药的达峰时间及药物药代药效学特点,以使患者循环和内环境平稳。

表 2-1　药物达峰分布容积和作用达峰时间

药物	达峰分布容积(L/kg)	达峰时间(min)
丙泊酚	2～10	2.0
依托咪酯	2.5～4.5	2.0
咪达唑仑	1.1～1.7	2.0

（二）麻醉维持

麻醉维持需要根据手术和患者的状态不同,调节连续输注或 TCI 给药的参数。相对于吸入麻醉药,静脉给药会有一定时间的延后效应,这需要麻醉医生实施静脉麻醉时可以预判相关的时机。

和麻醉诱导一样,全凭静脉麻醉维持目前多采用复合给药,如丙泊酚＋瑞芬太尼 $0.2\sim2.0$ pg/(kg·min)＋肌松药或丙泊酚＋阿芬太尼＋肌松药。

由于肌松药的作用,患者多处于制动状态,但药物给予不当时易引起术中知晓。除了改进用药方案外,有条件时进行镇静深度测定有助于减少术中知晓的发生。

手术结束前,很多医生会习惯性地提前停止药物输注,以期患者尽早苏醒拔管。但目前临床常使用的药物瑞芬太尼和丙泊酚停药后药物代谢很快,这就会造成患者切口闭合前醒来或转运途中苏醒,特别是瑞芬太尼快速代谢,若没有良好的镇痛措施,会使患者立即处于剧痛中,影响患者术后恢复质量。针对这一情况,临床上可以提前 15 分钟使用镇痛泵或术毕前 $20\sim40$ 分钟,给予小剂量阿片类药物或 NSAIDs 药物;或采用逐步降低镇静镇痛药浓度,维持在最低镇静镇痛水平,转运后停药。

第三节　静吸复合麻醉

静吸复合麻醉常用药物有:①静脉麻醉药:咪达唑仑、丙泊酚、依托咪酯。②吸入麻醉药:氧化亚氮(N_2O)、异氟烷、七氟烷和地氟烷。

麻醉方法包括:①静脉诱导＋静吸复合维持。②吸入诱导＋静吸复合维持。③静吸复合诱导＋静吸复合维持。

一、实施方法

遵循全麻四要素,即镇静、镇痛、肌松和抑制应激反应。严格掌握所使用的静脉麻醉药和吸入麻醉药的禁忌证。药物的浓度和剂量应个体化、协调配合。有麻醉气体和氧浓度监测系统。

（一）麻醉诱导

1.静脉麻醉诱导　诱导迅速、平稳,临床最常使用。

2.静吸复合诱导　诱导前将面罩轻柔的罩于患者面部,经静脉注入静脉麻醉药或镇静催眠药,静脉麻醉药可采用丙泊酚 $1.0\sim1.5$ mg/kg 或咪达唑仑 $0.03\sim0.06$ mg/kg,患者意识消失后经面罩持续吸入麻醉药(常用 N_2O,七氟烷)。该法可减少刺激性吸入麻醉药所致的不良反应,使麻醉诱导更为平稳。

3.吸入麻醉诱导　不宜采用静脉麻醉、难于开放静脉通路的小儿或不愿接受清醒静脉穿刺小儿的麻醉诱导,吸入麻醉可维持自主呼吸。通常采用浓度递增法、潮气量法或肺活量法。

4.小儿吸入诱导方法　小儿诱导期间较成人更容易缺氧,也常出现躁动、喉痉挛和喉水肿等并发症。诱导期要求平稳、快速,无疼痛等不良刺激。小儿吸入诱导常用七氟烷,呼吸回路预充麻醉气体能够加快诱导速度；诱导方法采用肺活量法或潮气量法，不能配合的小儿使用后者，意识消失后置入口咽通气道辅助通气并及时开放静脉。

5.气管插管　需辅助小剂量的阿片类药(芬太尼 $1.5\mu g/kg$ 或舒芬太尼 $0.1\sim0.2\mu g/kg$)和非去极化肌松药。

（二）麻醉维持

1.常用方法　①吸入麻醉药-阿片类药-静脉麻醉药；②N_2O-O_2-阿片类药-静脉麻醉药；③吸入麻醉药-N_2O-O_2-阿片类药物。

2.吸入方法　①间断吸入：麻醉减浅或不宜/不能迅速用静脉全麻药加深时，短时间吸入挥发性麻醉药；②持续吸入：维持低浓度吸入挥发性全麻药，静脉麻醉药的用量适当减少。

3.吸入麻醉药浓度　①异氟烷 $1.0\%\sim2.5\%$；②七氟烷 $1.5\%\sim2\%$；⑨地氟烷 $2.5\%\sim8.5\%$。④合并使用 N_2O 的浓度为 $50\%\sim60\%$。

4.静脉麻醉给药　持续输注丙泊酚、咪达唑仑或靶控输注。给药速度丙泊酚$2\sim3mg/(kg\cdot h)$开始，根据手术刺激强度以 $1\sim2mg/(kg\cdot h)$ 增减。靶控浓度从 $2\mu g/ml$ 开始，以 $0.5\mu g/ml$ 增减；咪达唑仑$0.03\sim0.06mg/(kg\cdot h)$，靶控浓度从 $600ng/kg$ 开始，以 $200ng/ml$ 增减，老年人减半。

5.注意事项　①需要时可加用肌松药和镇痛药；②无论何种复合方法，吸入氧浓度不得$<25\%$新鲜气体，流量大于 $500ml/min$；③根据临床表现调节药物浓度，协调配合；④手术强刺激时可适当增加某一组分或所有组分浓度或速度；⑤应强调麻醉深度监测的重要性。⑥为确保患者安全，实施静吸复合麻醉时必须行气管内插管。

（三）麻醉深度判断

麻醉深度监测可以减少因麻醉医师根据患者心率、血压变异、等经验性地增减药物而致的术中知晓，是取得良好的静吸复合麻醉效果的重要保障。

（四）静吸复合麻醉苏醒期

1.手术结束前 $10\sim15$ 分钟先停吸入麻醉药，并手控呼吸，尽量洗出肺内挥发性麻醉药，此时可维持使用丙泊酚 $2\sim8mg/(kg\cdot h)$。

2.麻醉变浅，应密切观察患者，注意预防血流动力学急剧变化等不良反应。

3.肺内残留的挥发性麻醉药及苏醒期疼痛可能增加术后躁动，可以右美托咪定术前或术中应用，加之充分的术后镇痛可能有所帮助。

4.肌松拮抗药可在前次给药后 $30\sim45min$ 给予，若有肌松监测，则应在肌松恢复 $20\sim30\%$ 时给予。

5.使用 N_2O 麻醉时，术后保证充分氧供，严防弥散性缺氧。

6.拔管条件：自主呼吸恢复、节律规则、呼吸频率正常、吸入空气时 $SpO_2>95\%$、$P_{ET}CO_2<40mmHg$ 且曲线正常、循环功能稳定。满足上述条件也可在"深麻醉"下拔管，拔管后应置入通气道防止舌后坠等呼吸道梗阻的发生。

7.相对于 TIVA，吸入麻醉或静吸复合麻醉术后疼痛较轻，但仍应重视疼痛的处理，以减少因疼痛所致的恢复延迟。

第三章 局部麻醉

第一节 表面麻醉

一、定义

将渗透性能强的局麻药与局部黏膜接触所产生的麻醉状态,称为表面麻醉。

二、常用的表面麻醉药

临床上常用的表面局麻药有丁卡因、利多卡因。根据给药方法的不同可分为滴入法、喷雾法和灌入法。

三、操作方法

1.眼部表面麻醉 一般采用滴入法,将局麻药滴在眼结膜表面后闭眼,每次滴 2~3 滴,每隔 2 分钟滴一次,重复 3~5 次,即可使眼结膜和角膜麻醉。常用 0.25%~0.5%丁卡因或 1%~2%利多卡因。

2.咽喉、气管及气管内表面麻醉 喷雾法,先令患者张口,对舌面及咽部喷雾 3~4 下,2~3 分钟后患者咽部出现麻木感,将患者舌体拉出,向咽喉部黏膜喷雾 3~4 次,最后可借用喉镜显露声门,于患者吸气时对准声门喷雾 3~4 下,每隔 3~4 分钟重复 2~3 次。该方法多用于咽喉或气管及支气管插管术的表面麻醉。

环甲膜穿刺表面麻醉法是在患者平卧头后仰,在环状软骨与甲状软骨间的环甲膜作标记,用 22G 3.5cm 针垂直刺环甲膜入气管内,穿刺针有突破感,经抽吸有气证实针尖位置正确后,即令患者闭气,然后快速注入 2%~4%的利多卡因 2~3mL 或 1%丁卡因 2~3mL。拔出针头,让患者咳嗽,使药分布均匀,3~5 分钟后,气管上部、咽及喉下部便出现局麻作用。为避免刺伤声门下组织或声带,有人主张将穿刺点下移到环状软骨与第二气管环之间的间隙。此法在小儿气管异物取出术中应用最广,实用性较强,效果良好。

3.滴鼻 一般采用滴入法,用 5mL 注射器抽取 1%丁卡因 2mL 加 1%的麻黄碱 1mL 混合后从鼻腔滴入 2～3 滴,捏鼻使局麻药充分接触鼻腔黏膜,本方法适用于鼻腔手术及鼻腔气管插管术。能明显减轻手术及插管操作时的刺激并能减少鼻腔出血。

4.尿道表面麻醉　常采用灌注法,男性患者使用 1％丁卡因 5～6mL,用灌注器注入尿道,让药液滞留5～6分钟,即可达到表面麻醉作用,女性患者可用浸有局麻药的细棉棒在尿道黏膜表面涂抹,持续 3～5 分钟即可。

四、注意事项

1.不同部位的黏膜,吸收局麻药物的速度不同,经研究,黏膜吸收局麻药的速度与静脉注射者相等。尤以气管及支气管喷雾法,局麻药吸收最快,应控制剂量。

2.表面麻醉前须注射阿托品,使黏膜干燥,避免唾液或分泌物妨碍局麻药与黏膜的接触。

第二节　局部浸润麻醉

一、定义

沿手术切口线分层注射局麻药,阻滞组织中的神经末梢,称为局部浸润麻醉。

二、常用局麻药

普鲁卡因是较常用的局部浸润麻醉药,一般用 0.5％～1％溶液,成人一次最大剂量为 1g,作用时间为 45～60 分钟。

三、操作方法

取 24～25G 皮内注射针,针头斜而紧贴皮肤,进入皮内以后推注局麻药液,造成白色的橘皮样皮丘,然后经皮丘刺入,分层注药。注射局麻药时应加压,使其在组织内形成张力性浸润,达到与神经末梢广泛接触,以增强麻醉效果。

四、注意事项

1.注药前应抽吸,防止局麻药误入血管。

2.刺进针应缓慢,改变穿刺针方向时应先退针至皮下,避免针头弯曲或折断。

3.感染或癌肿部位不宜作局部浸润麻醉,以防止扩散转移。

第三节　区域阻滞麻醉

一、定义

围绕手术区,在其底部和四周注射局麻药以阻滞进入手术区的神经干和神经末梢,称区域阻滞麻醉。

二、操作方法

区域阻滞常用的局麻药,操作要求及注意事项与局部浸润麻醉相同,但不像局部浸润麻醉沿切口注射局麻药,而是通过环绕被切除的组织包围注射,或者在悬垂的组织环绕其基底部作注射。

第四节　周围神经阻滞麻醉

一、概述

周围神经阻滞是临床常用的麻醉方法之一,手术部位局限于某一或某些神经干(丛)所支配范围并且阻滞时间能满足手术需求者即可采用。还取决于手术范围、手术时间、患者的精神状态及合作程度。神经阻滞既可单独应用,亦可与其他麻醉方法如基础麻醉、全身麻醉等复合应用。穿刺部位有感染、肿瘤、严重畸形以及对局麻药过敏者应作为神经阻滞的绝对禁忌证。

神经阻滞过程中的注意事项如下:①做好麻醉前病情估计和准备:不应认为神经阻滞是小麻醉而忽视患者全身情况。以提高神经阻滞的效果,同时减少并发症。②神经阻滞的成功有赖于相关的解剖知识、正确定位穿刺入路、局麻药的药理及常见并发症的预防及处理。③明确手术部位和范围,神经阻滞应满足手术要求。④某些神经阻滞可以有不同的入路和方法,一般宜采用简便、安全和易于成功的方法。但遇到穿刺点附近有感染、肿块畸形或者患者改变体位有困难等情况时则需变换入路。⑤施行神经阻滞时,神经干旁常伴行血管,穿刺针经过的组织附近可能有体腔(如胸膜腔等)或脏器,穿刺损伤可以引起并发症或后遗症,操作力求准确、慎重及轻巧。⑥常规评估注射压力以降低神经纤维束内注射的发生率,以小于 $750\mathrm{mmHg}$ 的压力注射可以显著减少神经纤维束内注射及高压导致的局麻药入血的发生。

二、定位方法

满意的神经阻滞应具备三个条件:①穿刺针正确达到神经附近;②足够的局麻药浓度;

③充分的作用时间使局麻药达到需阻滞神经的神经膜上的受体部位。

【解剖标记定位】

根据神经的局部解剖特点寻找其体表或深部的标志,如特定体表标志、浅层的骨性突起、血管搏动、皮纹及在皮肤上测量到的定位点深层标志如筋膜韧带、深部动脉或肌腱孔穴及骨骼。操作者穿刺时的"针感",即感觉穿刺的深浅位置,各种深层组织的硬度、坚实感及阻力等。局麻药注入到神经干周围后可浸润扩散到神经干表面,并逐步达到神经干完全阻滞。但解剖定位只局限于较细的神经分支,如腕部和踝部神经阻滞成功率高,而较粗神经除了腋路臂丛通过穿透腋动脉定位外,其他很少使用。

【找寻异感定位】

在解剖定位基础上,按神经干的走行方向找寻异感。理论上,获得异感后注药,更接近被阻滞神经,其效果应更完善。根据手术范围和时间等决定阻滞方法。应尽可能用细针穿刺,针斜面宜短,以免不必要的神经损伤。目前应用神经刺激器及超声引导神经定位,因此不需找寻异感定位。

【神经刺激器定位】

(一)工作原理

周围神经刺激器产生单个刺激波,刺激周围神经干,诱发该神经运动分支所支配的肌纤维收缩,并通过与神经刺激器相连的绝缘针直接注入局麻药,达到神经阻滞的目的。目前临床使用的神经刺激器都具有较大可调范围的连续输出电流,电流极性标记清晰。

(二)绝缘穿刺针选择

尽可能选用细的穿刺针,最好用 22G。选用 B 斜面(19°角)或短斜面(45°角)的穿刺针。上肢神经阻滞通常选用 5cm 穿刺针,腰丛和坐骨神经阻滞选用 10cm 穿刺针。神经刺激器的输出电流 0.2～10mA,频率 1Hz。需一次注入大剂量局麻药时,用大容量的注射器与阻滞针相衔接,以确保在回吸和注药时针头位置稳定。

(三)操作方法

将周围神经刺激器的正极通过一个电极与患者穿刺区以外的皮肤相连,负极与消毒绝缘针连接。先设置电流强度为 1～1.5mA,刺激频率为 2Hz。该强度下局部肌肉收缩程度最小。穿刺针靠近神经时,减少刺激器的输出电流至最低强度(低于 0.5mA)时仍能引起肌颤搐,可认为穿刺针尖最靠近神经,注入 2～3mL 局麻药,肌肉收缩立即消除。此时,增加电流至 1mA,若无肌肉收缩发生,逐渐注射完余下的局麻药。如仍有肌肉收缩,应后退穿刺针重新调整位置及方向。

(四)神经刺激效应

使用神经刺激器刺激运动神经分支,观察其支配肌肉的运动有助于精确定位,刺激正中神经、尺神经、桡神经、腓总神经和胫神经支配的肌肉收缩的运动反应。又如用刺激股神经引发股四头肌颤搐及髌骨上下移动。

(五)优缺点

使用周围神经刺激器定位无需患者诉说异感,可用于意识不清或儿童等不合作患者,提高阻滞成功率,减少并发症发生。但刺激神经可能引起损伤。

【超声定位】

（一）超声技术基础

1.超声波的物理特性　声源振动的频率大于 20000Hz 的机械波,临床常用的超声频率在 2～10MHz 之间。超声波有三个基本物理量,即频率(f),波长(λ),声速(c),它们的关系是: $c=f \cdot \lambda$ 或 $\lambda=c/f$。波长决定图像的极限分辨率,频率则决定了可成像的组织深度。低频探头 (1～6MHz)成像的极限分辨率为0.75～0.1mm,可成像的组织深度 6～20cm;高频探头(6～15MHz)成像的极限分辨率为 0.1～0.05mm,可成像的组织深度小于 6cm。当目标结构表浅时,应选用高频探头,反之应选用低频探头。超声波在介质中传播时,遇到不同声阻的分界面,会产生反射。当超声波垂直于不同声阻抗分界面入射时,可得到最佳的反射效果。随着传播距离的增加,超声波在介质中的声能将随之衰减。根据图像中灰度不同,可分为强或高回声,中等回声,低或弱回声,无回声。

2.超声成像　由于超声在不同组织中传播速度不同,各种组织介面上产生反射波,超声图像就是由超声探头接收到的各个介面反射波信号重造而成的。不同器官组织成分的显像特点:皮肤呈线状强回声;脂肪回声强弱不同,层状分布的脂肪呈低回声;纤维组织与其它成分交错分布,其反射回声强;肌肉组织回声较脂肪组织强,且较粗糙;血管形成无回声的管状结构,动脉常显示明显的搏动;骨组织形成很强的回声,其后方留有声影;实质脏器形成均匀的低回声;空腔脏器其形状、大小和回声特征因脏器的功能状态改变而有不同,充满液体时可表现为无回声区,充满气体时可形成杂乱的强回声反射。大部分外周神经的横截面呈蜂窝状,纵截面为致密高回声,有小部分外周神经则呈现低回声结构。

3.超声探头　临床应用的超声频率为 2.5～20MHz,频率越高分辨率越好,但穿透性越差;频率越低穿透性越好,但分辨率会下降。对于表浅的神经(<4cm),应选用 7～14MH 的探头,深度>6cm 的目标神经,应选用 3～5MHz 的探头。4～6cm 的目标神经应选用 5～7MHz 的探头。对于极为表浅的结构,可选用类似曲棍球棒的高频小探头。表浅的神经应选用高频线阵探头,图像显示更清楚,而深部的神经应选用低频率凸阵探头,可增加可视范围,有利于寻找目标神经。探头要先涂上超声胶,然后用已灭菌的塑料套或无菌手套包裹,并用弹性皮筋扎紧。在超声的使用不管是深部或浅部神经,应与周围局部解剖学相结合。目前脉搏波或彩色多普勒技术可以清楚地区分血管及血管中的血流,从而提高对于局部解剖的观察。

4.多普勒效应　当声波向观察部位运动时,频率增加,远离时则频率减低。目标的移动可发生声波频率的变化,这就是多普勒效应,在医学方面的应用有赖于探测物的移动,如血流、血流方向、血液流量。在超声引导神经阻滞中探测目标神经附近的血管,区分动脉和静脉,作为引导神经阻滞的重要解剖标志。

（二）超声仪简介

麻醉科使用超声引导的神经阻滞时,对超声仪的要求:①图像清晰,特别是近场的分辨率要高;②操作简单容易掌握;③携带方便;④能实时储存图像或片段。目前市场上有多种专为麻醉时使用而设计的便携式超声仪。超声仪的操作步骤如下:

1.选择和安装超声探头　根据目标神经血管选择探头。一般 6～13Hz 的线阵探头可满足大部分要求。坐骨神经前路、腰丛一般选择凸阵探头。锁骨下臂丛神经、臀下水平以上的坐骨神经根据患者的胖度选择其中一种。线阵探头几乎适合儿童的各个部位。

2.开机　机器有电源插头和可充电的备用电源。按电源开关开机。

3.输入患者资料和更换检查模式　按患者信息输入键,出现患者信息输入屏幕,输入患者信息并选择适当的检查模式。检查模式有机器预设的神经、血管、小器官和乳腺等模式。

4.选择超声模式　超声模式有二维模式、彩色模式、多普勒模式和 M 模式四种。神经阻滞用二维模式,鉴别血管时用彩色模式、多普勒模式。

5.调节深度、增益　根据目标结构的深浅调节深度,并根据图像调节近场、远场和全场增益使目标结构显示清楚。

6.存储和回放图像　欲储存图像时,先按冻结键冻结此图像,再按储存键储存。也可实时储存动态片段。按回放键可回放储存的图像。

7.图像内测量和标记　按测量键可测量图像内任意两点的距离。按 Table 键可输入文本。

(三)优缺点

①优点:超声技术可以直接看到神经及相邻结构和穿刺针的行进路线,如臂丛神经阻滞的肌间沟径路和股神经的腹股沟部位的超声显像十分清晰,此外,还可观察局麻药注射后的局麻药扩散,提高神经阻滞定位的准确性和阻滞效果。超声引导下神经阻滞能减少患者不适,避免局麻药注入血管内或局麻药神经内注射及其相关的并发症。②缺点:超声的使用要有一定的设备和人员培训,增加了操作步骤,且仪器价格昂贵,有待临床普及。

但随着超声设备影像水平不断提高和经济改善,超声定位会逐渐增多,尤其是原来神经阻滞相对禁忌证和患者,如肥胖、创伤、肿瘤等引起的解剖变异,意识模糊,无法合作,已经部分神经阻滞的情况下,超声引导下的神经阻滞有更广阔的临床应用前景。

(四)超声引导下外周神经阻滞的准备

1.环境和器械的准备　虽然神经阻滞可以在手术室进行,但在术前准备室开辟一个专门的空间十分必要。因为神经阻滞起效需要一定的时间,且起效时间因不同的患者、不同的目标神经和不同的局麻药物等因素而有较大变化。麻醉医师可从容地不受干扰地完成操作和效果评估。

可用屏风或帘子围住 5m×5m 大小的地方,这样创造一个光线相对暗的环境,更容易看清超声屏幕显示,同时也有利于保护患者隐私。必须备常规监护设备、供氧设备、抢救设备和药物。

2.患者的准备　择期手术需禁食 8h,常规开放一外周或中心静脉通路。监测心电图、血压和脉搏氧饱和度。可给予咪达唑仑 0.02~0.06mg/kg,芬太尼 1~2μg/kg 进行镇静,对于小儿患者,可静注 0.5~1mg/kg氯胺酮;对于呼吸障碍的患者使用镇静药物应谨慎。穿刺过程最好鼻导管或面罩吸氧。

3.探头的选择和准备　对于表浅的神经(<4cm),应选用 7~14MH 的探头,对于深度>6cm 的目标神经,应选用 3~5MHz 的探头。对于(4~6cm),应选用5~7MHz 的探头。对于极为表浅的结构,可选用类似曲棍球棒的高频小探头。表浅的神经应选用线阵探头,图像显示更清楚,而深部的神经应选用低频率凸阵探头,可增加可视范围,有利于寻找目标神经。探头要先涂上超声胶,然后用已灭菌的塑料套或无菌手套包裹,并用弹性皮筋扎紧。

4.其他的用品　消毒液(碘伏、酒精)、无菌的胶浆、不同型号的注射器和穿刺针。最好准备一支记号笔,可根据解剖标志,大致标记目标结构的位置,有助于减少超声图像上寻找目标结构的时间。

5.识别超声图像的基本步骤　①辨方向:将探头置于目标区域后,通过移动探头或抬起探头一侧,辨清探头和超声图像的方向。②找标志结构:辨清超声图像方向后,移动探头,寻找目标区域的标志性结构。如股神经阻滞时,先确定股动脉;锁骨上臂丛神经阻滞时,先确定锁骨下动脉。③辨目标神经:根据目标神经和标志性结构的解剖关系(如股神经在股动脉的外侧)和目标神经的超声图像特征,确定目标神经。

(五)超声探头、穿刺针与目标神经的相对位置关系

1.超声探头与目标神经的相对关系　当超声探头与目标神经的长轴平行时,超声图像显示神经的纵切面,当超声探头与目标神经的长轴垂直时,超声图像显示神经的横切面,当超声探头与目标神经的长轴成角大于 0 且小于 90°时,超声图像显示目标结构的斜切面。当超声束和目标结构垂直时,目标结构显示最清楚。

2.超声探头与穿刺针的相对关系　当穿刺针与超声探头排列在一条直线上时,穿刺针的整个进针途径就会显示在超声图像上,这种穿刺技术被称为平面内穿刺技术。当穿刺针与超声探头排列垂直时,在超声图像上仅能显示针干的某个横截面,这种穿刺技术被称为平面外穿刺技术。

3.超声探头、穿刺针及目标结构三者的相对关系　根据超声探头、穿刺针及目标结构三者的相对关系,超声引导下的神经阻滞可分为长轴平面内技术、短轴平面内技术、长轴平面外技术、短轴平面外技术。当然也可在超声图像上显示目标结构的斜面后,再使用平面内或平面外的技术进行阻滞或穿刺。大部分超声引导下的神经阻滞使用短轴平面内技术和短轴平面外技术。

三、颈丛阻滞

【解剖和阻滞范围】

颈丛由第 1~4 颈神经的前支组成。颈丛位于胸锁乳突肌深面、横突外侧,其发出皮支和肌支。颈丛分为深浅两个部分,颈深丛和浅丛的皮支支配的范围包括颈部前外侧和耳前、耳后区域的皮肤。而颈深丛还可阻滞颈部带状肌、舌骨肌、椎前肌肉、胸锁乳突肌、肩胛提肌、斜角肌、斜方肌,并通过膈神经阻滞膈肌。

【适应证】

单独阻滞适用于颈部浅表手术,但对于难以保持上呼吸道通畅者应禁用颈丛阻滞麻醉。双侧颈深丛阻滞时,有可能阻滞双侧膈神经或喉返神经而引起呼吸抑制,因此禁用双侧颈深丛阻滞。部分患者颈肩部手术时,可实施单侧颈丛,臂丛肌间沟联合阻滞,以完善手术操作区域的阻滞效果。颈神经丛阻滞的适应证:①甲状腺手术;②颈动脉内膜切除术;③颈淋巴结活检或切除;④气管造口术。

【标志和患者体位】

1. 颈浅丛　主要体表标志为乳突、胸锁乳突肌的锁骨头及胸锁乳突肌后缘中点。患者仰卧位或者半卧位,头转向阻滞对侧,充分暴露操作区域皮肤。

2. 颈深丛　主要体表标志为乳突、Chassaignac 结节(C_6 横突)及胸锁乳突肌后缘中点。在胸锁乳突肌锁骨头外侧缘、环状软骨水平容易触摸到 C_6 横突。然后将乳突与 C_6 横突画线连接起来。画好线后,乳突尾侧 2cm 标记为 C_2;乳突尾侧 4cm 标记为 C_3;乳突尾侧 6cm 标记为 C_4。

【操作技术】

1. 颈浅丛　消毒后,沿胸锁乳突肌后缘中点进针,突破皮下及浅筋膜,在胸锁乳突肌后缘皮下分别向垂直方向、头侧及尾侧呈扇形各注射局麻药 5mL。

2. 颈深丛　消毒后,沿已确认的各横突间的连线进行皮下浸润。在定位手指间垂直皮肤进针直至触及横突。此时,退针 1～2mm 并固定好穿刺针,回抽无血后注射 4～5mL 局麻药。拔针后,按顺序在不同节段水平重复以上步骤。注意,颈深丛阻滞深度绝对不可超过 2.5cm,以免损伤颈髓、颈动脉或椎动脉。

超声引导的颈丛阻滞体位同上,高频线阵探头放置在颈部环状软骨水平,显示胸锁乳突肌肉后侧缘,位于肌间沟表明的低回声结节即为颈浅丛神经。由于此处神经较为表浅,探头摆放位置横向纵向均可,注射局麻药观察神经被充分浸润包绕即可。目前尚无证据表明,颈深丛超声引导优于传统穿刺方法,超声引导法将高频线阵探头水平置于患者环状软骨水平(即 C_6 横突水平),将探头向头端移动,依次发现 C_5 至 C_2 横突及相应节段的神经根(低回声),在直视下将局麻药注入相应节段的神经根附近。

【并发症及预防措施】(见表 3-1)

表 3-1　颈丛阻滞并发症及预防措施

并发症	预防措施
感染	严格的无菌操作
血肿	避免反复多次进针,特别对于接受抗凝治疗的患者
	若意外刺破血管,应在穿刺点持续按压 5 分钟
膈神经阻滞	膈神经阻滞发生于颈深丛,呼吸系统疾病肺储备功能下降的患者应慎用颈深丛阻滞。
	应避免双侧颈深丛神经阻滞
喉返神经阻滞	引起喉返神经麻痹可引起声音嘶哑和声带功能障碍
穿刺针进入蛛网膜下腔	可造成全脊麻
神经损伤	注射过程中如果阻力过大或患者诉剧烈疼痛时,必须停止注射局麻药
脊髓损伤	大剂量局麻药注入颈丛周围的硬膜鞘内可发生
	注射过程中避免大容量、高压力注药是预防此并发症的最佳措施
	应该注意脑脊液回抽试验阴性并不能排除局麻药鞘内扩散的可能
局麻药中毒	中枢神经系统毒性反应是颈丛阻滞最常见的并发症

并发症	预防措施
	毒性反应往往是由于局麻药误入血管(如局麻药注入椎动脉)
	注射过程中要经常回抽
霍纳综合征	交感神经阻滞,阻滞侧面部热、红及眼结膜充血,瞳孔缩小,可自行消退

四、上肢神经阻滞

【臂丛阻滞】

(一)解剖和阻滞范围

臂丛发出支配上肢的分支,形成一个由 C_5 ~ C_8 和 T_1 前支组成的神经分支网。自起始端向远端下行,臂丛的各段分别命名为根、干、股、束以及终末分支。C_5 ~ C_8 和 T_1 前支发出的五个神经根在前中斜角肌间隙内合并形成上干(C_5 与 C_6)、中干(C_7)和下干(C_8 和 T_1)三个神经干。臂丛各干在锁骨后面、腋窝顶端分为前后两股。六股形成三束,根据它们与腋动脉的关系分别命名为外侧束、内侧束和后束。从此处开始,各束向远端下行,形成各自终末分支。臂丛阻滞范围为肩部、手臂、肘部。

肌间沟臂丛阻滞范围:包括肩部、上臂和肘部。肩峰表面及内侧区域的皮肤由锁骨上神经支配,此神经是颈丛的分支。肌间沟臂丛阻滞往往也可阻滞锁骨上神经。这是因为局麻药会不可避免地从斜角肌间隙扩散到椎前筋膜,从而阻滞颈丛的分支。这种常规肌间沟阻滞并不推荐用于手部手术,因为不能充分阻滞下干,并不能阻滞 C_8 和 T_1 神经根,若要获得满意的阻滞需追加尺神经阻滞。

锁骨上臂丛阻滞范围:锁骨上阻滞法可阻滞 C_5 ~ T_1 节段,适用于肩部远端的整个上肢(包括上臂、肘部以及前臂、手腕和手)的麻醉或镇痛。

锁骨下臂丛阻滞范围:一般包括手、腕、前臂、肘部和上臂远端。腋部和上臂近端内侧的皮肤不在阻滞范围内,属于肋间臂神经支配。

腋路臂丛阻滞范围:肘部、前臂和手部。

(二)适应证

适用于上肢及肩关节手术或上肢关节复位术。

(三)标志和患者体位

常用的臂丛神经阻滞方法肌间沟阻滞法、锁骨上阻滞法、锁骨下阻滞法和腋路阻滞法。

1.肌间沟臂丛阻滞法 主要体表标志为锁骨、胸锁乳突肌锁骨头后缘及颈外静脉,画出肌间沟轮廓。患者仰卧位或者半坐位,头转向阻滞对侧,手臂自然置于床上、腹部或对侧手臂上以便于观察神经刺激的运动反应。

2.锁骨上臂丛阻滞法 主要体表标志为锁骨上缘 2cm、胸锁乳突肌锁骨头外侧缘 3cm 做一标记,为锁骨上臂丛阻滞穿刺点。患者仰卧位或者半坐位,头转向阻滞对侧,同时肩部下拉。手臂自然置于身边,若条件允许,嘱患者手腕外展,掌心向上。

3.**锁骨下臂丛阻滞法** 主要体表标志为喙突、锁骨内侧头,上述两点连线,垂直连线向下 2~3cm 做一标记为锁骨下臂丛阻滞的穿刺点。患者仰卧位,头转向阻滞对侧,麻醉医师站在阻滞的对侧以便于操作。患者的手臂外展、肘部屈曲,有助于保持臂丛与其体表标志之间的位置固定。

4.**腋路臂丛阻滞法** 主要体表标志为腋动脉搏动点、喙肱肌及胸大肌。患者仰卧位,头转向阻滞对侧,肘关节向头端呈 90°弯曲并固定手臂。

(四)操作技术

1.**肌间沟臂丛阻滞法** 消毒皮肤后,在进针点注射 1~3mL 局麻药,进行皮下浸润。定位手指轻柔牢固地施压在前斜角肌和中斜角肌之间,以缩短皮肤与臂丛之间的距离。在锁骨上方 3~4cm(大约 2 个手指宽度)、垂直于皮肤进针。绝对不可向头侧进针,略向尾侧进针可减少误入颈部脊髓的概率。神经刺激仪最初应设置为 1.0mA。大多数患者,一般进针 1~2cm 即可。当电流减少至 0.3~0.4mA 时仍能引出所需的臂丛刺激反应后,缓慢注射 25~30mL 局麻药,注射期间应多次回抽,排除血管内注射。

超声引导的肌间沟臂丛阻滞体位同上,高频线阵探头在颈部获取血管短轴切面,依次由正中向外,可显示甲状腺、颈内动脉、颈外静脉、前斜角肌及中斜角肌等结构。在前斜角肌与中斜角肌之间的肌间沟内,通常可观察到纵形排列的臂丛神经,上下滑动探头,寻找最为清晰的切面以确定穿刺点。由于该部位神经相对浅表.局麻药注入后显示清晰,且颈部皮肤通常具有充足的操作空间。因此,超声引导的肌间沟臂丛阻滞通常使用平面内进针技术。至于选择前路进针或后路进针,视操作者习惯而定。

2.**锁骨上臂丛阻滞法** 首先确定胸锁乳突肌锁骨头的外侧,在胸锁乳突肌锁骨头的外侧约 2.5cm 处触摸定位臂丛。确认臂丛后,将神经刺激仪与电刺激针连接,设置神经刺激仪的电流强度为 1.0mA。首先前后方向进针,使针几乎垂直于皮肤并轻微朝尾侧缓慢进针,当电流减少至 0.3~0.4mA 时仍能引出肩部肌肉收缩,缓慢注射 25~35mL 局麻药。

超声引导的锁骨上臂丛阻滞体位同上,当掌握肌间沟臂丛阻滞的超声切面后,仅需在肌间沟位置向下滑动探头,即可观察到神经走行逐渐汇聚,并在锁骨上窝水平显示为一扁平椭圆结构,即为锁骨上臂丛神经。在血管神经短轴切面,可清晰的观察到锁骨上臂丛神经、锁骨下动脉、肋骨、胸膜及肺。所以初学者应使用平面内进针技术完成该阻滞,并在操作全程保持穿刺针均在图像内显示,可有效的降低并发症的发生率。值得一提的是,当部分肌间沟臂丛神经显示不清的患者,可先在锁骨上显示神经短轴,并向上滑动探头,此过程中追溯神经走行,以寻找肌间沟的神经分布。

3.**锁骨下臂丛阻滞法** 皮肤常规消毒,左手手指放在锁骨下动脉搏动处,右手持 2~4cm 的 22G 穿刺针,从锁骨下动脉搏动点外侧朝向下肢方向直刺,方向沿中斜角肌的内侧缘推进,刺破臂丛鞘时有突破感。通过神经刺激仪方法确定为臂丛神经后,注入局麻药 20~30mL。

超声引导的锁骨下臂丛阻滞体位同上,患侧肢体稍外展。锁骨下标记喙突,即肩关节内侧的骨性突起。高频线阵探头纵行放置在喙突内侧,显示神经短轴切面图像。识别腋动脉,在其周围滑动探头寻找高回声的臂丛神经。与锁骨上阻滞相同,使用平面内进针技术完成该阻滞,可有效的降低并发症的发生率。

4.腋路臂丛阻滞法　皮肤常规消毒,用左手触及腋动脉,沿腋动脉上方斜向腋窝方向刺入,穿刺针与动脉呈 20°夹角,缓慢进针,有穿过鞘膜的落空感或患者出现异感后,右手放开穿刺针,则可见针头已刺入腋部血管神经鞘。连接注射器后回抽无血即可注入 30～40mL 局麻药。而借助神经刺激仪,腋路阻滞可按不同神经支配区域的肌肉收缩,完成正中神经、尺神经及桡神经的单根阻滞,其优点是麻醉效果确切,同时可降低局麻药用量。

超声引导的腋路臂丛阻滞体位同上,高频线阵探头放置于腋动脉上,显示神经短轴切面图像。来回滑动探头,在腋动脉周围寻找正中神经、尺神经和桡神经。此平面肌皮神经已离开血管鞘向喙肱肌走行,且此神经呈较高回声梭形。通常一个切面并不能同时清晰的显示三根神经,可现在分次阻滞,在各自最为清楚的切面完成阻滞。由于腋窝处神经血管走行在一起,使用平面内进针技术,必要时进针过程中进行逐层注射,将神经与血管"分离",降低并发症的发生率。

(五)并发症及预防措施(见表 3-2)

表 3-2　臂丛神经阻滞的并发症及预防措施

并发症	预防措施
感染	严格的无菌操作
血肿	避免刺破颈外静脉
	避免反复多次进针,特别对于接受抗凝治疗的患者
	对于解剖标志难确定的患者,应使用单次注射针定位臂丛
膈肌麻痹	不可避免,对于有呼吸功能障碍的患者,应避免使用肌间沟阻滞或大剂量局麻药
气胸	见于锁骨上或锁骨下入路,应注意进针点及进针角度,确保针远离胸壁
Horner 综合征	见于肌间沟入路
	通常会出现同侧上睑下垂、瞳孔缩小和鼻塞,这与进针点和注入局麻药总量有关
神经损伤	阻力过大(>15psi)时绝不推注局麻药
	注射过程中如果阻力过大或患者诉剧烈疼痛时,必须停止注射局麻药
全脊髓麻醉	见于肌间沟入路
	当电流强度<0.2mA 时引出运动反应,应退针直到电流强度>0.2mA 时也能引出同样的运动反应,在注入局麻药,可防止局麻药注入硬脊膜内并扩散到硬膜外腔或蛛网膜下腔
局麻药中毒	一般在局麻药注射过程中或注射后立即发生全身毒性反应。大多数情况是因为局麻药误入血管,或者因为高压注射
	老年体弱患者应避免使用大量长效局麻药
	避免快速、用力推注局麻药
	注射过程中要经常回抽

【肘、腕部神经阻滞】

腕部神经阻滞指在腕部对尺神经、正中神经和桡神经终末分支的阻滞。这是一项操作简单,几乎没有并发症,对手部和手指的手术非常有效的阻滞技术。该技术相对简单,并发症风险低且阻滞成功率高,是麻醉医生的必备技术。

(一)解剖和阻滞范围

手部主要由正中神经、桡神经和尺神经支配。正中神经从腕管穿过并最终发出终末分支和返支,手指的分支支配外侧三个半手指和手掌对应的区域,运动支支配两个蚓状肌和三个鱼际肌。桡神经位于前臂桡侧的前部,在腕部上方 7cm 处桡神经和桡动脉分离并穿出深筋膜,分为内侧支和外侧支支配拇指背部和手的背部感觉。尺神经发出感觉支,支配小指、无名指内侧一半皮肤以及手掌的相应区域。相应的手掌背侧区域的皮肤也受尺神经感觉支支配。运动支支配三个小鱼际肌、内侧两个蚓状肌、掌短肌、所有的骨间肌和拇收肌。

(二)适应证

适用于腕管、手部和手指的手术。

(三)标志和患者体位

患者仰卧位,将手臂固定,略微伸腕。

(四)操作技术

1.尺神经阻滞

(1)肘部尺神经阻滞:在肱骨内上踝和尺骨鹰嘴间定位尺神经沟,注入局麻5～10mL,再在尺神经沟近端扇形注入 3～5mL。

(2)腕部尺神经阻滞:在附着于尺骨茎突处的尺侧腕屈肌肌腱下方进针,进针 5～10mm以恰好穿过尺侧腕屈肌肌腱,回抽无血后,注入 3～5mL 局麻药。在尺侧腕屈肌肌腱上方皮下注入 2～3mL 局麻药。阻滞延续到小鱼际肌区域的尺神经皮支。

2.正中神经阻滞

(1)肘部:正中神经恰在肱动脉的内侧。在肘部皱褶上 1～2cm 处摸到动脉搏动后,在其内侧扇形注入局麻药 5mL。

(2)腕部:正中神经阻滞在掌长肌肌腱和桡侧腕屈肌肌腱之间进针,进针至深筋膜,并注入 3～5mL 局麻药。也可触及骨质后退针 2～3mm 并注入局麻药。

3.桡神经阻滞

(1)肘部:桡神经在二头肌腱的外侧,肱桡肌的内侧,肱骨外上踝水平。在二头肌腱外1～2cm 处进针,直至触到外上踝,注入局麻药 3～5mL。

(2)腕部:桡神经在浅筋膜处成为终末分支。在腕上方,从桡动脉前至桡侧腕伸肌后,皮下注入局麻药 5～10mL 桡神经的解剖位置有众多细小的分支,需要更为广泛的浸润麻醉。应在桡骨近端的内侧皮下注入 5mL 的局麻药,在另用 5mL 局麻药进行进一步浸润。

超声引导的腕部神经阻滞体位同上,三处神经可同步完成。在腕横纹向心端 5cm 处,高频线阵探头显示神经短轴切面图像,神经显示不清楚时可向上追溯。进针点同传统阻滞,平面内进针或平面外进针均可。桡神经在腕部已成为终末支,超声引导的目的为穿刺过程中避开腕部血管,减少并发症。

（五）并发症及预防措施（见表 3-3）

表 3-3　腕部神经阻滞的并发症及预防措施

并发症	预防措施
感染	严格的无菌操作
血肿	使用 25G 针,避免刺破表浅血管
	避免反复多次进针
神经损伤	注射过程中如果阻力过大或患者诉剧烈疼痛时,必须停止注射局麻药
血管并发症	在腕部和手指阻滞中避免使用肾上腺素
其他	嘱患者注意被阻滞侧的手的保护

五、下肢神经阻滞

【腰丛神经阻滞】

腰神经根邻近硬膜外腔,可能带来局麻药在硬膜外腔扩散的风险。鉴于以上原因,在选择局麻药的种类、容量和浓度时应当小心,尤其对于老年、虚弱、肥胖患者更应谨慎。当联合坐骨神经阻滞时,可使整个下肢获得阻滞效果。

（一）解剖和阻滞范围

腰丛由第 12 胸神经前支的一部分,第 1 至第 3 腰神经前支和第 4 腰神经前支的一部分组成。这些神经根从椎间孔发出,分为前支和后支。后支支配下背部皮肤和椎旁肌肉,前支在腰大肌内形成腰丛,并从腰大肌发出,进入骨盆形成各个分支。

腰丛的主要分支有髂腹下神经(L_1)、髂腹股沟神经(L_1)、生殖股神经(L_1/L_2)、股外侧皮神经(L_2/L_3)、股神经和闭孔神经($L_{2,3,4}$)。虽然 T_{12} 神经不是腰神经根,但约有 50% 的可能性,其参与了髂腹下神经的组成。

（二）适应证

适用于髋、大腿前部和膝盖的手术。

（三）标志和患者体位

主要体表标志为髂嵴与棘突,穿刺标记点位于上述连线上,以棘突为起点的4～5cm处。患者侧卧位,稍前倾,阻滞侧足应置于非阻滞侧腿上,体位与椎管内麻醉类似。

（四）操作技术

神经刺激器定位时患者侧卧,髋关节屈曲,手术侧向上。髂嵴连线距中线 4～5cm 处为进针点。刺针垂直皮肤进针,如触到 L_4 横突,针尖再偏向头侧,一般深度 6～8cm,用神经刺激器引发股四头肌颤搐和髌骨上下滑动,即可确认腰丛神经,注药 30～40mL。免高阻力时注射,并且经常回抽,排除意外的血管内注射。

超声引导的腰丛阻滞体位同椎管内麻醉,在背正中线腰 4 水平做轴位扫描并找到棘突。向外侧移动4～5cm,在脊柱旁找到关节突及横突,必要时行矢状面扫面,判断横突间隙及腰大肌位置。视操作者习惯,该处神经阻滞的超声引导轴位切面及矢状面均可。无论是平面内或平面外进针,由于此处阻滞较深,通常穿刺针的显示较差,也可配合神经刺激仪完成阻滞。

（五）并发症及预防措施(见表 3-4)

表 3-4 腰丛神经阻滞的并发症及预防措施

并发症	预防措施
感染	严格的无菌操作
血肿	避免重复穿刺
	接受抗凝治疗的患者最好避免进行连续腰丛阻滞(原因同椎管内麻醉)
刺破血管	刺破血管并不常见,但要避免进针过深误入大血管如:腔静脉、主动脉
神经损伤	注射过程中如果阻力过大或患者诉剧烈疼痛时,必须停止注射局麻药
	当电流强度<0.5mA 时获得刺激反应,应退针直到电流强度 0.5~1.0mA 时也能引出同样的运动
	反应再注入局麻药,可防止局麻药注入硬脊膜内引起硬膜外腔或蛛网膜下腔扩散
局麻药中毒	老年体弱患者应避免使用大量长效局麻药
	避免快速、高压注射、用力推注局麻药
	注射过程中要经常回抽
血流动力学改变	腰丛阻滞可引起单侧交感神经阻滞,局麻药扩散至硬膜外腔可导致严重低血压,避免高阻力注射
	避免局麻药向两侧和头侧扩散,腰丛阻滞的患者应密切生命体征监测

【坐骨神经阻滞】

（一）解剖和阻滞范围

L_4～S_4 神经根腹支在骶骨前表面的外侧汇合形成骶丛,下行至梨状肌前方,移行为人体最为粗大的神经-坐骨神经。因此,坐骨神经的主要组成为 L_4～S_3 神经根,在坐骨大孔穿出骨盆后沿股后侧、腿后肌群的深面下行,在胭横纹上方约 5cm 水平分离为胫神经和腓总神经两个部分。坐骨神经的阻滞范围包括部分髋关节、大腿后侧全部皮肤、股二头肌、膝关节以及膝关节下小腿的外侧皮肤。

（二）适应证

骨神经阻滞主要用于单侧下肢手术,根据手术部位需要联合腰丛、股神经、隐神经等以便于阻滞范围覆盖手术区域。如联合腰丛阻滞可完成膝关节置换等膝部手术,联合股神经可完成小腿手术,联合隐神经可完成踝关节、跟腱及足部手术。单独坐骨神经阻滞并不能有效麻醉大腿前内侧皮肤,对需要大腿捆扎止血带的患者即便行小腿甚至足部手术,仍需考虑联合腰丛阻滞。单独的坐骨神经阻滞并留置导管可作为术后神经阻滞镇痛。

（三）标志和患者体位

1.臀肌后路 主要体表标志为股骨大转子及髂后上棘。患者侧卧位,与椎管内麻醉体位不同,健侧腿自然伸展,患侧腿膝关节稍弯曲,以便于充分暴露操作区域皮肤。体表标记头股骨大转子及髂后上棘,两者做一连线,连线中点位置垂直向尾骨方向 5cm 处做一标记,该标记点即为坐骨神经穿出坐骨大孔处的体表标志。

2.前路 对于体位摆放困难的患者,可选择前路坐骨神经阻滞,其主要体表标志为腹股沟韧带(髂后上棘与耻骨外侧缘连线)及股动脉搏动点。患者平卧,患侧髋关节稍外展以便暴露操作区域皮肤。体表标记腹股沟韧带轮廓,在腹股沟韧带上标记股动脉搏动点。垂直腹股沟韧带,经股动脉搏动点,在外侧5cm处做一标记,即为前路坐骨神经穿刺的体表标志。

(四)操作技术

1.臀肌后路 消毒后,进针标志点处局麻。穿刺针垂直皮肤进针,打开神经刺激仪,电流强度为1.0mA。在进针过程中,常首先出现臀肌收缩,此时继续进针,当出现足部或小腿后侧肌群抽动收缩,减小神经刺激仪电流。当电流减少至0.3~0.4mA时仍有满意的肌群活动,即注入局麻药20mL。

如有超声引导,可选用经臀肌入路法或臀下入路法完成阻滞,根据患者体型选择凸阵或线阵探头。体位摆放同前,消毒后于体表定位点处垂直于神经走行获得短轴切面图。在该区域中坐骨神经通常位于大转子和坐骨结节之间的筋膜,呈现为强回声的椭圆形结构。通常由探头外侧进针,使用平面内法观察进针深度及方向,当针尖达到坐骨神经时,即注入局麻药20mL,注射过程中可观察药物扩散情况便于及时调整注射方向和角度。

2.前路 消毒后,进针标志点处局麻。长度为15cm穿刺针垂直皮肤进针,打开神经刺激仪,电流强度为1.0mA。在进针过程出现足部或小腿后侧肌群抽动收缩,减小神经刺激仪电流。当电流减少至0.3~0.4mA时仍有满意的肌群活动,注入局麻药20mL。由于前路阻滞较臀肌后路经皮肤到达神经的距离远,且进针角度始终垂直于躯体,所以该法并不适用于术后置管镇痛。在穿刺过程中如触及骨质,多提示针尖触及股骨,此时需退出穿刺针至皮下,稍内旋患肢或穿刺点向内侧移动1~2cm后再行穿刺。

超声引导的前路坐骨神经阻滞是一种较为复杂的技术,但相较与前路神经刺激仪引导,超声引导可有效降低股动脉及股神经损伤的风险。体位摆放同前,消毒后于体表定位点处,垂直于放置探头以获得短轴切面图。在该区域探头上下、左右移动找到该入路的定位标志股骨小转子。在其内下方,坐骨神经呈现为强回声的扁平结构。观察进针深度及方向,当针尖达到坐骨神经时,注入局麻药20mL,注射过程中可观察药物扩散情况便于及时调整注射方向和角度。该法较后路法穿刺针所经过的路径更长,结构更复杂,超声引导过程中如难以观察针尖位置,可配合神经刺激仪完成操作。

(五)并发症及预防措施(表3-5)

表3-5 坐骨神经阻滞并发症及预防措施

并发症	预防措施
感染	严格的无菌操作
血肿	避免反复多次进针,特别对于接受抗凝治疗的患者
神经损伤	由于坐骨神经为人体最为粗大的神经,为避免在穿刺过程中受机械性损伤,注射过程中如果阻力过大或患者诉剧烈疼痛时,必须停止注射局麻药
血管损伤	前路坐骨神经阻滞时,尽管并不常见,但具有穿刺针误入股动/静脉可能,该操作如有超声引导,可极大的降低误入血管的可能
局麻药中毒	由于注射部位在深部肌肉,其吸收较快。因此,需要避免大容量、大剂量快速注射

【股神经阻滞】

（一）解剖和阻滞范围

股神经源于腰丛，是其最为粗大的分支。因此，股神经来源于 $L_2 \sim L_4$ 神经。其在腰大肌与髂肌之间走行，穿过腰大肌外侧缘向下，在腹股沟韧带下部走行至大腿前面。在股三角，股神经、股动脉及股静脉由外向内依次排列，可用"海军"一词记忆（navy：N、A、V）。

股神经肌支支配髂肌、耻骨肌；皮支支配大腿前部、内侧、小腿内侧、足部的皮肤；关节支支配髋关节和膝关节。

（二）适应证

单独的股神经阻滞主要用于大腿前侧、膝部手术，若联合坐骨神经阻滞则几乎可以完成膝关节以下的所有手术。Winnie 等人曾提出，在股神经阻滞时加大药物容量，可同时阻滞股神经、闭孔神经及股外侧皮神经，以达到低位腰丛阻滞的效果。但最新研究表明，"三合一"阻滞法对闭孔神经基本无效，在需要止血带的手术，应追加闭孔神经阻滞。股神经处留置导管，也是膝关节置换等手术术后镇痛最为常用的方法。

（三）标志和患者体位

主要体表标志为腹股沟韧带和股动脉搏动点。患者侧卧位，下肢自然伸直。如股三角区域暴露不良可垫高臀部，以便于充分暴露操作区域。体表标记腹股沟韧带轮廓，在腹股沟韧带上标记股动脉搏动点。在该波动点外侧 $1 \sim 2cm$ 处做一标记，即为股神经穿刺的体表标志。

（四）操作技术

消毒后，进针标志点处局麻。穿刺针垂直皮肤进针，打开神经刺激仪，电流强度为1.0mA。在进针过程中，常首先出现缝匠肌收缩，此时继续进针，当出现股四头肌肌群抽动收缩并伴有髌骨上提运动时，减小神经刺激仪电流。当电流减少至 $0.3 \sim 0.4mA$ 时仍有满意的肌群活动，注入局麻药20mL。操作过程中，可用手按住股动脉搏动点，确认针尖在其外侧探寻神经，以避免血管损伤。

超声引导的股神经阻滞体位同上，消毒后在腹股沟区横置探头以获取股神经短轴切面图。由于股神经相对表浅，通常情况下高频线阵探头可获得清晰图像。在图像中显示出股动脉，在股动脉外侧、髂筋膜内侧、髂腰肌上方显示椭圆形结构即为股神经。超声引导股神经阻滞较其他下肢神经阻滞更容易掌握，由于该部位神经相对浅表，且周围有大血管可提供准确的定位信息，因此超声引导可根据操作者习惯选用平面内或平面外技术。

（五）并发症及预防措施（见表3-6）

表3-6　股神经阻滞并发症及预防措施

并发症	预防措施
感染	严格的无菌操作，如有留置导管行术后镇痛，导管留置时间不宜超过48h
血肿、血管损伤	在神经刺激仪引导穿刺时，尽量避免针尖偏向内侧偏移。如穿刺误入血管，应持续压迫。超声引导在直视下观察进针深度及方向，可有效降低血管损伤及血肿形成的发生率
神经损伤	如果注射阻力过大或患者诉剧烈疼痛时，必须停止注射局麻药
局麻药中毒	由于注射部位在深部肌肉，其吸收较快。因此，需要避免大容量、大剂量快速注射

【闭孔神经阻滞】

（一）解剖和阻滞范围

闭孔神经源于 $L_3 \sim L_4$ 神经,自腰丛发出后走行与于腰大肌内侧缘至骨盆,由闭孔穿出。多数人闭孔神经在穿出骨盆前分为前、后支。前支下行于短收肌、长收肌和耻骨肌之间,发出的肌支支配内收肌、皮支支配大腿内侧皮肤。后支下行于短收肌和大收肌之间,发出的肌支支配闭孔外肌、大收肌、短收肌,关节支支配膝关节及髋关节。

（二）适应证

闭孔神经阻滞用于下肢联合阻滞,以补充大腿内侧皮肤的感觉阻滞。单独的闭孔神经阻滞,主要运用于膀胱电切手术中。电凝刀在膀胱侧壁操作时刺激闭孔神经,引起内收肌收缩患者大腿内收,进而导致膀胱损伤。这类手术在手术操作前完成手术侧的闭孔神经阻滞可有效降低大腿内收的机率和幅度,降低膀胱损伤的发生率。

（三）标志和患者体位

主要体表标志为耻骨结节。患者仰卧位,下肢稍外旋。标志点位于耻骨结节下、外 2cm 处。如行膀胱手术,可先完成椎管内麻醉并摆放手术体位,在完成手术消毒后再行闭孔神经阻滞。

（四）操作技术

消毒后,进针标志点处局麻。穿刺针垂直皮肤进针,打开神经刺激仪,电流强度为 1.0mA。在进针过程中,常首先出现内收肌群收缩,减小神经刺激仪电流。当电流减少至 $0.3 \sim 0.4$ mA 时仍有满意的肌群活动,推荐一侧注入局麻药 10mL。

超声引导的闭孔神经阻滞体位同上,消毒后在腹股沟区股静脉内侧横置探头以获取短轴切面图。大多数情况下,超声引导的闭孔神经阻滞仅需分辨出包绕神经的筋膜,前支在长收肌与短收肌之间,后支在短收肌与大收肌之间。采用平面内进针技术,在前支所在筋膜注入局麻药 5mL,稍退穿刺针调整方向后到达后支所在筋膜注入局麻药 5mL。值得注意的时,由于该法属于筋膜内注射,并未直接定位神经,所以在药物注射过程中,应在直视下观察筋膜扩开效果,及时微调针尖位置以确保筋膜的充分扩张。

【腘窝坐骨神经阻滞】

（一）解剖和阻滞范围

腘窝坐骨神经位于腘窝内,腘窝下界为腘窝皱褶,外界为股二头肌长头,内侧为重叠的半膜肌腱和半腱肌腱。腘窝顶部,坐骨神经在股二头肌肌腱和半膜/半腱肌腱之间的深面,腘动、静脉外侧,沿着神经向远端分出胫神经和腓总神经。

（二）适应证

同时行隐神经阻滞,用于小腿手术足和踝关节手术。

（三）标志和患者体位

患者俯卧位,膝关节屈曲 30°,显露腘窝边界,其下界为腘窝皱褶,外界为股二头肌长头,内侧为重叠的半膜肌腱和半腱肌腱。作一垂直直线将腘窝分为两个等边三角形,穿刺针从此线的外 1cm 和膝关节皱褶上 7cm 交点处进针。

（四）操作技术

1.神经刺激器定位　后如出现足内收和内旋则阻滞效果更完善,注入局麻药30~40mL。

2.超声引导法　患者患肢在上侧卧位或俯卧位,将高频线阵探头置于腘窝行短轴切面扫描,通常在腘窝顶部,在股二头肌肌腱和半膜/半腱肌腱之间的深面可以找到坐骨神经,沿着神经向远端找到其分出胫神经和腓总神经的分叉处固定探头,采用平面内或平面外方式将局麻药20mL注入坐骨神经或分叉处周围。

3.隐神经　是股神经最长的一支纯感觉终末支。在大腿中下1/3交界处,进入内收肌管,相伴而行的有膝降动脉。长内收肌、大内收肌、股内侧肌和前内侧肌间隔共同参与了内收肌管的形成。将高频线阵探头水平放置于大腿远端1/3内收管水平,可见内侧的内收肌筋膜,内含隐神经和伴行血管。采用平面内技术从外向内进针,在筋膜内注入6~8mL局麻药物。

【踝关节阻滞】

（一）解剖和阻滞范围

支配足的五条神经均可在踝关节阻滞。

（二）适应证

可用于足部手术如足趾骨截趾术。

（三）标志和患者体位

用枕头将足抬高以便踝部两侧操作。在踝部的上界,腓深神经位于胫前肌腱长伸肌腱之间,足背屈和第一跖趾外伸时很易触到。

（四）操作技术

穿刺针在胫前动脉外侧及上述两肌腱之间进针,直至触到胫骨,边退针边注入局麻药5~10mL。然后从内踝到外踝在胫前皮下注入局麻药10mL,如此可阻滞外侧的腓浅神经和内侧的隐神经。从内踝的后方进针,指向胫后动脉的下界,足底可有异感。针尖触到骨质后退针1cm,扇形注入局麻药5~10mL,可阻滞胫后神经。从跟腱和外踝间中点进针,针尖指向外踝的后表面,触到骨质后稍返针并注药5mL,可阻滞腓肠神经。

六、腹横肌平面、髂腹下和髂腹股沟神经阻滞

【解剖和阻滞范围】

腹部的皮肤、肌肉由T_7~L_1神经支配。这些躯干神经走行于腹内斜肌与腹横肌的"腹横平面"内。而在髂前上棘水平,该肌间平面走行髂腹下和髂腹股沟神经。

在腹横平面内注射局麻药,可以阻滞单侧腹部皮肤、肌肉和壁层腹膜。而局麻药输注入髂腹下和髂腹股沟神经水平,可阻滞下腹部、腹股沟、大腿上部内侧、会阴区前部。

【适应证】

超声引导技术的应用开展,使得无运动神经纤维的体表神经阻滞得到了快速的发展,在超声直视下可准确定位神经,即便无法直视神经时,从图像上也可观察药物扩散以判断注射点是否需要调整。因此,超声引导下的腹横平面、髂腹下和髂腹股沟神经阻滞目前已成为临床常用的区域神经阻滞技术。

腹横平面阻滞可用于剖腹手术、阑尾手术、腹腔镜手术、腹壁手术等,但该方法的腹部阻滞范围尚未得到一致结论。尽管有个案报道显示,单独的腹横平面阻滞用于腹部手术,如髂腹下和髂腹股沟神经阻滞可用于腹股沟疝修补的开放手术。但临床中并不是每次阻滞都能得到完全的效果,且腹部手术对内脏牵扯造成的不适,影响了该法的广泛应用。因此,腹横平面内阻滞目前常用于前腹部手术后的术后镇痛。

【标志和患者体位】

(一)腹横平面阻滞

主要体表标志为肋下缘和髂棘腋前线区域。患者仰卧位,暴露出操作区域皮肤。

(二)髂腹下和髂腹股沟神经阻滞

主要体表标志是髂前上棘。患者仰卧位,暴露出操作区域皮肤。

【操作技术】

(一)腹横平面阻滞

标记肋下缘和髂棘,消毒后使用高频线阵探头于腋前线水平显示腹外斜肌、腹内斜肌及腹横肌短轴切面图像。辨认三层肌肉结构,采用平面内进针技术,将局麻药注入腹内斜肌与腹横肌之间的腹横平面。结构辨识不清时,可注射 0.5mL 局麻药观察针尖位置及筋膜扩张。可按需要在脐水平上下做多点注射以扩大阻滞范围,每侧输注局麻药 20mL。

(二)髂腹下和髂腹股沟神经阻滞

标记髂前上棘,消毒后使用高频线阵探头子髂前上棘内侧显示腹外斜肌、腹内斜肌及腹横肌短轴切面图像。辨认三层肌肉结构,此处常常可观察到并行排列的多个扁平椭圆形低回声区域,即为髂腹下和髂腹股沟神经阻滞。采用平面内进针技术,将局麻药注入神经周围筋膜各 10mL,并观察药物扩散,注射中及时调整针尖位置以确保充分浸润神经。

【并发症及预防措施】(见表 3-7)

表 3-7　腹横平面、髂腹下和髂腹股沟神经阻滞并发症及预防措施

并发症	预防措施
感染	严格的无菌操作
血肿	避免反复多次进针,特别对于接受抗凝治疗的患者
内脏损伤	凭借"突破感"进针并不可靠,在暴露三层肌肉结构时,通常可观察到腹膜及更深的肠管,并可通过肠管运动来判断。确保针尖位置,必要时小剂量注射明确针尖位置可避免穿刺针突破腹膜
局麻药中毒	在做多点注射及双侧阻滞时,应严格计算各点用量,避免超量用药

七、胸椎旁及肋间神经阻滞

【解剖和阻滞范围】

胸椎的两侧有一胸神经穿出走行的间隙,其内侧缘是椎体、椎间盘和椎间孔,外侧缘是壁层胸膜,后侧是肋横突。胸神经根由椎间孔穿出后,在椎旁间隙分为背侧支和腹侧支,背侧支

支配椎旁,而腹侧支沿肋骨延伸形成肋间神经。

在胸椎旁间隙注射局麻药,向外可覆盖同水平胸神经根甚至肋间神经,完成该神经支配的单侧肌肉和皮肤。椎旁注射若药物向内扩散,可导致药物向上下相邻间隙扩散甚至进入硬膜外腔。

尽管大容量的局麻药行肋间神经阻滞,药物仍可能扩散至椎旁间隙,具有向上下间隙扩散的可能,但这种情况并不多见。因此,在该点注射时常形成单侧的肋间平面阻滞。

【适应证】

胸椎旁及肋间神经阻滞主要用于肋骨、胸骨骨折的疼痛治疗;肋间神经痛、肋软骨炎胸膜炎、带状疱疹及其后遗神经痛的治疗;胸腹部手术的术后镇痛。

【标志和患者体位】

(一)胸椎旁神经阻滞

主要体表标志棘突。患者侧卧位或坐位,体位摆放与椎管内麻醉体位类似。首先需要从颈7棘突开始,标记出患者棘突上缘直至所需阻滞的最低水平。在正中线旁2～3cm,平行于棘突标记做出相应标记点,即为椎旁阻滞进针点。

(二)肋间阻滞

主要体表标志是肋骨。患者侧卧位、坐位或俯卧位,体位摆放与椎管内麻醉体位类似,但俯卧位时要求患者双手自然下垂,以便于充分暴露脊柱区域的皮肤。首先以第七肋或第十二肋为标志,分别描记出肋骨下缘轮廓。在正中线旁6～8cm,与肋骨相交处做出相应标记点,即为肋间神经阻滞进针点。

【操作技术】

(一)胸椎旁神经阻滞

消毒后,进针标志点处局麻。穿刺针垂直皮肤进针,当进针5cm左右时通常可触及骨质,即为横突并记录皮肤至横突的深度。稍退穿刺针,向上或向下调整针尖进针方向,使得穿刺针越过横突1cm左右后,即注入局麻药5mL。操作过程中,应首先寻找横突,若进针过深而前端无骨质,穿刺针可能会经横突外侧或两横突之间越过横突进入胸腔。

(二)肋间神经阻滞

消毒后,进针标志点处局麻。穿刺针与皮肤呈20～30度向头侧进针,当进针1cm左右时通常可触及骨质,即为肋骨。调整针尖进针方向,使得穿刺针越过肋骨下缘2～3cm后,注入局麻药5mL。操作过程中,应首先寻找肋骨,避免盲目进针使得穿刺针直接进入胸腔。

超声引导可直视椎旁间隙结构,了解是否存在变异及注入局麻药后药物扩散情况,从而减少了并发症的发生。超声引导胸椎旁神经阻滞时,患者体位及标志点标记同前,超声探头先通过神经长短轴切面明确穿刺区域解剖(棘突、横突、胸膜等)。明确穿刺间隙后,通过平面内或平面外进针技术,观察进针深度。当针尖显示不清时可推注0.5mL局麻药用于判断,针尖达到合适位置后注入局麻药5mL,并在直视下观察药物扩散情况。

【并发症及预防措施】（见表 3-8）

表 3-8　胸椎旁及肋间神经阻滞并发症及预防措施

并发症	预防措施
感染	严格的无菌操作
血肿	避免反复多次进针,特别对于接受抗凝治疗的患者
神经损伤	注射过程中如果阻力过大或患者诉剧烈疼痛时,必须停止注射局麻药
全脊髓麻醉	避免椎旁阻滞时针尖方向指向内侧,注射前回抽用以探测是否有血或脑脊液,注射压力过高或容量过大可能有硬膜外扩散导致双侧阻滞可能
气胸	穿刺过程严格固定穿刺针,防止其无意移动。控制好进针深度,避免损伤胸膜/腹膜甚至内脏
局麻药中毒	注射部位位于深部肌肉,其吸收较快。因此,需要避免大容量、大剂量快速注射

第四章 麻醉监测技术

第一节 体温监测

一、适应证

体温是人体重要的生命体征之一。大多数吸入麻醉都可抑制中枢神经系统,其调节体温的能力被抑制或减弱。但因变化很慢,一般不进行体温监测。然而在小儿,特别是婴儿,麻醉期间更易发生低温。在肿瘤、骨折、高热、休克、人工低温、心肺转流、手术时间长、输血或输液量大、胸膜腔剖开等情况下,应予以体温监护。

二、异常体温的危害

人体需要体温恒定,正常体温 37 ± 0.4℃。体温过高或过低都会对机体产生一些危害。

1.体温过高 T>正常值。$37.5 \sim 38$℃为低热;$38.1 \sim 39$℃为中等度热;$39.1 \sim 41$℃为高热;>41℃为超高热。麻醉时体温过高的危害:

(1)耗氧量增高:需氧量增大,使心肺负担加重。

(2)伴高碳酸血症:产生呼吸性及代谢性酸中毒、高钾血症。

(3)低血容量:出汗过多,体液丢失,血容量减少。

(4)神经系统兴奋:苏醒期高热使神经系统功能活动改变,兴奋性增高,患者出现烦躁、谵语、幻觉、抽搐,小儿可发生惊厥。

(5)体力消耗:高热消耗体力,肝、肾功能都产生不利影响。

(6)神经系统抑制:严重时,出现神经系统抑制、嗜睡、淡漠甚至昏迷和死亡。故应早预防。麻醉手术期间必须做体温监测。

2.体温过低 T<正常值。麻醉时体温低对机体产生的危害如下。

(1)寒战:代谢增强。

(2)自主神经功能亢进:交感神经兴奋。

(3)血糖增高。

(4)生命中枢兴奋:延髓呼吸和循环中枢兴奋性增强,心率变快、心律失常、心排血量减少。

（5）神经系统抑制：中枢神经大脑皮质抑制，严重时出现昏迷。

（6）麻药排泄代谢减慢。

（7）肾的泌尿功能受损害。

（8）细胞膜的兴奋性改变，损害细胞的正常功能。

三、监测体温目的

人体温度可分为深部温度和体表温度两部分。深部温度是相对稳定而又均匀的；体温是指机体深部的血液温度，它代表身体的内部器官温度的平均值。体表温度低于深部温度，通过体表的厚度在体温调节中起隔热层作用，以维持着深部体温的相对稳定。麻醉体温监测的目的为：

1.低温麻醉　如心内直视体外循环麻醉。

2.小儿麻醉丢热原因　特别是新生儿或婴幼儿手术时，丢失体热更明显。这是因为：①体温中枢发育不完善，调节功能差；②体表面积与体容积之间的比例相对较大；③代谢率相对较高；④体表脂肪少，绝缘性差；⑤易受麻醉、室温和消毒等外界的影响。

3.体温异常　发热或低体温的患者手术麻醉。

4.老年及危重患者　老年、危重患者手术麻醉。

5.休克及危重患者　休克、严重感染败血症、甲状腺功能亢进症、破伤风、输血反应和输液的热原反应等。

6.预防恶性高热　了解麻醉中是否发生恶性高热。

7.特殊手术麻醉患者　癫痫患者、惊厥性疾病或体温调节失常患者手术麻醉等。

8.高热环境手术麻醉　使用辐射热、光照射和热温毯的手术。

9.医源性因素　敷料覆盖时间冗长的头面部手术和使用骨黏固剂的骨科手术等。

四、测温部位和方法

麻醉患者连续监测体温时，选用部位如下。

1.腋窝　传统的使用部位，使用玻璃内汞温度计（水银温度计），测出温度近似中心温度，将测出温度加 0.5℃ 为正常体温。相当于直肠温度。若用热敏电阻探头置于腋动脉部位，则测出的温度接近中心温度。麻醉期间少用。

2.鼻咽和深鼻咽　利用电子温度计（热敏电阻温度计和温差电偶温度计）测量可反映脑的温度，为目前常用麻醉监测体内温度的部位。可以断续测量，也可以连续监测。简便、反应快。

3.皮肤　液晶温度计等监测方便，受环境影响大，测出的只是局部皮表温度，比中心温度低，麻醉时不用。

4.肌肉　用细针测温装置，刺入三角肌连续监测肌肉温度。麻醉时不用。

5.食管　将探头置放在食管下 1/3 处，相当心房后面，较确切反映中心体温或主动脉血液的温度，可以连续反映温度变化，常用，对 CPB 降温和复温有可靠的指导作用，但应与其他部位(鼓膜、直肠等)温度相比较。有食管损伤或食管静脉曲张的患者忌用。

6.耳鼓膜　探头自耳道插入接近鼓膜,监测温度优于食管温度,可反映脑温,且精确、误差小;操作简单、患者易耐受。为测定体内温度比较好的部位之一,但需防止外耳道出血或鼓膜穿孔。

7.直肠　将探头经肛门插入直肠深 6～10cm,常用。测出温度加 1℃才与中心体温接近。受粪便影响有误差,当体温急速变化(如降温)时反应较慢。

五、体温监测管理

1.体温变化的范围　如上所述,麻醉患者的中心温度受多种因素的影响,引起体温下降或升高,麻醉患者受室温、乙醇等消毒液的擦拭、体腔暴露、外周血管的广泛舒张或收缩、麻醉药及疾病本身等因素的影响,麻醉期间有 2～4℃的改变。

2.出现异常体温的原因　麻醉期间引起异常体温的因素较多,包括:

(1)体温升高原因:①恶性高热;②环境温度过高;③甲亢危象;④败血症或败血症休克;⑤输血输液反应;⑥脑外科手术(下视丘脑附近操作);⑦手术期间消毒巾覆盖过多;⑧麻醉因素的影响,如阿托品抑制汗腺分泌,影响蒸发散热,全麻时诱导不平稳或麻醉过浅,肌肉活动增加,产热增多;气管导管过细或未做控制呼吸,呼吸肌做功增加;CO_2 潴留等均使体温升高。

(2)体温过低原因:①环境温度过低;②大量输冷血或温度低的液体;③年老、小儿手术时间长;④甲状腺功能低下患者手术;⑤肝移植。

第二节　呼吸监测

呼吸功能监测对麻醉安全和围术期重危患者处理至关重要,应充分理解各呼吸监测指标的临床意义,指导气道管理、呼吸治疗和机械通气。

一、通气量监测

通气量监测包括潮气量、通气量、补吸气量、补呼气量、余气量、肺活量、功能余气量、肺总量等。临床上在用仪器测定同时应观察患者胸、腹式呼吸运动,包括呼吸频率、呼吸幅度及有否呼吸困难等,结合监测指标进行判断。

(一)潮气量(V_T)与分钟通气量(V_E)

潮气量为平静呼吸时,一次吸入或呼出的气量。正常成年人为 6～8mL/kg。潮气量与呼吸频率的乘积为分钟通气量,正常成年人为 5～7L/min。

临床意义:酸中毒可通过兴奋呼吸中枢而使潮气量增加,呼吸肌无力、CO_2 气腹、支气管痉挛、胸腰段硬膜外阻滞(麻醉平面超过 T8)等情况可使潮气量降低。机械通气时通过调整 V_T 与呼吸频率,维持正常 V_E。监测吸入和呼出气的 V_T,如两者相差 25% 以上,提示回路漏气。

（二）无效腔与潮气量之比

1.解剖无效腔　　上呼吸道至呼吸性细支气管以上的呼吸道内不参与气体交换的气体量，也称为解剖无效腔。正常成人约150mL，占潮气量的1/3。随着年龄的增长，解剖无效腔也有所增加。支气管扩张也使解剖无效腔增加。

2.肺泡无效腔　　由于肺泡内血流分布不均，进入肺泡内的部分气体不能与血液进行气体交换，这一部分肺泡容量成为肺泡无效腔。肺泡内肺内通气/血流（V/Q）比率增大使肺泡无效腔增加。

3.生理无效腔　　解剖无效腔和肺泡无效腔合称为生理无效腔。健康人平卧时生理无效腔等于或接近于解剖无效腔。

4.机械无效腔　　面罩、气管导管、麻醉机、呼吸机的接头和回路等均可使机械无效腔增加。小儿通气量小，机械无效腔对其影响较大。机械通气时的VT过大，气道压力过高也影响肺内血流灌注。

临床意义：无效腔气量/潮气量比率（VD/VT）反映通气功能。其正常值为0.3，比率增大说明无效腔通气增加，实际通气功能下降。计算公式如下：

生理无效腔率：$(PaCO_2 - PECO_2)/PaCO_2$

解剖无效腔率：$(P_{ET}CO_2 - PECO_2)/P_{ET}CO_2$

其中$PaCO_2$为动脉血CO_2分压，$PECO_2P$为呼出气体平均CO_2分压，$P_{ET}CO_2$为呼气末CO_2分压。

（三）肺活量

约占肺总量的3/4，和年龄成反比，男性＞女性，反映呼吸肌的收缩强度和储备力量。可用小型便携式的肺量计床边测定。临床上通常以实际值/预期值的比例表示肺活量的变化，≥80％则表示正常。肺活量与体重的关系是30～70mL/kg，若减少至30mL/kg以下，清除呼吸道分泌物的功能将会受到损害，当减少至10mL/kg时，必然导致$PaCO_2$持续升高。神经肌肉疾病可引起呼吸功能减退，当肺活量减少至50％以下时，可出现CO_2潴留。

二、呼吸力学监测

呼吸力学监测以物理力学的观点和方法对呼吸运动进行研究，是一种以压力、容积和流速的相互关系解释呼吸运动现象的方法。

（一）气道阻力

呼吸道阻力由气体在呼吸道内流动时的摩擦和组织黏性形成，反映压力与通气流速的关系。其主要来源是大气道的阻力，小部分为组织黏滞性。正常值为每秒$1～3cmH_2O/L$，麻醉状态可上升至每秒$9cmH_2O/L$。气道内压力出现吸气平台时，可以根据气道压力和平台压力之差计算呼吸道阻力。

临床意义：机械通气中出现气道阻力突然降低或无阻力最常见的原因是呼吸回路漏气或接头脱落。气道阻力升高常见于：①机械原因引起的梗阻，包括气管导管或螺纹管扭曲打折，呼吸活瓣粘连等;②呼吸道梗阻:气管导管位置异常、气管导管梗阻;③气道顺应性下降:胸顺应性下降(如先天性漏斗胸、脊柱侧弯,后天性药物作用或恶性高热)或肺顺应性下降(包括肺水肿、支气管痉挛和气胸)。

(二)肺顺应性

肺顺应性由胸廓和肺组织弹性形成,是表示胸廓和肺扩张程度的一个指标,反映潮气量和吸气压力的关系($\triangle V/\triangle P$)。常用单位为 mL/cmH_2O。实时监测吸气压力-时间曲线可估计胸部顺应性。

1.动态顺应性(Cdyn) 潮气量除以气道峰压与呼气末正压之差,即 $V_T/(PIP-PEEP)$,正常值是 $40\sim80mL/cmH_2O$。

2.肺静态顺应性(Cst) 潮气量除以平台压与呼气末正压之差,即 $V_T/(Pplat-PEEP)$,正常值是 $50\sim100mL/cmH_2O$。

在肺浸润性病变、肺水肿、肺不张、气胸、支气管内插管或任何引起肺静态顺应性减少的患者中,静态顺应性均会下降。

Cdyn/Cst 又称为频率依赖性肺顺应,是以不同呼吸频率的动态肺顺应性与静态肺顺应性的比值表示。正常情况下,即使呼吸频率增加,也不出现明显改变,正常值应大于 0.75。其明显降低见于小气道疾患,是检测小气道疾患的敏感指标之一。

(三)呼吸波形监测

1.压力-容量环(P-V 环) 是指受试者作平静呼吸或接受机械通气时,监测仪描绘的一次呼吸周期内潮气量与相应气道压力相互关系的曲线环,反映压力和容量之间的动态关系。实时监测压力-容积曲线可评估胸部顺应性和气道阻力。不同通气方式的压力-容量环形态不同。P-V 环可估计胸肺顺应性,P-V 环向左上方移动,说明肺顺应性增加,向右下移动说明肺顺应性减少。

如果 P-V 环起点与终点间有一定距离则提示有漏气。如发现呼吸异常情况,气道压力显著高于正常,而潮气量并未增加,则提示气管导管已进入一侧支气管内。纠正后,气道压力即恢复正常。如果气管导管扭曲,气流受阻时,压力-容量环上可见压力急剧上升,而潮气量减少。双腔导管在气管内的位置移位时,压力-容量环上可发生气道压力显著升高,而潮气量无变化。

2.流量-容量环(阻力环) 流量-容量环(F-V 环)显示呼吸时流量和容量的动态关系。其正常图形也因麻醉机和呼吸机的不同而稍有差异。

呼气流量波形变化可反映气道阻力变化。支气管痉挛患者使用支气管扩张药物后,呼气流量明显增加,且波形下降,曲线较平坦,说明疗效好。

流量-容量环可检测呼吸道回路有否漏气。若呼吸道回路有漏气,则流量-容量环不能闭合,呈开放状,或面积缩小。双腔导管在气管内位置移位,阻力环可立即发生变化,呼气时流速减慢和阻力增加。如单肺通气时,气流阻力过大,流速过慢,致使呼气不充分,可发生内源性呼气末正压,阻力环上表现为持续的呼气气流。

三、血氧饱和度（SpO_2）监测

（一）原理

血氧饱和度是血液中与氧结合的血红蛋白的容量占全部可结合的血红蛋白容量的百分比。脉搏血氧饱和度（SpO_2）是根据血红蛋白的光吸收特性而设计的，氧合血红蛋白和去氧合血红蛋白对这两种光的吸收性截然不同。氧合血红蛋白吸收更多 940nm 红外光，让 660nm 红光透过；去氧合血红蛋白吸收更多 660nm 红光，让 940nm 红外光透过。在探头一侧安装上述两波长光线的发射装置，探头另一侧安装感光装置，通过感知透过的光量，计算后得到连续的血氧饱和度分析测定。血氧饱和度与血氧分压密切相关，临床上有助于早期发现低氧血症。正常情况下 $SpO_2 > 95\%$，如 $91\% \sim 95\%$ 则提示有缺氧存在，如低于 91% 为明显缺氧。

（二）临床意义

1.监测氧合功能　可评估 PaO_2，避免创伤性监测。新生儿处于相对低氧状态，其 PaO_2 在氧离曲线的陡坡段，因此 SpO_2 可以作为新生儿氧合功能监测的有效指标，指导新生儿气道处理和评价呼吸复苏效果。给予氧疗时，可根据 SpO_2 调节 FiO_2，避免高氧血症的有害作用。

2.防治低氧血症　连续监测 SpO_2，一旦其数值下降至 95% 以下，即有报警显示，可以及时发现各种原因引起的低氧血症。

3.判断急性哮喘患者的严重程度　哮喘患者的 SpO_2 和 PaO_2 的相关性较正常值小（$r = 0.51$），甚至可呈负相关（$r = -0.88$）。另一方面，有研究发现 SpO_2 和呼气最高流速相关良好（$r = 0.584$）。因而，对判断急性哮喘患者的危险性，SpO_2 仅提供一个简单的无创指标。同时根据观察重度哮喘患者发生呼衰时，$PaO_2 < 60mmHg$，$PaCO_2 > 45mmHg$ 的 SpO_2 变化，提出若急性重度哮喘患者的 $SpO_2 > 92\%$ 时，则发生呼衰的可能性小。

（三）影响因素

1.氧离曲线　氧离曲线为 S 形，在 SpO_2 处于高水平时（即相当氧离曲线的平坦段），SpO_2 不能反映 PaO_2 的同等变化。此时虽然 PaO_2 已经明显升高，而 SpO_2 的变化却非常小。即当 PaO_2 从 60mmHg 上升至 100mmHg 时，SpO_2 从 90% 升至 100%，仅增加了 10%。当 SpO_2 处于低水平时，PaO_2 的微小变化即可引起 SpO_2 较大幅度的改变。此外，氧离曲线在体内存在很大的个体差异。研究表明 SpO_2 的 95% 可信限为 4% 左右，所以当 $SpO_2 = 95\%$ 时，其所反映的 PaO_2 值可以从 60mmHg（$SpO_2 = 91\%$）至 160mmHg（$SpO_2 = 99\%$）。其区间可变的幅度很大，因此 SpO_2 值有时并不能反映真实的 PaO_2。

2.血红蛋白　脉搏-血氧饱和度监测仪是利用血液中血红蛋白对光的吸收来测定 SpO_2，如果血红蛋白发生变化，就可能会影响 SpO_2 的准确性。①贫血：临床报告贫血患者没有低氧血症时，SpO_2 仍能准确反映 PaO_2。若同时并存低氧血症，SpO_2 的准确性就受到影响。②其他类型的血红蛋白：碳氧血红蛋白（CoHb）光吸收系数和氧合血红蛋白相同。SpO_2 监测仪是依据其他类型血红蛋白含量甚小，可以忽略不计而进行设计的。当 CoHb 增多时，可导致 SpO_2 假性升高。高铁血红蛋白（MetHb）对 660nm 和 940nm 两个波段的光吸收能力基本相同，因此，当血液中存在大量的 MetHb 时，会导致两个波段光吸收比例相等，即相当于氧合血

红蛋白和还原性血红蛋白的比例为 $1:1$，所测得 SpO_2 值将接近或等于 85%。高铁血红蛋白血症的患者随着 PaO_2 的变化，其 SpO_2 值将在 $80\%\sim85\%$ 之间波动。

3.血流动力学变化　SpO_2 的测定基于充分的皮肤动脉灌注。在重危患者，若其心排出量减少，周围血管收缩以及低温时，监测仪将难以获得正确信号。

4.其他　有些情况下 SpO_2 会出现误差：严重低氧，氧饱和度低于 70%；某些色素会影响测定，皮肤太黑、黄疸、涂蓝或绿色指甲油等，胆红素 $>342\mu mol/L(20mg/dL)$，SpO_2 读数降低；红外线及亚甲蓝等染料均使 SpO_2 降低；贫血($Hb<5g/dL$)及末梢灌注差时出现误差，SpO_2 读数降低；日光灯、长弧氙灯的光线和日光等也可使 SpO_2 小于 SaO_2。

（四）注意事项

(1)根据年龄、体重选择合适的探头，放在相应的部位。手指探头常放在示指，使射入光线从指甲透过，固定探头，以防影响结果。

(2)指容积脉搏波显示正常，SpO_2 的准确性才有保证。

(3)如手指血管剧烈收缩，SpO_2 即无法显示。用热水温暖手指，或用 1% 普鲁卡因 $2mL$ 封闭指根，往往能再现 SpO_2。

四、呼气末二氧化碳($ETCO_2$)监测

（一）原理和测定方法

CO_2 的弥散能力很强，动脉血与肺泡气中的 CO_2 分压几乎完全平衡。所以肺泡的 CO_2 分压($PACO_2$)可以代表动脉血 CO_2 分压($PaCO_2$)。呼气时最后呼出的气体(呼气末气体)应为肺泡气体。因此，$PaCO_2\approx PACO_2\approx P_{ET}CO_2$。故 $P_{ET}CO_2$ 应能反映 $PaCO_2$ 的变化。从监测 $P_{ET}CO_2$ 间接了解 $PaCO_2$ 的变化，具有无创、简便，反应快等优点。现临床上最常用的方法是用红外线 CO_2 监测仪，可以连续监测呼吸周期中 CO_2 的浓度，由数字和波形显示。目前常用的呼气末 $ETCO_2$ 监测方法包括主流式和旁流式红外线 CO_2 监测仪分析 CO_2 浓度。

（二）波形分析

测定呼出气体中的 CO_2 值并进行波形分析，是确定气管导管位置最可靠的监测，也可用于评估呼吸及诊断多种呼吸病理情况。

患者肺功能正常时，由于存在少量肺泡无效腔，$P_{ET}CO_2$ 通常较 $PaCO_2$ 低 $1\sim5mmHg$。凡是增加肺泡无效腔的因素都能增加 $P_{ET}CO_2$ 和 $PaCO_2$ 的差值，并增加Ⅲ相的斜率。

在波形不变情况下，$P_{ET}CO_2$ 逐渐升高可能与分钟通气量不足、二氧化碳产量增加或腹腔镜手术时气腹所致 CO_2 吸收有关；如同时伴有基线抬高提示有二氧化碳重复吸入，见于麻醉呼吸回路中活瓣失灵、CO_2 吸收剂耗竭。$P_{ET}CO_2$ 过低主要是肺通气过度或输入肺泡的 CO_2 减少。$P_{ET}CO_2$ 突然降至零或极低水平多提示有技术故障，如取样管扭曲、气管导管或呼吸回路脱落、呼吸机或 CO_2 分析仪故障等；$P_{ET}CO_2$ 突然降低但不到零，若气道压力同时降低多见于呼吸管道漏气，若气道压力升高多考虑呼吸管道梗阻；$P_{ET}CO_2$ 在短期内($1\sim2$分钟)逐渐降低，提示有肺循环或肺通气的突然变化，如心搏骤停、肺栓塞、严重低血压和严重过度通气等；$P_{ET}CO_2$ 逐渐降低，曲线形态正常多见于过度通气、体温降低、全身或肺灌注降低。

（三）临床意义

（1）反映 $PaCO_2$。儿童、青年、妊娠妇女、无明显心肺疾患患者，以及先天性心脏病儿童，伴有左向右分流者，Pa-ETCO$_2$ 值很小，为 $1\sim5mmHg$，$P_{ET}CO_2$ 可反映 $PaCO_2$。

（2）监测机械通气时的通气量。可根据 $P_{ET}CO_2$，调节呼吸机和麻醉机的呼吸参数。一般维持于 $35mmHg$ 左右。患者自主呼吸恢复后，若能维持 $P_{ET}CO_2$ 于正常范围，即可停止辅助呼吸。用半紧闭装置时，可根据 $P_{ET}CO_2$ 调节氧流量，避免 $PaCO_2$ 升高。

（3）发现呼吸意外和机械故障。呼吸管道脱落是机械呼吸时最常见的意外。呼吸管道漏气、阻塞或脱落以及活瓣失灵时，CO_2 波形变化或消失。

（4）反映循环功能变化。如肺栓塞、休克、心搏骤停时，$P_{ET}CO_2$ 立即下降，可降至 0，变化早于 SaO_2 的下降。心肺复苏后，如 $P_{ET}CO_2$ 升高达 $10mmHg$ 以上，则心脏可能复跳成功。

（5）确定气管导管位置。$P_{ET}CO_2$ 波形是确定气管导管在气管内的最可靠指标。如果导管误入食管，则没有 CO_2 正常波形或其浓度极低。此外，经鼻盲插时，$P_{ET}CO_2$ 波形可指示导管前进的方向和正确位置。

（6）体温升高和代谢增加时，$P_{ET}CO_2$ 升高是早期发现恶性高热的最敏感的监测指标。

（7）心肺复苏时，若 $P_{ET}CO_2 \geqslant 10\sim15mmHg$，说明已有充分的肺血流，复苏应继续进行；$P_{ET}CO_2 < 10mmHg$ 提示复苏未获成功。

（8）Pa-ETCO$_2$ 反映肺内 V/Q 关系，前者正常则 V/Q 适当。PEEP 可减少分流，改善 V/Q，使 Pa-ETCO$_2$ 减少，PaO_2 升高。但 PEEP 压力过大，则影响心输出量，反而使 Pa-ETCO$_2$ 增大。故 Pa-ETCO$_2$ 最小时的 PEEP 压力值即为最佳 PEEP。

第三节　循环监测

一、心率和脉搏监测

心率监测是简单和创伤性最小的心脏功能监测方法。心电图是最常用的方法。心电图对心率的测定依赖于对 R 波的正确检测和 R-R 间期的测定。手术中应用电刀或其他可产生电噪声的设备可干扰 ECG 波形，影响心率的测定。起搏心律可影响 ECG 测定，当起搏尖波信号高时，监护仪可能错误地将其识别为 R 波用于心率计算。高的 T 波也可产生同样的干扰。

脉率的监测与心率相比，主要的区别在于电去极化和心脏收缩能否产生可触摸的动脉搏动。房颤患者由于 R-R 间期缩短影响心室充盈，搏出量降低，导致感觉不到动脉搏动，发生心率与脉率不等。电机械分离或无脉搏的心脏活动时，见于心脏压塞、极度低血容量等，虽然有心脏搏动但无法摸到外周动脉搏动。麻醉过程中脉率监测最常使用脉搏血氧饱和度监测仪。

二、动脉血压

动脉血压可反映心脏收缩力、周围血管阻力和血容量的变化，是麻醉期间重要的基础监测项目。测量方法分无创性和有创性动脉血压测量。

（一）无创性动脉血压测量（间接测压）

目前麻醉期间广泛使用自动化间断无创血压测量。麻醉期间测量间隔时间一般至少每5分钟一次，并根据病情调整。测量时须选择合适的袖套宽度（一般为上臂周径的1/2，小儿袖套宽度须覆盖上臂长度的2/3）。袖套过大可引起测量血压偏低，反之测量血压偏高。一般来讲，低血压（通常收缩压<80mmHg）反映麻醉过深、有效血容量不足或心功能受损等；高血压（通常收缩压>180mmHg）反映麻醉过浅、容量超负荷或高血压病等。低温、外周血管强烈收缩、血容量不足以及低血压时会影响测量结果。

（二）有创动脉压测量（直接测压）

1.适应证　适用于各类危重患者、心脏大血管手术及颅内手术患者、需反复测动脉血气的患者、严重低血压休克患者以及应用血管活性药物需连续测量血压的患者。

2.穿刺置管途径　最常用的动脉穿刺部位为左侧桡动脉。以往桡动脉穿刺置管前须进行Allen试验，以了解尺动脉侧支循环情况。现临床很少用Allen试验，因为Allen试验在预测桡动脉置管后缺血并发症方面的价值受到质疑，通过荧光素染料注射法或体积描记图测定发现Allen试验结果与远端血流没有直接关系。如怀疑手部血流较差可用超声多普勒测定尺动脉血流速度。此外，腋、肱、尺、股、足背和颞浅动脉均可直接穿刺置管测压。

3.置管技术　一般选择经皮动脉穿刺置管，特殊情况下也可直视穿刺置管。经皮穿刺置管常选用左侧桡动脉，成人用20G外套管针，患者左上肢外展，腕部垫高使腕背伸，消毒铺巾。穿刺者左手摸清动脉波动位置，右手持针，针体与皮肤成30°～45°角，针尖抵达动脉可见针芯内有鲜红血液，将套管针放平减小其与皮肤夹角后，继续进针约2mm，使外套管也进入动脉，此时一手固定针芯，另一手捻转推进外套管，在无阻力的情况下可将外套管置入动脉腔内。然后拔出针芯，外套管连接压力监测装置，多为压力换能器，进行动脉压力及波形监测分析。小儿、肥胖或穿刺困难者用超声引导穿刺置管。

4.注意事项　①有创直接血压测压较无创测压高5～20mmHg。②必须预先定标零点：将换能器接通大气，使压力基线定位于零点。③压力换能器应平齐于第4肋间腋中线心脏水平，低或高均可造成压力误差。④压力换能器和放大器的频率应为0～100Hz，测压系统的谐频率和阻尼系数为0.5～0.7。阻尼过高增加收缩压读数，同时使舒张压读数降低，而平均动脉压变化较小。仪器需定时检修和校对，确保测压准确性和可靠性。⑤测压径路需保持通畅，不能有任何气泡或凝血块。经常用肝素盐水冲洗，冲洗时压力曲线应为垂直上下，提示径路畅通无阻。⑥测压装置的延长管不宜长于100cm，直径应大于0.3cm，质地需较硬，以防压力衰减，同时应固定好换能器和管道。⑦注意观察：一旦发现血栓形成和远端肢体缺血时，必须立即拔除测压导管。

5.临床意义　动脉血压反映心脏后负荷、心肌氧耗、做功及脏器和周围组织血流灌注，是判断循环功能的重要指标。组织灌注除了取决于血压外，还与周围血管阻力有关。若周围血管收缩，阻力增高，虽血压不低，但组织血流灌注仍然不足。不宜单纯追求较高血压。

(1)正常值：随年龄、性别、精神状态、活动情况和体位姿势而变化。

(2)动脉血压组成成分：①收缩压（SBP）：代表心肌收缩力和心输出量，主要特性是克服脏器临界关闭血压,以维持脏器血流供应。SBP<90mmHg 为低血压;<70mmHg 脏器血流减少;<50mmHg 窦房结灌注减少,易发生心搏骤停。②舒张压(DBP):与冠状动脉血流有关,冠状动脉灌注压(CPP)=DBP-PCWP。③脉压:脉压=SBP-DBP,正常值为 30～40mmHg,代表每搏量和血容量。④平均动脉压(MAP):是心动周期的平均血压,MAP=DBP+1/3(SBP-DBP)。

(3)有创血压监测的价值:①提供正确、可靠和连续的动脉血压数据。②可进行动脉压波形分析,粗略估计循环状态。③便于抽取动脉血进行血气分析。

6.创伤性测压的并发症

(1)血栓形成与动脉栓塞:血栓形成率为 20%～50%,手部缺血坏死率<1%。其原因有:①置管时间过长。②导管过粗或质量差。③穿刺技术不熟练或血肿形成。④重症休克和低心输出量综合征。⑤动脉栓塞发生率桡动脉为 17%,颞动脉和足背动脉发生率较低。防治方法:①用超声测定尺动脉血流。②注意无菌操作。③减少动脉损伤。④经常用肝素稀释液冲洗。⑤多发动脉病变患者,术前应关注病变血管的位置,选择无血管病变的肢体进行动脉压监测,包括无创和有创。避免选择病变侧血管进行动脉压测量,影响血压监测的准确性。⑥发现末梢循环欠佳时,应停止测压,并拔除动脉导管,必要时可急诊手术取出血块等。现采用一次性压力换能器,带有动脉管路持续冲洗功能,安全性已大大提高。

(2)动脉空气栓塞:严防动脉空气栓塞,换能器和管道必须充满肝素盐水,排尽空气,应选用袋装盐水,外围用气袋加压冲洗装置。

(3)渗血、出血和血肿。

(4)局部或全身感染:严格无菌技术,置管时间最长 1 周,如需继续应更换测压部位。

近年来,动脉压的变异在动态反映容量反应性方面的意义逐渐得到越来越多的认识。收缩压变异性(SPV)和脉压变异性(PPV)以及其他相关测定可预测机械通气患者的心脏前负荷及患者对容量治疗的反应性。SPV 及 PPV 作为动态反映指标更有临床参考价值。目前此类方法仅在机械通气患者中得到证实,在临床的应用还缺少确切的阈值和统一的技术标准。

三、中心静脉压

中心静脉压(CVP)指胸腔内上腔和下腔静脉即将进入右心房的位置测得的右心房内的压力,主要反映右心室前负荷,其高低与血容量、静脉张力和右心功能有关,需采取中心静脉穿刺置管的方法进行测量。

(一)适应证和禁忌证

1.适应证 严重创伤、休克及急性循环衰竭的危重患者;需长期输液、全胃肠外营养治疗或需接受大量快速输血补液的患者;心血管代偿功能不全的患者行危险性较大的手术或预期术中有血流动力学显著变化的患者;经导管安置临时起搏器。

2.禁忌证 穿刺部位感染;上腔静脉综合征,不能行上肢静脉或颈内静脉穿刺置管;近期安装过起搏器的患者慎用;凝血功能障碍患者为相对禁忌证。

（二）穿刺置管方法

中心静脉导管插入到上、下腔静脉与右房交界处，常用的方法是采用经皮穿刺技术，将特制的导管通过颈内静脉、锁骨下静脉或股静脉插入至上述部位。

1.颈内静脉穿刺置管　右颈内静脉是最常选用的穿刺部位，因右颈内静脉与右头臂静脉的角度较平直，导管易于进入，到右心房入口最近。左颈内静脉后方有胸导管，易损伤，因此一般不作首选。

（1）穿刺方法：颈内静脉从颅底颈静脉孔内穿出，颈内静脉、颈动脉与迷走神经包裹在颈动脉鞘内，静脉位于颈内动脉后侧，然后在颈内与颈总动脉的后外侧下行。当进入颈动脉三角时，颈内静脉位于颈总动脉的外侧稍偏前方，胸锁乳突肌锁骨头下方位于稍内侧。右颈内静脉穿刺径路分前侧、中间和后侧，而以中间径路为首选。即在颈动脉三角顶点穿刺进针，必要时让患者抬头，使三角显露清楚，于胸锁乳突肌锁骨头内侧缘，向同侧乳头方向穿刺。通常先用细针试探颈内静脉，待定位无误，再改用14～18G针，当回抽确认为静脉血后，置入导引钢丝，再将专用静脉导管沿钢丝插入颈内静脉，并将静脉内导管与测压装置连接进行CVP监测。

（2）优缺点：①优点：技术熟练穿刺易成功，在重危患者静脉可快速输血、补液和给药，导管位于中心循环，药物起效快，并可测量CVP；并发症少，较安全，出现血肿可以做局部压迫，穿破胸膜机会少；一侧失败可经对侧再穿刺；可经导管鞘插入漂浮导管。②缺点：颈内静脉插管后颈部活动受限，固定不方便。

（3）注意事项：①操作前需签署知情同意书。②判断导管插入上、下腔静脉或右房，绝非误入动脉或软组织内。③将换能器或玻璃管零点置于第4肋间腋中线水平（右心房水平）。④确保静脉内导管和测压管道系统内畅通，无凝血、空气，管道无扭曲等。⑤严格遵守无菌操作。⑥操作完成后常规听诊双侧呼吸音，怀疑气胸者及ICU患者需拍摄胸片。⑦穿刺困难时，可能有解剖变异，应用超声引导，提高成功率和减少并发症。

2.锁骨下静脉穿刺置管　锁骨下静脉是中心静脉穿刺的重要部位。尤其适用于紧急容量治疗、需要长期经静脉治疗或透析，而不是短时间内监测。

（1）穿刺方法：锁骨下静脉是腋静脉的延续，起于第一肋骨外侧缘，于前斜角肌的前方，在锁骨下内1/3及第一肋骨上行走，在前斜角肌内缘与胸锁关节后方，与颈内静脉汇合，右侧形成右头臂静脉，左侧形成左头臂静脉。穿刺置管操作时患者轻度头低位，双臂内收，头稍偏向对侧。在两肩胛骨之间放置一个小卷，以完全显露锁骨下区域。常规消毒铺巾，穿刺点用1%利多卡因行局麻。在锁骨中、内1/3段交界处下方1cm处定点，右手持针，保持注射器和穿刺针与额面平行，左手示指放在胸骨上切迹处定向，穿刺针指向内侧稍上方，紧贴在锁骨后，对准胸骨上切迹进针，进针深度一般为3～5cm。如果第一次没有探到，将针退出，调整针方向，略偏向头侧，使针紧贴锁骨背侧面继续穿刺，避免增加穿刺针向下的成角。穿刺针进入静脉后，即可抽到回血，旋转针头，斜面朝向尾侧，以便导管顺利地转弯，通过头臂静脉进入上腔静脉。其他操作步骤与颈内静脉穿刺插管相同。

（2）优缺点：①优点：相对颈内静脉和股静脉，其感染率较低；头颈部活动受限的患者容易操作，增加舒适度，特别适用于需要长期留置导管者。②缺点：并发症较多，易穿破胸膜，出血和血肿不易压迫止血。

3.股静脉 股静脉是下肢最大静脉,位于腹股沟韧带下股动脉内侧,外侧为股神经。在无法行颈静脉和锁骨下静脉穿刺的情况下,如烧伤、外伤或者手术区域位于头颈部、上胸部等,可行股静脉穿刺。

(1)穿刺方法:穿刺置管时选择穿刺点在腹股沟韧带下方2~3cm,股动脉搏动的内侧1cm,针与皮肤成45°角,如臀部垫高,则穿刺针与皮肤成30°角。也可选择低位股静脉穿刺,穿刺点在腹股沟韧带下10cm左右,针尖对向股动脉搏动内侧穿刺,便于消毒隔离和固定,注药护理方便,值得推荐使用。股静脉置管既可在心电监护或荧光镜引导下将长的导管(40~70cm)置入到下腔静脉接近心房的位置,也可将一根较短的导管(15~20cm)置入到髂总静脉。

(2)优缺点:①优点:即使是肢动脉搏动微弱或摸不到的情况下也易穿刺成功,迅速建立输液径路。股静脉穿刺可以避免很多中心静脉穿刺常见的并发症,特别是气胸,但是会有股动脉损伤甚至更罕见的股神经损伤的风险。②缺点:易发生感染,下肢静脉血栓形成的发生率也高,不宜用于长时间置管或高营养治疗。还可能有血管损伤从而引起腹腔内或腹膜后血肿。另外,股静脉置管会影响患者恢复期下床活动。

(三)中心静脉压的监测

用一直径0.8~1.0cm的玻璃管和刻有cmH$_2$O的标尺一起固定在盐水架上,接上三通开关,连接管内充满液体,排除空气泡,一端与输液器相连,另一端接中心静脉穿刺导管,标尺零点对准腋中线右心房水平,阻断输液器一端,即可测得CVP。这种测量CVP装置可自行制作,操作简易,结果准确可靠。有条件的单位也可用心血管系统监护仪,通过换能器、放大器和显示仪,显示和记录数据、波形。

CVP部分反映血容量与静脉系统容积的相称性,还可反映右心室的功能性容积。因此临床上监测CVP用于评估血容量和右心功能。清醒患者自主呼吸时,CVP的正常值在1~7mmHg,临床上应动态观察CVP的变化,同时结合动脉血压综合判断。CVP降低表示心肌收缩力增强,回心血量降低或血容量降低。如CVP降低同时血压升高,血管阻力不变,考虑是心肌收缩力增强;如血压降低则考虑血容量不足或回心血量减少。CVP升高表示心肌收缩力降低,回心血量增加或血容量增加。

(四)中心静脉穿刺置管注意事项

(1)判断导管插入上、下腔静脉或右房,绝非误入动脉或软组织内。

(2)导管尖端须位于右心房或近右心房的上下腔静脉,确保静脉内导管和测压管道系统内畅通,无凝血、空气,管道无扭曲等。若导管扭曲或进入异位血管,测压则不准。

(3)因CVP仅为数厘米水柱,零点发生偏差将显著影响测定值的准确性,测压标准零点应位于右心房中部水平线,仰卧位时基本相当于第四肋间腋中线水平,侧卧位时位于胸骨右缘第四肋间水平。

(4)严格遵守无菌操作。

(5)操作完成后常规听诊双侧呼吸音,怀疑气胸者及ICU患者摄胸片。

(6)穿刺困难时,可能有解剖变异,应用超声引导可提高成功率和减少并发症。

(五)临床意义

1.正常值 CVP的正常值为5~12cmH$_2$O,CVP<5cmH$_2$O提示心腔充盈欠佳或血容量

不足,CVP>15～20cmH$_2$O 提示右心功能不全或容量超负荷。临床上应动态地观察 CVP 的变化,同时结合动脉血压等综合判断。CVP 不能反映左心功能,LAP 和 CVP 的相关性较差。

2.影响 CVP 的因素 ①病理因素:CVP 升高见于右心衰竭、心房颤动、肺梗死、支气管痉挛、输血补液过量、纵隔压迫、张力性气胸及血胸、慢性肺部疾患、心脏压塞、缩窄性心包炎、腹内压增高等。CVP 降低的原因有低血容量及周围血管扩张,如神经性和过敏性休克等。②神经体液因素:交感神经兴奋,儿茶酚胺、抗利尿激素、肾素和醛固酮等分泌增加,血管张力增加,使 CVP 升高。相反,扩血管活性物质,使血管张力减小,血容量相对不足,CVP 降低。③药物因素:快速输液,应用去甲肾上腺素等血管收缩药,CVP 明显升高;用扩血管药或心功能不全患者用强心药后,CVP 下降。④其他因素:缺氧和肺血管收缩,患者挣扎和骚动,气管插管和切开,正压通气时胸膜腔内压增加,腹腔手术和压迫等均使 CVP 升高,麻醉过深或椎管内麻醉时血管扩张,CVP 降低。

(六)中心静脉置管的并发症

中心静脉置管的并发症包括机械性损伤、血栓形成和感染等。

1.机械并发症 主要包括血管损伤、心律失常、血气胸、神经损伤、心脏穿孔等,其中最为常见的是意外穿刺动脉。

(1)意外穿刺动脉:颈内静脉穿刺时,穿刺点和进针方向偏内侧时易穿破颈动脉,进针太深可能穿破颈横动脉、椎动脉或锁骨下动脉,在颈部可形成血肿,凝血机制不好或肝素化后的患者更易发生,如两侧穿刺形成血肿可压迫气管,造成呼吸困难,故应尽量避免穿破颈动脉等。穿刺时可摸到颈动脉,并向内推开,穿刺针在其外侧进针,并不应太深,一旦发生血肿,应作局部压迫,不要急于再穿刺。锁骨下动脉穿破可形成纵隔血肿、血胸或心脏压塞等,所以需按解剖关系准确定位,穿刺针与额状面的角度不可太大,力求避免损伤动脉。

(2)心律失常:为常见并发症,主要原因为钢丝或导管刺激引起。应避免钢丝或导管插入过深,并防止体位变化所致导管移动,操作过程应持续监测 ECG,发生心律失常时可将导管退出 1～2cm。

(3)血气胸:主要发生在锁骨下静脉穿刺时,国外文献报道气胸发生率为 1‰ 左右,国内也有报告。因胸膜圆顶突起超过第一肋水平以上 1cm,该处与锁骨下静脉和颈内静脉交界处相距仅 5mm,穿刺过深或穿刺针与皮肤角太大较易损伤胸膜。所以操作时要倍加小心,有怀疑时听诊两侧呼吸音,早期发现,并及时应用胸腔引流和输血补液等措施,以免生命危险。为了减少气胸和血胸发生,应注意以下事项:没有经验者必须在有经验的上级医师的指导行下锁骨下静脉穿刺;慢阻肺(COPD)或肺大疱或机械通气使用较高 PEEP 的患者穿刺过程中应注意避免进针过深;在穿刺过程中应吸氧,如发生呼吸困难,必须停止操作,并检查原因。

(4)神经和淋巴管损伤:中心静脉穿刺置管也能造成神经损伤,包括臂丛神经、膈神经、颈交感干、喉返神经和迷走神经等。此外,也可能导致慢性疼痛综合征。损伤胸导管可并发乳糜胸。

(5)血管和心脏穿孔:中心静脉置管并发症中最致命的是急性心脏压塞,其原因包括心包内上腔静脉、右心房或右心室穿孔导致心包积血,或静脉补液误入心包内。导管造成心脏穿孔从而引起急性心脏压塞时,起病急骤,发展迅速。因此,放置中心静脉导管的患者出现严重低血压时,应该高度怀疑是否出现心脏压塞。该并发症的临床表现一般出现较迟(穿刺后1～5天),这说明与穿刺操作本身相比,中心静脉导管的留置使用与该并发症的发生更有关系。心脏穿孔的原因可能为:导管太硬而插入过深;穿刺导管被针尖切割而损坏,边缘锐利;心脏收缩时,心脏壁与导管摩擦;心脏原有病变,心腔壁薄脆。预防方法包括:导管顶端位于上腔静脉与右心房交界处,不宜太深;妥善固定导管,尽量不使其移位;导管不可太硬,用硅化聚乙烯导管者未见并发心脏穿孔。

2.栓塞性并发症

(1)血栓形成和栓塞:与导管相关的血栓并发症发生率与导管置入的位置相关,股静脉明显高于锁骨下静脉。中心静脉导管置入右心房则更易引起血栓,这可能与导管对心内膜的机械刺激有关。血栓形成与长期置管和高营养疗法有关,应注意液体持续滴注和定期用肝素生理盐水冲洗。

(2)气栓:中心静脉在吸气时可能形成负压,穿刺过程中更换输液器、导管或接头脱开时,尤其是头高半卧位时,容易发生气栓。预防方法是穿刺和更换输液器时应取头低位,避免深呼吸和咳嗽,导管接头脱开后应立即接上或暂时堵住,穿刺置管时应尽可能避免中心静脉与空气相通。

3.感染性并发症 是中心静脉穿刺置管后较晚期最常见的并发症,包括局部感染和血源性感染,后者会明显增加住院费用和死亡率。

防止感染的首要条件是严格执行无菌操作。如需长时间放置中心静脉导管,最好选择锁骨下静脉,双腔导管比单腔导管发生感染的风险更大。

导管的材质及表面涂层也影响感染的发生率,肝素涂层的中心静脉导管可以减少与导管相关的血栓和感染的发生。抗微生物的药物如氯己定和磺胺嘧啶银或米诺环素和利福平涂层的导管可减少细菌定植率以及血源性感染的发生。中心静脉导管放置时间越短越好,并每天加强护理,一般1～2周应更换导管,如有发热必须拔除。

四、肺动脉压及肺动脉楔压监测

经皮穿刺置入肺动脉Swan-Ganz漂浮导管,可测量右房压、右室压、肺动脉压及肺动脉楔压,用以评估左心室功能、肺循环状态、估计疾病进程以及诊断治疗心律失常等。在临床应用于心脏病等危重患者或心血管手术。

(一)适应证和禁忌证

由于肺动脉导管的置入可能引起并发症并给患者带来较大危险,因此应充分衡量肺动脉漂浮导管在诊断和治疗中的益处与其并发症带来的危险之后谨慎应用,适应证见表4-1。

表4-1 肺动脉导管监测适应证

1.左心功能不全[EF<40%或CI<2.0L/(min·m²)]
2.心源性、低血容量、感染性休克或多脏器功能衰竭
3.近期心肌梗死或不稳定性心绞痛

4.心脏大血管手术估计伴大出血或大量体液丧失

5.右心衰、肺高压、严重腹水和慢性阻塞性肺疾患

6.血流动力学不稳定需用强心药或 IABP 维持

7.主动脉手术需钳闭主动脉者

禁忌证:对于三尖瓣或肺动脉瓣狭窄、右心房或右心室内肿块、法洛氏四联症等病例一般不宜使用。严重心律失常、凝血功能障碍、近期置起搏导管患者常作为相对禁忌证。根据病情需要和设备及技术力量,权衡利弊决定取舍。

(二)肺动脉导管置入方法

右颈内静脉是置入漂浮导管的最佳途径,导管可直达右心房,从皮肤到右心房的距离最短,操作方法易于掌握,并发症少。当颈内静脉穿刺成功后,将特制的导引钢丝插入,沿钢丝将导管鞘和静脉扩张器插入静脉,然后拔除钢丝和静脉扩张器,经导管鞘将肺动脉导管插入右心房,气囊部分充气后继续推进导管,导管通过三尖瓣进入右心室后,压力突然升高,下降支又迅速回到零点,出现典型的平方根形右室压力波形,舒张压较低。此时,使气囊完全充气,穿过肺动脉瓣进入肺动脉,最后到达嵌入位置。上述每个位置的特征性波形可用于确定导管的位置和正确走向。最佳嵌入位置在左心房水平的肺动脉第一分支,导管已达满意嵌入部位的标准是:①冲洗导管后,呈现典型的肺动脉压力波形。②气囊充气后出现 PAWP 波形,放气后又再现 PAP 波形。③PAWP 低于或等于肺动脉舒张压。

(三)肺动脉导管监测的临床意义

通过肺动脉导管可监测一系列血流动力学参数,包括肺动脉压(PAP)、PAWP、混合静脉血氧饱和度(SVO_2)和心输出量(CO)。

1.肺动脉压　肺动脉压波形与动脉收缩压波形相似,但波幅较小,反映右心室后负荷及肺血管阻力的大小。正常肺动脉收缩压为 15～30mmHg,肺动脉舒张压为 5～12mmHg。肺动脉平均压超过 25mmHg 时为肺动脉高压症。肺动脉压降低常见于低血容量,肺动脉压升高多见于 COPD、原发性肺动脉高压、心肺复苏后、心内分流等。缺氧、高碳酸血症、ARDS、肺栓塞等可引起肺血管阻力增加而导致肺动脉压升高。左心功能衰竭、输液超负荷可引起肺动脉压升高,但肺血管阻力并不增加。

2.肺动脉楔压　气囊充气后,阻断肺小动脉内前向血流,导管远端感传的是肺小动脉更远处肺毛细血管和静脉系统的压力,此时测得的肺小动脉远处的压力称为肺动脉楔压,反映左房和左心室舒张末压。肺动脉楔压正常值为 5～12mmHg,呼气末这个值近似于左房压,和左心室舒张末容积相关,常反映肺循环状态和左心室功能;可鉴别心源性或肺源性肺水肿,判定血管活性药物的治疗效果,诊断低血容量以及判断液体治疗效果等。

3.心输出量　利用温度稀释法可经肺动脉导管进行心输出量的测定。将 10mL 凉盐水从导管的中心静脉端快速匀速注入,肺动脉导管开口附近的热敏电阻将检测到温度变化,通过记录温度-时间稀释曲线并分析后可测得心输出量。心输出量正常范围 4～8L·min^{-1},心指数 2.4～4.0L·min^{-1}·m^{-2}。输出量大小受心肌收缩力、心脏的前负荷、后负荷及心率等因素

影响。

4.混合静脉血氧饱和度(SvO_2) 通过肺动脉导管测定肺动脉血中的氧饱和度为SvO_2,可反映组织氧供给和摄取关系。SvO_2与心输出量的变化密切相关,吸空气时SvO_2正常值为75％。在脓毒血症、创伤和长时间手术等情况下,组织摄氧的能力下降,仅根据SvO_2很难对病情做出正确判断。

(四)肺动脉置管常见并发症

包括心律失常、气囊破裂、肺栓塞、肺动脉破裂和出血以及导管打结。

五、心输出量监测

心输出量(CO)是反映心脏泵功能的重要指标。可判断心力衰竭和低排综合征,评估患者预后。根据Startling曲线,临床上能指导输血、补液和心血管药物治疗。

(一)监测方法

1.有创心输出量监测方法

(1)Fick法:Fick于1870年首先提出由于肺循环与体循环的血流量相等,故测定单位时间内流经肺循环的血量可确定心输出量。当某种物质注入流动液体后的分布等于流速乘以物质近端与远端的浓度差。直接Fick法是用氧耗量和动、静脉氧含量差来计算CO的,具体公式为:

$$CO = \frac{VO_2}{CaO - CvO_2}$$

其中VO_2为氧耗量,CvO_2为混合静脉血氧含量,CaO_2为动脉血氧含量。直接Fick法测定CO需要设备测定氧耗量,同时通过肺动脉导管采集混合静脉血测定CvO_2,采集动脉血测定CaO_2。

直接Fick法被认为是CO监测的金标准。在实际应用中,直接Fick法也有一定的误差。如导管尖端的位置不当,或者是存在左向右分流时肺动脉采血的氧含量不能完全代替实际的混合静脉血氧含量。机体正常情况下有一部分静脉血流绕过肺泡经支气管静脉和心内最小静脉直接流入左心室与体循环(即右向左分流)。这部分血流占CO的20％。故肺循环血量不能完全代替体循环血量。研究表明采用这种方法测出的CO,平均误差范围为2.6％~8.5％。

(2)温度稀释法:利用肺动脉导管,通过注射冷生理盐水导致的温差及传导时间计算CO的方法为温度稀释法,是常用的有创心血管功能监测方法。

①温度稀释法:利用Swan-Ganz导管施行温度稀释法测量心输出量(CO),是创伤性心血管功能监测方法,结果准确可靠,操作简便,并发症少。适用于心血管和急诊危重的患者。测量时,将2~10℃冷生理盐水作为指示剂,经Swan-Ganz导管注入右心房,随血流进入肺动脉,由温度探头和导管前端热敏电阻分别测出指示剂在右心房和肺动脉的温差及传导时间,经心输出量计算机描记时间温度曲线的面积,自动计算心输出量,并显示和记录其数字及波形。注射应尽可能快速和均匀,理想速度为10mL/4~5s(2mL/s)。连续注射和测量3次,取平均值。

②连续温度稀释法:采用物理加温作为指示剂来测定心输出量,可以连续监测CO。连续

温度稀释法采用与 Swan-Ganz 导管相似的导管(CCOmbo)置于肺动脉内,在心房及心室这一段(10cm)有一加温系统,可使周围血液温度升高,然后由热敏电阻测定血液温度变化,加热是间断进行的,每 30 秒一次,故可获得温度-时间曲线来测定心输出量。开机后 3～5 分钟即可报出心输出量,以后每 30 秒报出以前所采集的 3～6 分钟的平均数据,连续性监测。该仪器不需定标,加温系统是反馈自控的,温度恒定,导管加温部位表面温度为 44℃,功率为 7.5W,仅有一薄层血液与之接触,至热敏电阻处血液温度仅高于体温 0.05℃(这微小温差在常规热敏电阻是无法测出)。血液和心内膜长时间暴露在 44℃ 未发现有任何问题。目前导管增加了混合静脉血氧饱和度(SvO_2)测定。

(3)脉搏轮廓分析连续心输出量测定(PiCCO):采用成熟的温度稀释法测量单次心输出量(CO),并通过分析动脉压力波型曲线下面积与 CO 存在的相关关系,获取连续 CO。PiCCO 技术从中心静脉导管注射室温水或冰水,在大动脉(通常是主动脉)内测量温度-时间变化曲线,因而可测量全心的相关参数;更为重要的是其所测量的全心舒张末期容积(GEDV)、胸腔内血容积(ITBV)能充分反映心脏前负荷的变化,避免了以往以中心静脉压(CVP)、肺动脉阻塞压(PAOP)等压力代容积的缺陷。根据温度稀释法可受肺间质液体量(即血管外肺水,EVLW)影响的特点(染料稀释法则无此特点),目前应用单指示剂(热稀释)法还可测量 EVLW,即 EVLW=胸腔总热容积(ITTV)−ITBV。

PiCCO 技术测量参数包括:AP、SVR、GEDV、ITBV、不间断容量反应(SVV,PPV)、全心射血分数(GEF)、心功能指数(CFI)、EVLW、肺血管通透性指数(PVPI)。PiCCO 技术还有以下优点:①损伤小,只需建立一中心静脉导管和动脉通路,不需要使用右心导管,更适合儿科患者;②各类参数更直观,不需要加以推测解释(如右心导管测量的 PCWP 等);③可实时测量 CO,使治疗更及时;④导管放置过程简便,不需要行胸部 X 线定位,容易确定血管容积基线,避免了仅凭 X 线胸片判断是否存在肺水肿引起的争论;⑤使用简便,结果受人为干扰因素少;导管留置可达 10 天,有备用电池便于患者转运。PiCCO 技术禁用于股动脉移植和穿刺部位严重烧伤的患者。对存在心内分流、主动脉瘤、主动脉狭窄者及肺叶切除和体外循环等手术易出现测量偏差。当中心静脉导管置入股静脉时,测量 CO 过高偏差 75mL/min,应予以注意。

2.无创或微创心输出量监测法

(1)生物阻抗法心输出量监测(TEB):TEB 是利用心动周期中胸部电阻抗的变化来测定左心室收缩时间并通过计算获得心搏量;TEB 操作简单、费用低并能动态连续观察 CO 的变化趋势。但由于其抗干扰能力差,尤其是不能鉴别异常结果是由于患者的病情变化引起,还是由于仪器本身的因素所致,另外计算 CO 时忽略了肺水和外周阻力的变化,因此,在危重病和脓毒症患者与有创监测 CO 相关性较差,在一定程度上限制了其在临床上的广泛使用。心阻抗血流图 Sramek 改良了 Kubicek 公式,应用 8 只电极分别安置在颈根部和剑突水平,根据生物电阻抗原理,测量胸部电阻抗变化,通过微处理机自动计算 CO。

(2)食管超声心动图(TEE):TEE 监测参数包括:①每搏量(SV)=舒张末期容量(EDV)−收缩末期容量(ESV)。②左室周径向心缩短速率(VCF),正常值为每秒 0.92 ± 0.15 周径。③左室射血分数(EF)。④舒张末期面积(EDA),估计心脏前负荷。⑤根据局部心室壁运动异常,包括不协调运动、收缩无力、无收缩、收缩异常及室壁瘤,监测心肌缺血。TEE 监测心肌缺血较 ECG 和肺动脉压敏感,变化出现较早。

(3)动脉脉搏波形法连续心输出量监测:通过外周动脉置管监测患者动脉波形,并根据患者的年龄、性别、身高及体重等信息计算得出每搏量(SV)。通过 SV×心率得出心输出量。以 FloTrac 为例,SV 与动脉压的标准差成正比,血管顺应性和血管阻力对 SV 的影响合成一个变量)χ(搏动性,pulsatility),即 SV=动脉压力标准差(SDAP)×搏动性。动脉压以 100Hz 的频率来取样,其标准差每 20 秒更新一次。)χ 通过主动脉顺应性、平均动脉压、压力波形的偏度和峰度及体表面积各参数的多元回归方程推算,不需要定标。血管张力是决定每搏输出量与动脉压力之间关系的主要决定因素。

动脉脉搏波形分析法测定心输出量中,还可以显示每搏量变异性(SVV),而 SVV 则是通过(SVmax−SVmin)/SVmean 计算;每搏量变异性(SVV)的分析,如机械通气时,有助于对患者进行目标导向的液体治疗。主动脉阻抗的个体差异可能导致心输出量计算的不准确性。动脉压力波形的假象或变更,如动脉瓣膜疾病、运用主动脉球囊反搏装置或体循环血管阻力大量减小,都可能影响心输出量测定的准确性。

初期的临床研究表明该方法与温度稀释法有较好的一致性,但该方法仅限于机械通气且无明显肺内分流的患者,临床应用有较大局限性。

(二)临床意义

1.血流动力学指标计算法 2.判断心脏功能 ①诊断心力衰竭和低心输出量综合征,估计病情预后。②绘制心功能曲线,分析 CI 和 PAWP 的关系,指导输血、补液和心血管治疗。

第四节 脑血流监测

一、脑血流与脑血流量监测

(一)脑血流生理基础

1.脑血流量

(1)CBF 750~1000mL/min,占心排出量的 15%~20%。

(2)CBF 的分布并不均匀,平均为 54(45~60)mL/(100g·min)。灰质的血流量较白质高。在静止状态下,脑灰质的血流量为(76±10)mL/(100g·min),而白质仅为(20±4)mL/(100g·min)。灰质中又以大脑皮质的血流量最高,平均约 80mL/(100g·min)。而脑皮质的血流量又以中央区或中央前后回最高,为(138±12)mL/(100g·min)。

2.脑缺血时脑血流量的阈值 临界 CBF 的概念是以丧失脑电和代谢功能为界。

(1)脑电活动衰竭的 CBF 阈值一般认为是在 16~17mL/(100g·min)。CBF 大于 24mL/(100g·min)时,人脑无 EEG 缺血表现。

(2)脑水肿形成的 CBF 阈值在 20mL/(100g·min)。

3.脑血流的调节 脑血流(CBF)主要取决于脑灌注压(CPP)和脑血管阻力(CVR),其关系公式如下:

CBF＝CPP/CVR

CPP＝平均动脉压－平均颅内压

脑灌注压增高超过正常 30%～40%，或降低 30%～50%，CBF 可保持不变。也就是说平均动脉压在 8～20kPa(60～150mmHg)范围内 CBF 依靠其自身的自动调节机制而维持稳定。超过此范围，CBF 将被动地随脑灌注压而变化。

(二)脑血流的测定方法

1.热扩散脑血流量监测

(1)基于热量在组织中的扩散率主要取决于组织的热传导特性和该区域血流量的原理，设计了热扩散检测脑血流的方法。因为组织的热传导特性是不变的，因此热扩散的变化能够反映血流量的变化，并且能有 CBF 的常规单位 mL/(100g·min)定量表示。

(2)探针由一个薄壁导管两侧分别加上 1 个电热调节器组成，两个电热调节器之间的间距为 5mm。将点击定位于皮质。近端或负极电热调节器主要测量大脑温度，而远端或正极电热调节器设定的温度要比近端电热调节器测得温度高 2℃。这一维持 2℃温差所需的能量与脑血流量直接相关。

(3)该技术的灵敏性在高碳酸血症、过度换气和心搏骤停的绵羊模型中得到很好的证实，可以测定大范围的脑血流值。但临床实际过程中，探针位置有时会移动，需要定期进行校准。为避免电极过热引起的脑损伤，因此将电热调节器测量大脑温度达到 39.1℃，就自动停止工作。因为发热在脑部疾病中常见，因此该技术不能在发热条件下工作将大大限制其临床应用。

2.脑组织氧分压监测　脑组氧分压监测最早由 Clark 提出，其原理是利用一种对氧分子敏感的点击来测定局部脑组织的氧分压。氧分子通过可穿透性膜扩散至电解质溶液中，产生的电流和氧分压呈正相关关系。目前可用的电极能长时间持续稳定地记录信号。此种氧分压电极也放置在大脑皮层下白质。

3.阻抗法　阻抗血流图用来测量 CBF 是根据组织内的血液对电的阻抗最小，血供多少可增加或减少组织阻抗。但是阻抗血流图主要反映的是脑血容量的变化，只能在较少程度上反映血流率，不能定量估价 CBF。

4.核素清除法

(1)静脉内注射或吸入核素[133]Xe，通过头部闪烁探测器测定放射性示踪剂从组织中的清除率，得出时间-放射性强度变化曲线，即清除曲线。[133]Xe 的清除直接取决于 CBF，可根据曲线计算求出 CBF。根据探测器的数目，这种方法能提供 4cm 的空间分辨率，对于正常脑组织，可以根据血管早期流出的放射性强度推算出不同深度的血流变化，其往往代表大脑皮层灰质的高灌注区域，而血管后期流出的放射性则来源于深层皮质的低灌注区。需要同时测定呼出气 133Xe 曲线，因此用于肺部疾患患者会产生误差。

(2)由于探测系统的固定所限，上述方法只能得到两个象限(即平面的)局部脑血流的分布图形。采用先进的单光子发射计算机断层扫描(SPECT，简称 ECT)，利用电子计算机辅助的旋转型探测系统，可以测得许多断层图像上的 rCBF。

(3)这种方法的缺点是患者要暴露于放射性元素，且还需要一些很笨重的探测器设备，所以有可能会干扰一些颅内手术进行。只能测定某个时间段内脑血流量而不能连续监测。

5.颈静脉球氧饱和度

(1)通过检测流出脏器的混合静脉血的氧饱和度能推算出脏器的摄氧量。就大脑而言,测定颈静脉球氧饱和度能够推测大脑氧摄取度,推算脑部氧供需之间的变化。

(2)为了监测颈静脉球静脉血氧饱和度,将纤维光学导管逆行放置在颈内静脉球部。纤维光学束能够发射近红外光源,然后记录反射回导管的光源,这种技术成为"反射式血氧计测量法"。该技术关键是将纤维光学导管放置在颈静脉球体顶端,这样才能最大限度地降低颅外静脉血混合。大脑局灶部位发生的血液灌注不足可能不会使颈静脉球血氧饱和度低至正常范围的55%~75%。因为颈静脉球血氧饱和度代表整个大脑氧供需之间的平衡。

二、经颅多普勒超声技术

经颅多普勒超声(TCD)是将脉冲多普勒技术与低发射频率相结合,从而使超声波能够穿透颅骨较薄的部位进入颅内,进行颅内动脉血流参数测定。其特点是可以无创伤、连续、动态地监测脑血流动力学,为临床监测脑血流提供了简便易行的方法。TCD通过颞窗可连续监测大脑中动脉、大脑前动脉、前交通动脉以及大脑后动脉和后交通动脉等血流变化。还能经枕骨大孔、眼睑闭合处和靠近下颌角的位置进行基底动脉、眼动脉和颈内动脉的超声检测。TCD一个重要局限性来源于大部分检测需要通过颞骨完成,10%~20%的患者可能会因为颞骨的厚度影响完全扫描。

(一)TCD脑血流速与脑血流量的关系

TCD所测得脑血流速(常用Vmean)能反映CBF变化的许多生理特性,如反映CBF的局部变化、CBF的自动调节及CBF对CO_2的反应性等。

1.Vmean与局部脑血流量　TCD通过测定每一条脑动脉的变化来观察局部脑灌注情况。Vmean不代表平均流量,它是峰血流速度的平均值,即频谱外层曲线或血管中心的最大血流速度的均值。

2.Vmean与脑血流自动调节

(1)脑血流自动调节能力保证平均动脉压(MAP)在一个很大范围内变动(8~20kPa)而CBF保持不变。此自动调节机制在一定程度上也可在Vmean上反映出来。当MAP下降不低于11kPa(83mmHg)时,Vmean可保持不变。Vmean随MAP的降低而下降是发生在CBF受到影响之前。一旦出现先兆晕厥,Vmean已降低50%,此时CBF将<20mL/(100g·min),EEG出现病理性改变提示脑缺血。

(2)颈动脉内膜切除术后,由于突然解除颈动脉的严重狭窄,可导致脑自动调节丧失。CBF测定和TCD都证实脑灌注过度。CBF自动调节能力的重建约要1~2周以后。

3.Vmean与脑血流的CO_2反应性

(1)CO_2是强力的脑血管床扩张剂,但对直径>1mm的脑血管相对无反应。$PaCO_2$从2.6kPa~8kPa,CBF的反应基本是线性的。

(2)运动试验时,$PaCO_2$不变,大脑中动脉和前动脉Vmean的升高是稳定的,过度通气$PaCO_2$下降时,Vmean将减少。

（3）颈动脉严重狭窄侧支循环不好的患者，Vmean 对 CO_2 的反应性显著降低，甚至同侧 Vmean 可成为负反应；侧支循环满意的患者，保留对称的 CO_2 反应性。

（二）TCD 脑血流监测在围手术期的应用

1.颈动脉内膜切除术

（1）TCD 监测除术前有助于病变的定位诊断，确定狭窄的程度、范围和侧支循环状况外，主要监测术中暂时阻断颈动脉时脑缺血的危险。TCD 对 CBF 已受限的患者仍能准确监测脑灌注状态。

（2）颈动脉阻断时，大脑中动脉的 Vmean 与 EEG 变化、颈内动脉（阻断后）远端血压和 CBF 之间存在相关性。大脑中动脉 Vmean 低于为 30cm/s 意味着 $CBF < 20mL/(100g \cdot min)$，预示患者将发生脑缺血改变。

（3）颈动脉内膜切除术后，患者出现术侧的头痛，同侧大脑中动脉的 Vmean 与 MAP 呈平行变化（压力依赖型）。这是由于长期脑低灌注的突然解除，脑自动调节丧失；TCD 监测证实脑过度灌注，此状况要持续 2 周。

2.体外循环 体外循环期间 TCD 连续监测大脑中动脉的价值在于：

（1）及时发现由于流量、灌注压力、温度等因素改变所致的 CBF 和脑灌注的改变，采取措施防止术中脑低灌注的情况发生，避免脑缺血损害。

（2）监测出通过血管的微气栓或栓子。

（3）监测主动脉内球囊反搏时患者的脑动脉血流，判断反搏增加脑血流的效果。

3.脑血管病外科

（1）TCD 可无创伤性诊断脑血管狭窄和栓塞、脑血管畸形、大的动脉瘤、脑血管痉挛等。

（2）术前判断患者 Willis 环侧支循环情况，脑血管舒缩反应贮备能力，提供影像学检查所不能得到的脑血流动力学资料。

（3）术中控制性降压时的 CBF 监测和 CBF 自动调节功能的监测。

（4）介入栓塞治疗脑动静脉畸形和动脉瘤。利于引导管的进入途径，提供栓塞后动脉供血和侧支循环情况，连续监测有无脑血管痉挛发生。

4.麻醉药对 CBF 的影响 麻醉药通过直接或间接对脑血管的影响改变 CBF，TCD 无创伤连续监测技术为临床研究麻醉药对 CBF 的影响提供了重要手段。

5.心肺复苏与颅内循环停止（脑死亡） 心肺复苏时满意的心脑血流是复苏成功的重要因素。TCD 技术为连续监测和研究心肺脑复苏期间的 CBF、脑灌注和脑血流动力学提供了一个重要的手段。

三、激光多普勒脑血流监测（LDF）

（一）LDF 的测量原理

LDF 的测量原理基于 Doppler 效应。LDF 采用红外线激光二极管发射单色的内聚激光，波长常为 780nm 左右，对生物组织的影响极低，不会产生损害。LDF 激光通过光导纤维照射被检组织表面，同时可收集被照射组织的散射光，传递至光敏探测器。

所收集的散射光由两部分组成:激光照射静止组织时产生的散射光(参考光)其频率无改变;激光照射到运动的组织(如红细胞)时发生多普勒效应(频移)产生的散射光(移动光),其频率发生改变。光敏探测器再将光学信号转变为电信号,经微处理器对此电信号进行分析即可反映被检测组织血流量的变化。LDF通过记录激光照射下血细胞因运动而产生的散射光的频移,从而推算被检测组织的血流量。

探头所吸收的光子绝大部分来源于红细胞的反射,由于激光光束在组织中的穿透力约为1mm,其散射的体积约在$1mm^3$,故LDF可反映微循环中流动红细胞在一定容积内的浓度(CMBC)及血流流速,从而得出单位容积中的脑血流量(PU)。因此,LDF测量主要反映单位时间内局部皮质脑血流的变化。

(二)激光多普勒脑血流监测的优缺点

1.优点

(1)无创伤性持续监测脑微循环血流量。

(2)监测较大范围内的血流动力学变化。

(3)瞬时测量时间为0.1秒,可以迅速反馈血流变化,符合多部位重复测量的需要。

(4)适用于床边监护,神经外科术中监测及动物实验的皮质脑血流监测。

(5)常用于监测脑血管自动调节功能及脑血管对CO_2浓度变化的反应性。

2.缺点

(1)不能反映血流量的绝对值大小,多用百分率表示血流量的相对变化情况。

(2)LDF发射的激光不能穿透颅骨,测量时需暴露脑组织。

(3)只能测量激光照射范围内的血流量变化,无法反映脑组织局部病理性改变。

(4)对探头移动很敏感,测量时需相对固定探头。

(5)受可见血管影响,测量时应避开大血管。

第五节 肾功能监测

1.观察尿量、尿比重和镜下检查 大手术时应留置导尿管,收集并记录每30分钟尿量。同时测定尿比重,保持在1.003~1.030正常范围。并化验尿常规。这是判断补液及输血是否足够的有价值指标,在休克的抢救中普遍采用。尿量正常者>30mL/h,若输血及补液使血压及CVP恢复正常,尿量仍不足(<30mL/h)时,可试给呋塞米每次5~20mg,看肾脏的反应。尿液镜下检查血尿和蛋白尿更多见于尿路损伤或肾小球疾患;"肾衰管型"是肾小管坏死和肾性肾功衰竭诊断的重要依据。

2.监测尿渗压 直接测尿渗透压,更能正确地评价肾脏的尿浓缩和稀释功能。常用的冰点渗透量计,国内可自制,已在灼伤抢救中发挥作用。

3.发现溶血反应 尿的监测还能发现输入血型不合发生血液的溶血反应,出现血红蛋白尿。

4.尿糖监测 糖尿病患者麻醉期间定时测尿糖和酮体,按尿糖定性确定胰岛素用量。但更可靠的测定仍以血糖定量。

第六节　麻醉深度监测

为了控制麻醉质量,避免术中知晓,避免病人术后有记忆,减少麻醉药物用量,缩短复苏过程,保证病人安全,减少病人经济负担,必须进行麻醉深度监测。但目前还未找到特异性强的麻醉深度监测的好方法。

监测交感神经过度反应的指标为心率变异指数(HRVI),通过控制 HRVI 在 30～40,可防止过度应激。除了利用病人的生理指标(血压、心率、溢泪、流汗、睫毛反射、言语应答等)来监测麻醉深度外,临床上还用以下方法。

一、额肌电图监测

如心电和脑电一样,肌电也是一种生物电信号,可用监测仪监测。额肌电图可作为麻醉深度的一种监测方法。

所有骨骼肌均对肌松药敏感,但面肌对非去极化肌松药的敏感程度相对较差,能使手术中完全麻痹的肌松药量,额肌尚对刺激保留 50% 的反应性,故在肌松药剂量不大时也能有较大反应。额肌电波幅可作为浅麻醉的判断指标。芬兰 Datex 公司生产的麻醉与脑功能监测仪(ABM)将额肌电(EMG_f)的最大反应定为 100U,在不用肌松药时,很深的全麻才能使 EMG_f 接近零,一般的深全麻 EMG_f 为 7～12U,浅全麻为 25～30U,觉醒时为>40U。50～90U 为清醒。手术中如 EMG_f 突然升高,常提示刺激过强,麻醉深度不够,需加深或辅以镇痛药。

二、食管下段收缩性监测

食管下段收缩性(LEC)用于全麻深度监测,系 1984 年由 Evans 首先提出。食管下段由平滑肌组成,受迷走神经支配,其控制中枢在脑干的迷走神经背核。在没有脑干控制的情况下,局部肌间神经丛也能协调某些食管运动。食管的运动主要有 3 种形式:①原发性蠕动:由吞咽引起;②继发性或诱发性蠕动(PLEC):由食管局部受刺激引起;③自发性收缩(SLEC):又称第三期收缩,是非推进性收缩,与应激反应有关。LEC 与全麻深度的关系,主要研究后两种运动,和由二者推算的食管收缩指数(LECI)=70×SLEC 频率+PLEC 波幅作为麻醉深度客观指标。研究发现 SLEC 频率随大多数吸入和静脉麻醉药浓度增加而减慢,PLEC 波幅随麻药加深而降低。

美国 Antec 公司研制的 Lectron 302 食管收缩监测仪,显示和记录食管收缩频率和波幅。附有一根测压管,管端有一水囊。水囊近处有一气囊,间断充气,用以诱发食管收缩。多数学者认为 LEC 能较准确、可靠地反映全麻深度。也有认为 LEC 虽与麻醉深度相关,但个体差异大、可靠性不高,有待研究。

三、麻醉气体浓度监测

除现代麻醉机带有一般的电脑呼吸方面的监测(如气流量监测、气道压力监测、氧浓度监测、频率监测等)外,还应提供可靠完善的麻醉吸入药浓度监测。方法是将呼气末吸入麻醉药浓度折算成相应的麻醉药 MAC 系数,较精确地了解麻醉深度和患者苏醒时间。

1.麻药浓度监测　用安置在麻醉机上的麻醉气体浓度监测仪器,测定恩氟烷和异氟烷等吸入麻醉药的挥发浓度。

2.吸入麻醉药浓度监测　主要测定恩氟烷和异氟烷、七氟烷、地氟烷和氧化亚氮回路中的浓度。系红外线光谱吸入原理,先进、准确。一次只能用一种麻药,否则显示不准确。如氧化亚氮的波长(红外线)为 $3.9\mu m$,卤素麻醉药所用波长为 $3.3\mu m$。能自动识别所用麻药的种类。

3.呼气末 CO_2 测定　是通过无创性方法,连续监测肺泡与动脉 PCO_2。为麻醉期间反映呼吸功能状态的敏感指标,也是重要的监测项目之一。以往人们认为,呼吸停止后,最先发生严重生理的变化是缺氧,现今观点认为:呼吸停止后,体内二氧化碳的急剧升高发生更早,由此变化对机体造成的影响更严重。对麻醉过程中二氧化碳监测的重要性认识也越来越清楚。其测定方法是红外线吸收原理的应用。CO_2 监测仪分为旁流型和主流型呼气的红外线吸收,可通过侧气流或主气流来测定。

(1)旁流型:也即侧气流型,侧气流监测仪有一个低负压泵,经毛细管吸取呼气小样,并输至红外线吸收室。不同的仪器采气量不同,$50\sim500mL/min$。

(2)主流型:主气流式,将测试室串入气道内(呼吸回路中),不消耗气样,但增加气道无效腔,需在气管插管下使用。两种方法反应都很快,能测每次呼出的 CO_2 浓度。呼气末 CO_2 分压($P_{ET}CO_2$)或浓度($C_{ET}CO_2$)来判断肺通气是否适当。其张力的临床改变见于如下情况:①$P_{ET}CO_2$ 增高:一是即刻反应,如 CO_2 突然增高,束带突然释放;注射碳酸氢钠。二是逐渐升高,如通气不足,CO_2 产生增加。②$P_{ET}CO_2$ 下降:一是即刻下降,如突然通气过度;突然 CO_2 下降;大面积肺栓塞;气栓;呼吸机脱落;气管内导管阻塞;回路漏气等。二是逐渐下降,如过度通气、氧耗量降低、肺灌注减少;无法测及 PET、CO_2;食管内插管等。

$P_{ET}CO_2$ 的正常值为 $36\sim40mmHg$,$C_{ET}CO_2$ 的正常值为 5％左右。呼吸二氧化碳曲线图意义:第 1 段(第一部分)是曲线的起始,代表吸气时二氧化碳的浓度或分压。应与基线重叠,如高于基线则说明部分二氧化碳重吸入;此时应检查钠石灰是否已失效。第 2 段(第二部分)是曲线的上升部分,应该是陡直的,代表呼气二氧化碳开始出现其浓度迅速上升的情况,如倾斜则说明呼气时间延长,或有气道梗阻(哮喘、分泌物等)。第 3 段(第三部分)又称平台期,代表呼气末及呼吸之间的二氧化碳浓度,此期应该平坦,否则说明肺泡气的排空可能不均匀,如锯齿形(或切迹),则提示机械通气的呼气相中夹杂有患者的自主呼吸。第 4 段(第四部分)是第二次吸气的开始,此段也应是陡直的,否则说明有吸气性气道梗阻。

四、脑电双频谱指数监测

脑电双频谱指数(BIS)在麻醉深度监测中应用广泛,是唯一通过美国 FDA 的镇静深度监测指标。脱脂的前额上安置电极片,持续 BIS 监测。将记录的脑电图频谱分析。BIS 计算时间 30～60 秒。BIS 值在 0～100 范围内。0 表示无电活动,100 表示清醒状态。≥95 表示清醒状态;60～85 为镇静状态;40～65 为全麻觉醒抑制状态,生命体征稳定时可行气管内插管;<40 则为暴发抑制;<60 可防止术中知晓,达足够的麻醉水平。但 BIS 存在不足,须进一步研究和完善。目前通过控制 BIS<60,防止术中知晓。

五、Narcotrend(NT)麻醉意识深度监测仪

NT 是一种新型的麻醉深度监测仪器,它通过对原始脑电的采集分析,将其分为 6 个级别(A～F)和 14 个亚项,每个亚项均对应一定的数值。从 100～0 反映患者从清醒到深度麻醉的整个过程。前额和双侧眉弓皮肤脱脂,涂抹导电胶,粘贴电极,Narcotrend 采用单通道,测试电极电阻≤6kΩ。分别记录给麻醉药前,血药浓度于效应室浓度平衡后 5 分钟、10 分钟、30 分钟时的评分。计算 NT 来对意识状态和麻醉深度进行分级。B、C 级表示镇静,D、E 级表示麻醉状态。

六、术中知晓预防和脑功能监测

ASA 最新提出的麻醉目标为:避免术中知晓、维持理想的血流动力学、最佳的麻醉恢复质量、避免术后认知功能障碍及避免围术期死亡。说明麻醉科医师预防术中知晓不仅仅是个医疗技术问题,而是一个值得重视的社会要求问题。

1.术中知晓的概念　术中知晓即全麻下手术知晓。定义为:全麻下的手术病人在术中出现了意识状态,且在术后可回忆起术中发生的与手术相关联的事件。术中知晓只限定为外显记忆,除病人陈述外,还需与参加该手术的麻醉和手术医师核实;并由权威专家组织成员来鉴别证实此病人"回忆中的事件"。不包括内隐记忆、全麻诱导入睡前或全麻苏醒后的事件。术后调查术中知晓的用语,国际有专门通用的 5 句话。调查时机为术后第 1 天和 1 周左右共 2 次。

2.术中知晓的发生率和危害　发生率国外为 0.1％～0.2％;心脏、产科、急症和休克患者手术为高发人群,高达 1％以上;国内高达 1.5％～2.0％。术中知晓可严重影响精神(心理)健康。据报道,30％～50％术中知晓病人出现创伤性应激后紊乱等。

3.发生机制和可能危险因素　发生术中知晓的原因不清楚。ASA 医疗纠纷中大多数并没有麻醉偏浅征象。可能导致术中知晓的危险因素:①有麻醉史、知晓史;②有心脏等易发生手术知晓的手术史;③麻醉管理中使用肌松药史等。

4.减少术中知晓的策略　①术前判断:术前访视病人时,应判断可能发生术中知晓的可能性,其依据是上述的 3 个危险因素。麻醉前预防性使用苯二氮䓬类药可收到较好效果。②加强麻醉管理:可以有效避免术中可能出现的知晓。提倡用 BIS 脑功能监测设备监测;麻醉深度应恰到好处,强调麻醉经验的积累,增强科学性,减少盲目性。③术后积极处理:术后随访,发现术中知晓,给予相应治疗,总结经验,提高麻醉质量。

第五章 神经外科麻醉

第一节 神经外科手术麻醉与颅脑的生理

一、脑血流和脑代谢

(一)脑血流

脑血容量正常为 3.2mL/(100g·min),当平均动脉压(MAP)波动在 60～150mmHg 范围内脑血管有自动调节功能,即脑血管随压力变化而改变其管径的本能性反应。超越上述范围,CBF 呈线性增高或减少,都将导致脑功能障碍。为维持脑功能和脑代谢正常,脑血流量(CBF)必须保持相对恒定。脑的功能和代谢依赖于脑血液持续灌注。

1.脑灌注压(CPP)

(1)CPP 是 MAP 与颈内静脉压之差。

(2)脑血管阻力(CVT):正常为 1.3～1.6mmHg/(100g·min)。当 CBF 和颅内压(ICP)不变时,CVR 与 MAP 成正比。高血压患者的 CVR 较正常人高约 88%;脑动脉硬化时,CVR 逐步增高,若血管口径和灌注压不变,而 CBF 与血液黏滞性成反比,高凝血状态时,出现弥漫性脑供血不足。

(3)库欣反射:即在一定范围内 ICP 的波动能引起 CPP 升高,但可无 CBF 改变的一项自动调节过程。ICP 渐进性增高时 CBF 减少,主要取决于 MAP 与 ICP 的关系,而不是 ICP 本身。ICP 升高后,CBF 随 CPP 下降而减少,当 CPP 低于 60mmHg 时,脑血流自动调节将出现障碍。

2.脑血流(CBF)

(1)化学调节系指内、外环境中氧、二氧化碳、血液和脑脊液酸碱度以及血液和脑脊液离子等各种化学因素对脑血管的影响。

(2)脑实质毛细血管由中枢肾上腺素能和胆碱能神经支配,具有血管运动功能,还影响毛细血管通透性作用。

3.影响脑血流的因素很多(表5-1),主要由以下几方面

表 5-1 影响脑血流的因素

脑血流增加(血管扩张)		脑血流减少(血管收缩)
1.高二氧化碳	9.高钙	1.低二氧化碳
2.低氧	10.麻醉性镇痛药物	2.高氧
3.酸性物质	11.麻醉药	3.碱性物质
4.高温	12.咖啡因等黄嘌呤类药物	4.低温
5.肾上腺素	13.长效巴比妥类	5.去甲肾上腺素
6.乙酰胆碱	14.低葡萄糖血症	6.短效巴比妥类
7.组胺		7.低钾
8.高钾		8.低钙

(二)麻醉药与脑血流和脑代谢

1.吸入麻醉药及静脉麻醉药物

(1)多数吸入麻醉药降低碳水化合物代谢,使 ATP 和 ADP 能量储存及磷酸肌酸增加;呈浓度相关性脑血流量(CBF)增加和降低脑氧消耗($CMRO_2$),$CBF/CMRO_2$ 的变化与吸入浓度大致呈直线相关。

(2)氟烷对脑血管的扩张效应最强,恩氟烷次之,氧化亚氮、七氟烷和异氟烷的作用最弱。

(3)70%氧化亚氮使 $CMRO_2$ 降低 2%～23%,对 CBF 无或仅有轻微作用。

2.麻醉性镇痛药

(1)阿片类药物如吗啡、哌替啶、芬太尼及其衍生物,部分阿片受体激动剂如曲马多等对脑血流和脑代谢影响明显受复合用药的影响。

(2)与 N_2O、氟烷和地西泮复合时,镇痛药物明显降低 CBF 和 $CMRO_2$,但单独应用时 CBF 仅轻度增加而 $CMRO_2$ 无明显影响。

3.局部麻醉药

(1)在利多卡因惊厥时,脑中 cGMP 水平升高,而 cAMP 水平则降低。

(2)利多卡因除具有突触传递抑制作用外,还具有膜稳定作用,能阻断 Na^+ 通道,限制 Na^+-K^+ 外漏,从而降低膜离子泵负担和 $CMRO_2$。

(3)因此利多卡因可能比巴比妥类具有更强的脑保护作用。

4.肌肉松弛药

(1)肌松药不透过血-脑屏障,对脑血管无直接作用。但在神经外科患者应用肌松药,可间接影响脑血流,表现为 CVR 和静脉回流阻力降低,从而使颅内压下降。

(2)应用肌肉松弛药时如果血压升高,则颅内高压患者的颅内压可进一步升高。

1)泮库溴铵具有升高血压的副作用,若用于 CBF 自动调节机制已损害和颅内病变患者,CBF 和颅内压可明显增加。

2)阿曲库铵的代谢产物 N 钾四氢罂粟碱具有兴奋脑功能作用,大剂量时可使脑电图转变为唤醒型,但并不明显影响 CBF 和 $CMRO_2$。

3）琥珀胆碱的肌肉成束收缩，可使 CBF 剧烈增高至对照值的 151%，并持续 15 分钟后 CBF 才降至 127%，然后恢复至对照水平；在 CBF 剧增的同时颅内压也升高。应用琥珀胆碱后脑电图显示唤醒反应，可能系肌梭的传入兴奋所致。

5.血管活性药

（1）单胺类血管活性药具有神经传递功能，可改变 CVR 和脑代谢而间接影响 CBF。临床剂量血管活性药物不透过血-脑屏障，但因引起血压升高，CBF 也增加。

（2）肾上腺素大剂量静脉注射时，CBF 和 $CMRO_2$ 增加，小剂量则无影响。

（3）去甲肾上腺素和间羟胺为缓和的脑血管收缩药，不显著影响 CBF，但由于脑血管自动调节反应使 CBF 反而增加，而 $CMRO_2$ 无影响，故可用于纠正严重低血压时的低脑血流状态。

（4）血管紧张素和去氧肾上腺素对正常人 CBF 和 $CMRO_2$ 无影响。

（5）大剂量麻黄碱增加 CBF 和 $CMRO_2$，小剂量则无影响。

（6）异丙肾上腺素和酚妥拉明扩张脑血管，增加 CBF。

（7）组胺和乙酰胆碱增加 CBF。

（8）多巴胺对 CBF 的作用不肯定，用于纠正低血压时，CBF 增加。

（9）罂粟碱直接降低 CVR，当罂粟碱导致血压下降时，CBF 也减少；若血压不下降，而 CVR 降低时，可引起颅内窃血综合征。

二、正常颅内压的调节

1.卧位时，成人正常的颅内压为 8～18cmH_2O，相当于 0.6～1.8kPa（4.5～13.5mmHg），儿童为 4～9.5cmH_2O，相当于 0.4～1.0kPa（3.0～7.5mmHg）。

2.在正常情况下，可以把颅腔看作是一个不能伸缩的容器，其总体积固定不变，但颅腔内三个主要内容物脑组织占 84%，其中含水量为 60%，供应脑的血液占 3%～5%；脑脊液占 11%～13%的总体积和颅腔容积是相适应的，当其中的一个体积增大时，能导致颅内压暂时上升，但在一定范围内可由其他两内容物同时或至少其中一个的体积缩减来调整，上升的颅内压可被此代偿机制降低，此现象称颅内顺应性，亦称颅压-容量的相关性。当顺应性降低时，如稍微增加颅内容物，即可引起颅内压大幅度的升高，并造成神经组织的损害，予以重视。

3.体温与脑脊液也有一定相关性，体温每下降 1℃，脑脊液压力约下降 2cmH_2O（0.19kPa）。

三、颅内高压

临床上将颅内高压分为三类：15～20mmHg 为轻度颅内高压；20～40mmHg 为中度颅内高压；40mmHg 以上为重度颅内高压。颅压超过 40mmHg 时，脑血流量自身调节功能将严重受损，同时中枢神经缺血缺氧，严重时脑移位或脑疝形成。中枢缺血缺氧危害比颅压高低本身更具有危害性。良性颅内压增高和交通性脑积水的颅内压有时可高达 75mmHg，但患者尚能在短时期内耐受。

（一）诱发颅内压（ICP）增高的因素

1.脑脊液增多,有高压力性脑积水或正常压力脑积水两类,后者即慢性脑积水,又称间歇性脑积水。

2.颅内血液容量增加,易见于严重脑外伤后 24 小时内,系脑血管扩张所致;也见于蛛网膜下腔出血。

3.脑容积增加,常见于脑水肿,可分为血管源性、细胞毒性、渗透压性和间质性脑水肿。

4.颅内占位病变,因颅内容积增加、脑脊液循环障碍(多发生于脑室、脑组织中线附近及颅后窝肿瘤或肉芽肿)或灶周脑水肿(见于脑内血肿、脑脓肿)而引起,水肿的部位主要在白质,是颅内压增高的最常见原因。

5.脑缺氧及二氧化碳蓄积,均使脑毛细血管扩张,血管阻力减少,脑血容量和血液循环量均增加。脑缺氧时,脑血管壁的通透性增加,血管内的水分容易转移至血管外,产生脑水肿,颅内压明显上升。

（二）颅内高压的主要征象

1.头痛　阵发性,间歇时间长,发作时间短;随后头痛发作时间延长,逐渐演变为持续性头痛,伴阵发性加剧;头痛的性质呈"炸裂样疼痛"或"铁圈勒住样头痛",多在清晨或入睡后发作。

2.呕吐　呕吐呈喷射性,常与剧烈头痛并发,同时伴有脉搏缓慢,血压升高。

3.视神经乳头水肿　颅内高压的主要体征,颅内压增高数小时即可出现轻度视乳头水肿,几天至数周内出现重度水肿。视乳头水肿持续数月后,可继发视神经萎缩,此时视力呈进行性下降。

四、手术体位

神经外科手术大多需要采取特殊体位进行,使手术视野达到最佳暴露,同时方便意外情况时及时抢救。

（一）俯卧位注意事项

1.将骨盆和下肢用体位垫垫撑,以利于下肢血液回流,避免因腹部受压可造成下腔静脉受阻,致血压下降及脊髓手术区大量渗血,且对心血管系统影响不大。

2.俯卧位压迫胸部及腹部,可造成通气不足,术中必须严密监测通气量和呼吸频率。

3.避免眼受压(可致视网膜受压而失明)、前额、颧骨受压(可引起局部软组织坏死)或俯卧头高位(可发生气栓及循环抑制)。

（二）从仰卧位改变为俯卧位注意事项

1.用于某些脊椎及关节损伤手术,由于在全麻下肌肉完全松弛,脊柱和各大小关节均处于无支撑、无保护状态,容易造成软组织韧带神经血管牵拉损伤。

2.在改变为俯卧位时,应特别注意搬动体位时的统一步调,即保持头、颈、背、下肢围绕一个纵轴转动,否则极易发生脊柱(颈椎、腰椎)损伤和关节扭曲。

（三）坐位或半卧位

坐位常用于颅后窝、延髓和颈髓手术,容易发生空气栓塞、低血压、气脑、硬膜下血肿、周围神经压迫性损害、四肢麻痹、口腔分泌物反流误吸等并发症，目前已较少采用。帕金森患者电极置入手术常采用半卧位，利于术者定位及操作。

五、脑功能保护

围手术期脑缺血是发生脑功能障碍的主要原因，临床上脑缺血分为：①局灶性脑缺血，常见于卒中、动脉堵塞、栓塞病例，特点是缺血区周围存在非缺血区，而缺血区中还可能有侧支血流灌注；②不完全性全脑缺血，常见于低血压、ICP 增高病例，特点是脑血流仍然存在，但全脑血流减少；③完全性脑缺血，常见于心搏骤停病例，CBF 完全停止。因此围手术期重视脑保护，可提高患者的生存质量。

六、脑功能保护措施

1.巴比妥类药物 通过抑制神经元电活动，最低限度降低脑代谢率，当 EEG 呈等电位时，可获得最大的保护作用，可促使局灶性或不完全性脑缺血的神经功能恢复。常用量为 $10\sim20mg/(kg \cdot h)$。

2.吸入性全麻药 如异氟烷，可以使 $CMRO_2$ 降低，但达到 EEG 等电位的麻醉深度，对全脑缺血并无益处。

3.浅低温 利用轻度低温（33～35℃）可明显降低 $CMRO_2$，并降低缺血后各种有害物质的产生。过去常采用中度或深低温保护，容易发生循环呼吸严重抑制，出现心律失常、组织低灌注和凝血障碍等并发症，后者的危险性高于脑保护作用。

4.控制高血糖 高血糖可加重缺血后脑损伤，葡萄糖无氧代谢可产生过多的乳酸，从而加重细胞内酸中毒。因此应控制血糖在正常水平。

5.Ca^{2+} 通道阻滞剂 常用尼莫地平，能改善卒中的预后，减轻全脑缺血后的低灌注，并对蛛网膜下腔出血后的脑血管痉挛有缓解作用，常用量为 $0.5\mu g/(kg \cdot min)$ 静脉持续泵注。

6.激素类固醇 用于大多数卒中或严重脑外伤病例，经研究并未证实其有利效应。但大剂量甲泼尼龙对急性脊髓损伤后的神经功能恢复有轻度促进作用，应强调在损伤后 8 小时内开始用药。

七、体液管理

神经外科患者的补液问题，外科医师和麻醉科医师之间仍存在分歧。神经外科医师要求通过限制输液量来减轻或预防脑水肿，由此易致相对低血容量，使麻醉管理容易发生血流动力学不稳定。因此，找出限制液体量和积极补液量之间相互兼容的措施，是总的研究方向。

（一）血-脑屏障功能

1.血-脑屏障（BBB）的结构基础是脑毛细血管的内皮细胞，围绕着脑血管形成一个五层的粘连物，阻止了细胞之间的分子通道。分子可从血管内直接到血管外空间，而大于 8000 道尔顿水溶性离子则不能透过 BBB。

2.血-脑屏障的毛细血管内皮细胞连接,一旦被机械分离(直接分离),可造成血-脑屏障功能破坏,水及分子进入脑实质的通透性即发生改变。临床上有许多病理生理状态以及特殊药物,可改变 BBB 的通透性:

(1)颅内肿瘤可破坏血-脑屏障。

(2)高血压超过脑自身调节范围,可引起连接分离;高热、持久高碳酸血症和头部外伤也可发生连接分离。

(3)长时间低氧(6~12 小时)可出现不可逆性血脑屏障破坏。

(4)脱水利尿药如甘露醇和呋塞米可使毛细血管内皮细胞皱褶,发生细胞连接破坏。这种现象可解释用大量甘露醇后发生颅内高压的反弹现象。

(5)类固醇类药物地塞米松具有稳定和修复已破坏的血-脑屏障作用。

3.血-脑屏障完整患者的输液:水分子能自由通过完整的血脑屏障,液体的移动按照 Starling's 规则进行,即取决于血管内、外流体静水压和渗透压之间的差异。对神经外科患者体液管理必须严格避免低渗溶液输注。

4.血-脑屏障破坏患者的输液:BBB 破坏时,不论输注晶体液或胶体液,都会从血管向外渗到脑组织,从而加重脑水肿。有人建议首选胶体液,认为不易加重脑水肿,但多数研究表明,输注两种液体无明显差异。

(二)特殊状态的体液管理

1.脑血管痉挛 脑血管痉挛是蛛网膜下腔出血患者术后发病率和死亡率的重要因素。对脑血管痉挛的防治主要采取:应用钙通道阻滞剂,夹闭动脉瘤(防血管痉挛),以及三"H"疗法:即控制高血压、实施高血容量以及血液稀释。晶体液用于维持高血容量,其效果优于胶体液。三"H"疗法的潜在并发症是肺水肿(7%~17%),在实施中应持续监测 CVP 或 PCWP,尤其对心脏疾病患者具有重要意义。

2.坐位 为预防空气栓塞,通常在坐位前先经静脉输入 500mL 晶体液或 250mL 胶体液,同时采取下肢弹力绷带加压和缓慢变为坐位等措施,可减少心血管不稳定性和防止静脉空气栓塞,并阻止右 PAOP 梯度的逆转。临床实际情况是,患者由仰卧位改变为坐位时,即使给予试验性液体负荷量,也未必能减轻血流动力学的不稳定性。

3.水代谢紊乱疾病

(1)抗利尿激素分泌亢进综合征(SIADH)

1)SIADH 之初应限制输液量;如果低钠血症严重(<110mmol/L),应使用高渗含盐溶液(3.5%);同时应用呋塞米 10~20mg 静脉注射以诱导游离水的负向平衡;也可选用 6%碳酸氢钠溶液,按 2mL/kg 使用,1~2 分钟后血钠浓度可增加 6mmol/L。

2)一旦神经症状稳定后,酌情调整用药,含钠溶液每小时不超过 100mL;血钠升高不超过 2mmol/(L·h)时,在心血管监测下使用高渗含盐溶液,以避免血钠纠正过快,否则会影响中枢脑桥髓鞘质,或可能造成肺水肿和颅内出血,应引起高度重视。

(2)尿崩症(DI)

1)尿崩症多发生于鞍区垂体手术及颅咽管瘤手术,其他颅内疾患特别是头外伤也可发生。

2）其根本病因是 ADH 分泌降低或缺乏，导致多尿和脱水，尿液比重低和渗透压低，血浆呈高渗和高钠。

3）DI 在术中发生较少，一般都在术后逐渐发生多尿，待数天后可自行缓解而自愈。

4）一旦确诊 DI，施行体液治疗的目标是维持血管内容量及正常电解质水平，计算方法为每小时液体生理维持量＋前一小时排尿量的 3/4。另一计算方法公式是：液体缺失量（I）＝正常体液总量－实际体液量；实际体液量＝预计血钠÷实测血钠×正常体液总量；正常体液总量＝60％体重（kg）。

5）液体的选择取决于患者电解质状态。因 DI 时丢失的是低渗的游离水，所以常用正常量盐水的 50％ 或 25％。如果尿量大于 300mL/h 并持续 2 小时，则应给予 ADH 类似物以施行药物配合液体治疗。

（3）脑钠消耗性综合征

1）常见于蛛网膜下腔出血患者，表现为低钠血症、脱水及高尿钠（＞50mmol/L）三联症，可能与心房利钠因子释放增加有关。

2）本综合征与 SIADH 的电解质表现相似，需要鉴别诊断。SIADH 属血管内容量增多和稀释性低钠血症状态，治疗以限制容量为目标；而本综合征属低血容量和低钠血症状态，治疗目标是输入等渗含钠溶液，以重建正常血容量。

第二节　神经外科手术麻醉的处理

一、术前评估与准备

神经外科手术患者术需常规访视，了解患者全身情况及主要脏器功能，做出 ASA 评级。对 ASA Ⅲ、Ⅳ 级患者，要严格掌握手术麻醉适应证并选择手术时机。对下列情况应采取预防和治疗措施，以提高麻醉的安全性。

1.有颅内压增高和脑疝危象，需要紧急脱水治疗，应用 20％甘露醇 1g/kg 快速静滴，速尿 20～40mg 静脉注射，对缓解颅内高压、脑水肿疗效明显。有梗阻性脑积水，应立即行侧脑室引流术。

2.有呼吸困难、通气不足所致低血氧症，需尽快建立有效通气，确保气道畅通，评估术后难以在短期内清醒者，应行气管插管。颅脑外伤已有大量误吸的患者，首要任务是行气管插管清理呼吸道，并用生理盐水稀释冲洗呼吸道，及时使用有效抗生素和肾上腺皮质激素防治呼吸道感染，充分吸氧后行手术。

3.低血压、快心率往往是颅脑外伤合并其他脏器损伤（肝、脾破裂、肾、胸、腹、盆骨损伤等所致大出血），应及时补充血容量后再行手术或同时进行颅脑手术和其他手术。注意纠正休克，及时挽救患者生命。

4.由于长期颅内压增高而导致频繁呕吐，致脱水和电解质紊乱患者，应在术前尽快纠正。降颅压时应注意出入量平衡，应入量大于出量，并从静脉补充营养，待病情稳定后行手术。

5.由垂体和颅咽管瘤合并血糖升高和尿崩症等内分泌紊乱,术前也应及时给予处理。

6.癫痫发作者术前应用抗癫痫药和镇静药制止癫痫发作,地西泮10～30mg静脉滴注,必要时给予冬眠合剂。如癫痫系持续发作,应用1.25%～2.5%硫喷妥钠静脉注射缓解发作,同时注意呼吸支持和氧供。

7.由于脑外伤、高血压、脑出血、脑血管破裂所致蛛网膜下隙出血,使血小板释放活性物质致脑血管痉挛,常用药物有尼莫地平10mg,静脉注射,每日2次。也可应用其他缓解脑血管痉挛的药物,能有效降低脑血管痉挛引发的并发症和死亡率。

8.术前用药对没有明显颅脑高压、呼吸抑制患者术前可常规用药,用量可据病情酌情减量;对于重症患者,有明显颅脑高压和呼吸抑制患者,镇痛和镇静药原则上应慎用,否则会导致高 CO_2 血症。

9.监测除常规血压、心电图、心率、动脉血氧饱和度,还应监测有创动脉压、血气分析、呼气末 CO_2、CVP、尿量等。

10.神经外科手术麻醉的特点:①安全无痛:麻醉要镇痛完全,对生理扰乱小,对代谢、血液化学、循环和呼吸影响最小。②肌肉松弛:在确保患者安全的条件下,麻醉要有足够的肌肉松弛。肌松药不能滥用,要有计划的慎重应用。③降低患者应激反应:要及时处理腹腔神经丛的反射-迷走神经反射。要重视术中内脏牵连反射和神经反射的问题,积极预防和认真处理,严密观察患者的反应,如血压下降,脉搏宽大和心动过缓等。可辅助局部内脏神经封闭或应用镇痛镇静药,以阻断神经反射和向心的手术刺激,维持神经平稳。④术中应保证输液通畅,均匀输血,防止输液针头脱出。如果一旦发生大出血,补充血容量不及时,或是长时间的低血压状态,可引起严重后果,甚至危及生命。

二、麻醉方法

1.局部麻醉　在患者合作的情况下,适用于简单的颅外手术、钻孔引流术、神经放射介入治疗及立体定向功能神经外科手术等。头皮浸润用0.5%普鲁卡因(或0.75%利多卡因)含1:20万肾上腺素,手术开始时静脉滴入氟哌利多2.5mg,芬太尼0.05～0.1mg,增加患者对手术的耐受能力。

2.全身麻醉　气管插管全身麻醉是现代常用麻醉方法,为了达到满意的麻醉效果,即诱导快速、平稳,插管时心血管反应小,麻醉维持平稳对各项生命体征影响小,目前临床上较多使用静吸复合麻醉。

(1)麻醉诱导:① 硫喷妥钠（4 ～ 8mg/kg）;芬太尼（4 ～ 8µg/kg）或舒芬太尼（0.5～1.0µg/kg）静脉注射＋维库溴铵（0.1µg/kg）静脉注射。②丙泊酚（1.5～2mg/kg）;咪达唑仑（0.1～0.3mg/kg）＋维库溴铵（0.1mg/kg）＋芬太尼（5µg/kg）静脉注射。③对冠心病或心血管功能较差的患者,依托咪酯（0.3～0.4mg/kg）＋芬太尼（5µg/kg）＋维库溴铵（0.1mg/kg）＋艾司洛尔[500µg/(kg·min)],在充分吸氧过度通气情况下行气管插管。

(2)麻醉维持:①常采用吸入异氟烷(或安氟烷、七氟烷等)加非去极化肌肉松弛药及麻醉性镇定药。②静脉维持泵注丙泊酚[4～6mg/(kg·h)]或咪达唑仑[0.1mg/(kg·h)],配合吸入异氟烷(安氟烷、七氟烷等),按需加入镇痛药及非去极化肌肉松弛药。③全凭静脉麻醉,使用把控技术(TCI),静脉输注丙泊酚＋瑞芬太尼及非去极化肌肉松弛药。

3.麻醉管理

(1)仰卧头高位促进脑静脉引流,有利于降低 ICP;俯卧位应注意维持循环稳定和呼吸通畅,并固定好气管导管位置。

(2)开颅前需使用较大剂量麻醉镇痛药如芬太尼,手术结束前 1～2h 禁止使用长效镇痛剂如哌替啶、吗啡等,有利于术毕患者及时苏醒和良好通气。

(3)术中间断给肌松剂,应及时追加用量,防止患者躁动。对上神经元损伤患者和软瘫患者,应用肌松剂宜小剂量,应用苯妥英钠对非去极化肌松剂有拮抗作用,应加大肌松剂使用剂量。

(4)该类患者手术期间宜机械通气,并间断行过度通气,保持 $P_{ET}CO_2$ 在4.0kPa左右。

(5)术毕患者应迅速苏醒,但又不能有屏气或呛咳现象以免使颅内压升高、脑出血等,可使用拉贝洛尔、艾司洛尔、尼莫地平控制血压升高,也可使用芬太尼0.05mg静脉注射,或 2% 利多卡因 2mL 行气管内注入防止呛咳反射所致颅内压升高、脑出血等。

(6)液体管理:术前禁食、禁水,丢失量按 8～10mL/kg 静脉滴注,手术中液体维持按 4～6mL/kg 补给,患者术前应用脱水剂,已有明显高涨状态,补充液应是生理盐水或等张胶体液。多数学者认为神经外科患者应维持血浆渗透压浓度达到 305～320mmol/L 较为理想,达不到时应使用脱水利尿剂。

(7)使用大剂量脱水利尿剂患者,可产生大量利尿作用,术中应加强对钾、钠、血糖和血浆渗透浓度测定,以利于及时发现和纠正。

第三节　颅脑外伤患者的麻醉

一、颅脑外伤患者的病理生理

颅脑外伤按其病理生理过程可分为原发性损伤和继发性损伤。受伤的瞬间,先为不同程度的原发性损伤,然后继发于血管和血液学的改变而引起脑血流减少,从而导致脑缺血和缺氧,脑水肿,颅压增高,进一步发生脑疝,导致死亡。因此,临床上需要对继发性损伤病理生理过程进行干预,防止其进一步发展加重损伤。

脑血流的改变:研究证明,脑外伤患者在创伤急性期即可发生脑血流的变化,严重脑外伤患者约 30% 在外伤后 4h 内发生缺血性改变。目前认为,这种外伤后缺血性改变是一种直接的反应性变化,而非全身性低血压所致,尽管后者可加重缺血性改变。

影响继发性改变的其他因素:

(一)高血压和低血压

由于原发性损伤之后,脑的顺应性发生改变,甚至有颅内出血,颅压增高,无论高血压还是低血压都将加重脑损伤。由于自身调节功能损害,低血压造成脑灌注压减少,导致脑缺血;而高血压可造成血管源性脑水肿,进一步升高颅压,引起脑灌注压降低。在自身调节功能保持完整的情况下,低血压可引起代偿性脑血管扩张,脑血容量增加,进而使颅压增高,造成脑灌注压进一步降低,产生恶性循环,又称为恶性循环级联反应。

(二)高血糖症

在脑缺血、缺氧的情况下,葡萄糖无氧酵解增加,产生过多的乳酸在脑组织中蓄积,可引起神经元损害。

(三)低氧血症和高二氧化碳血症

低氧血症和高二氧化碳血症都可引起颅脑损伤患者脑血管扩张,颅压增高、脑组织水肿,从而可加重脑损伤。

(四)脑损伤的机制

主要是在脑缺血的情况下激活了病理性神经毒性过程。包括兴奋性氨基酸的释放、大量氧自由基的产生、细胞内钙超载、局部 NO 产生等,最终引起脑水肿加重和神经元不可逆性损害。

(五)脑水肿

外伤后脑水肿和脑肿胀使脑容量增加、颅压增高,导致继发性脑损害,重者发生脑疝,甚至死亡。脑水肿分为五种情况:血管源性、细胞毒性、水平衡性、低渗性和间质性。

1.血管性脑水肿　脑组织损伤可破坏血-脑屏障,致使毛细血管的通透性与跨壁压增加,以及间质中血管外水潴留,从而造成血管源性脑水肿。由于组胺、缓激肽、花生四烯酸、超氧化物和羟自由基、氧自由基等引起内皮细胞膜受损,激活内皮细胞的胞饮作用和内皮结合部的破裂,使毛细血管通透性增加。其次,研究发现体温升高、高碳酸血症可使内皮细胞跨膜压增高,导致毛细血管前阻力血管松弛,使脑水肿发生率和范围增加。另外,蛋白分子电负荷的改变使血管外水潴留。由于白蛋白为阴离子蛋白,容易通过受损的血-脑屏障,然后由外皮细胞清除。相反,IgG 片段为阳离子蛋白,则黏附于阴离子结合部位,而潴留于间质中。临床上脑出血、慢性硬脑膜下血肿和脑肿瘤附近的水肿,均属于血管源性水肿。

2.水平衡性水肿　细胞毒性水肿的主要机制是在脑血流减少的情况下,能量缺乏使细胞膜泵(Na^+-K^+-ATP 酶)功能受损,进而引起一系列的生化级联反应,使细胞外钾增加,细胞内钙增高,膜功能损害可引起细胞不可逆性损伤。由梗死造成的局灶性或全脑缺血、低氧,均可导致细胞毒性水肿的形成。

3.流体静力性水肿　由于跨血管壁压力梯度增加,使细胞外液积聚。脑血管自身调节功能受损,可引起毛细血管跨壁压急剧增加。如急性硬脑膜外血肿清除后使颅内压突然下降,导致脑血管跨壁压突然增加,出现一侧脑半球弥漫性水肿。

4.低渗透压性水肿　严重血浆渗透压降低和低钠血症是渗透性脑水肿的主要原因。脑胶体渗透压超过血浆渗透压,水分即被吸收入脑。当血清钠浓度低于 125mmol/L 时可引起脑水肿。此外,由于性激素的不同,在同一血清钠浓度时,女性较男性更易发生脑水肿。

5.间质性脑水肿　阻塞性脑积水、脑室过度扩大可使脑脊液-脑屏障破裂,导致脑脊液渗透到周围脑组织并向脑白质细胞外蔓延,在临床上可出现一种明显的非血管性脑水肿,即间质性脑水肿。这类水肿一旦发生,可导致脑缺血和神经元损害。

颅脑外伤初期由于静脉容量血管的扩张,脑血容量增加而出现脑肿胀,而不单是脑组织含水量的增加。其神经源性因素包括脑干刺激和脑循环中释放血管活性物质等。因此,早期的脑水肿主要由于脑血管自身调节功能下降,而脑干损害则影响动脉扩张,或静脉梗阻导致充血性或梗阻性脑水肿。如处理不当或不及时,在脑外伤的后期,随着脑水肿加重,颅内高压,脑灌注压下降,引起脑缺血,生化级联反应发生改变,发生复合性脑水肿,即血管性和细胞毒性脑水肿。

二、麻醉处理要点

(一)术前准确评估

由于颅脑外伤病情严重,麻醉医师应首先确保患者的呼吸道通畅,供氧应充分,及时开放静脉通路,以稳定循环,为抢救赢得时间,然后在极短的时间内迅速与家属沟通,了解相关病情,并掌握生命体征和主要脏器的功能情况,了解患者既往有无其他疾病,受伤前饮食情况,有无饮酒过量,目前心肺功能状况,有无合并其他脏器损伤。脑外伤患者常因颅内压增高而发生呕吐,甚至误吸,所以这类患者均应视为饱胃患者,在插管前和插管时都应防止误吸。

(二)麻醉前合理用药

颅脑外伤患者一般不用术前镇静药,只给阿托品或东莨菪碱等抗胆碱药即可。无论何种镇静药都可引起患者呼吸抑制,特别是患者已存在呼吸减弱、呼吸节律异常或呼吸道不畅,即使少量的镇静药也可能造成呼吸抑制,使动脉血中二氧化碳分压增加,引起颅压增高。对于躁动的患者,一定要在密切监护情况下方可给予镇静。

(三)术中密切监测

术中常规监测有:心电图(ECG)、脉搏、血氧饱和度(SpO_2)、呼气末二氧化碳分压($P_{ET}CO_2$)、体温、尿量、袖带血压。必要时还应动脉有创测压、动脉血气分析和电解质分析。怀疑血流动力学不稳、估计失血较多或术中可能大出血,应行深静脉穿刺置管。为操作和管理方便,穿刺点以选择股静脉为宜。

(四)麻醉诱导

颅脑外伤患者的麻醉诱导非常关键,诱导过程当中血流动力学的急剧变化将会加重脑损伤;颅脑外伤患者常常饱胃,诱导过程中发生误吸,会使病情复杂化;颅脑外伤患者常合并其他部位脏器的损伤,如颈椎损伤、胸部损伤、肝脾破裂等;此外,颅脑外伤的老年患者可合并严重的心肺疾患。因此,如不加考虑,贸然进行常规诱导,势必酿成大祸,引发纠纷。

对于全身状况较好、无其他合并症的单纯脑外伤患者,麻醉诱导用药可以选丙泊酚、咪达唑仑、芬太尼和非去极化肌松药。丙泊酚作为目前静脉麻醉药的主打药物,也适用于脑外伤患者,可降低颅压和脑代谢率,并能清除氧自由基,对大脑有一定的保护作用。应用咪达唑仑,可减少诱导期丙泊酚的用量,对减少患者医疗费用有积极作用,同时也降低因单纯应用丙泊酚所引起的低血压发生率,若患者血容量明显不足。可单独应用咪达唑仑为宜,避免应用丙泊酚引起严重低血压而加重脑损伤。咪达唑仑和丙泊酚的用量一定要个体化,一般情况下可用咪达唑仑4~8mg,丙泊酚30~50mg。肌松药以非去极化肌松药为宜,如必须选用去极化肌松药,应注意有反流与误吸、增高颅压和导致高血钾的可能。非去极化肌松药以中、长效为主,如罗库溴铵(0.6～1mg/kg)、维库溴铵(0.1mg/kg)、哌库溴铵(0.1mg/kg)。麻醉用药的顺序对诱导的平稳也有影响,先给予芬太尼(1.5μg/kg),后给咪达唑仑,再给肌松药,30s后给丙泊酚。这种给药方法既可避免丙泊酚注射痛刺激,又能使各种麻醉诱导用药的作用高峰时间叠加一致,可减少气管内插管应激反应。气管内插管前采用2%利多卡因行气管表面麻醉,可使插管反应降到理想程度,最大限度地维持麻醉诱导平稳。

对于全身状况较差、合并其他脏器损伤或伴有其他合并症的患者,麻醉诱导应当慎重。

1.对病情危重、反应极差或呼吸微弱甚至停止的患者,可直接或气管表面麻醉下插管。

2.对于发生过呕吐的患者,应在吸引清除口咽部滞留物后,再进行诱导用药,在面罩加压控制呼吸之前,应由助手压迫喉结,防止胃内容物再次溢出加重误吸,在气管内插管成功后,用生理盐水灌洗,尽可能吸引清除误吸物,以利于气体交换。

3.对其他合并症的患者,特别是心功能较差,甚至心力衰竭患者,首先应用强心药,选择诱导药物,如采用咪达唑仑、依托咪酯等,配合适量的芬太尼和肌松药。

4.合并其他脏器损伤的患者,尤其是内脏大出血者,应进行积极的抗休克治疗,在血压回升、心率接近正常的情况下,谨慎地进行麻醉诱导与气管内插管,以免延误手术时机。诱导用药应选择对血压影响轻,且对大脑有保护作用的药物,如咪达唑仑,即使这样,用药量也应减少,以避免血压剧烈波动。

(五)麻醉维持

颅脑外伤的患者一般都存在不同程度的颅内压增高,因此,麻醉维持一般不单独采用吸入全身麻醉,目前较多采用静脉复合全身麻醉或静脉吸入复合麻醉。静脉复合全身麻醉的维持采用静脉间断注射麻醉性镇痛药和肌松药,持续泵入静脉全麻药。麻醉性镇痛药以芬太尼为主,有条件的可用舒芬太尼和阿芬太尼,哌替啶较少使用。麻醉性镇痛药的用量一般应根据患者的实际情况决定,切忌量大,静脉全麻药也是如此。肌松药应选择对颅内压影响小的阿曲库铵、维库溴铵和哌库溴铵等。静脉全身麻醉药目前最为常用的是咪达唑仑和丙泊酚。丙泊酚优势更为明显,因手术医师希望术后能尽早评估患者的神经系统功能,丙泊酚起效和苏醒都快,而且还有脑保护作用,故选用丙泊酚更为有益。

静脉吸入复合麻醉维持是在静脉复合麻醉的基础上增加了气管内挥发性麻醉药的吸入。应该注意的是吸入麻醉药的选择,吸入麻醉药有脑血管扩张作用,异氟烷扩张作用最弱,适合应用。

(六)术中管理

颅脑外伤者容量管理非常重要。临床上常用脉搏、血压、尿量等指标进行监测。需要注意的是脑外伤患者常用脱水剂,用尿量判断液体平衡情况不准确。最好监测中心静脉压,尤其是合并内脏出血休克者。在液体种类上,晶体液以乳酸钠林格液、平衡盐液和生理盐水为好,应避免应用含糖液。有大出血者,紧急时可选用胶体液,如代血浆、琥珀酰明胶(血定安)、万汶等。颅脑外伤患者血-脑屏障可能存在不同程度的损害,万汶有预防毛细血管渗漏的作用,从理论上讲,输注万汶可能优于其他血浆代用品。术中应注意失血量估计的准确性,适量输血,防止血液过度稀释,术中血细胞比容最好维持在0.30左右。

术中保持过度通气,维持呼气末二氧化碳分压30～35mmHg,有利于颅压的控制。术中除了密切监测患者生命体征外,还应观察手术步骤,对手术的进程有所了解。因为脑外伤患者由于颅压升高.致交感神经兴奋性增高、血中儿茶酚胺上升,易掩盖血容量不足,一旦开颅剪开脑膜,容易发生低血压,严重者可致心搏骤停。此外,麻醉医师在观察手术操作期间,应结合所监测的生命体征指标变化,及时与手术医师沟通,并根据术中生命体征变化,做出准确的判断和正确的解释及处理。

(七)麻醉恢复期的管理

麻醉恢复期的管理非常重要,不能掉以轻心。麻醉医师应根据病情做出相应的处理。早期拔除气管内插管,有利于手术医师及时进行神经系统检查,对手术效果做出及时评估。但必须掌握拔管时机,若患者出现不耐管倾向,且呼之睁眼,可给予少量丙泊酚,吸净气管内和口腔内分泌物后,拔除气管内插管。应尽可能避免麻醉过浅和拔管时剧烈呛咳,以免由此而引起颅内压增高和颅内创面出血。

对术前情况较差、多脏器损伤或有其他严重合并症者,尤其是昏迷患者,宜保留气管导管或做气管切开,以利于术后呼吸道管理,有条件者护送专科 ICU 或综合 ICU。

三、麻醉注意事项

颅脑外伤患者麻醉一个最为关键的问题是,一定不能只注意颅脑外伤的情况而忽略了对其他脏器外伤的观察,以免贻误治疗,导致不良后果。入室后开放两条静脉通路,以备快速输血、输液,抢救休克和大出血。

无论哪种麻醉方法,麻醉诱导时都应防止误吸,以免使病情复杂化。手术过程中避免使用增高颅压的药物,控制呼气末二氧化碳分压,维持患者一定程度的过度通气。术中应注意患者水、电解质的情况,特别是患者大量应用脱水剂,极易引起水、电解质紊乱,液体量可以略欠一些,切不可过量,必要时输血,避免应用含糖液体。术中注意避免血压剧烈波动而诱发脑血管痉挛,加重脑损伤,影响术后神经功能的恢复。

脑外伤患者术后切不可盲目拔除气管导管,严重的脑水肿或脑干损伤,随时可能发生呼吸暂停,甚至死亡危险。

第四节 颅内血管病变的麻醉

一、颅内血管病变的病理及临床表现

颅内血管病变包括高血压动脉粥样硬化性脑出血、颅内动脉瘤、颅内血管畸形等。多数是因突发出血而就诊,平时没有症状,或头痛的症状被忽略,因此起病较急,多数需行急诊手术。

(一)高血压动脉粥样硬化性脑出血

高血压动脉粥样硬化性脑出血在临床上最常见,尤其是随着社会的老龄化和饮食结构的改变,其发生率有增加的趋势。高血压和动脉粥样硬化互为因果,互相影响。高血压的患者颅内血管壁由于长期受到高压力的冲击而发生损伤,损伤的部位在修复过程期间,有的恢复良好,有的会发生脂类沉积,沉积的脂类物质可形成斑块,此处的血管壁弹性降低,脆性加大,在突然受到更大的血流冲击力的情况下,血管壁即破裂发生出血。如剧烈运动、情绪激动、饮酒等因素,可使患者突然头痛、恶心、呕吐、意识障碍,严重者很快深昏迷,四肢瘫痪,眼球固定,瞳孔针尖样,高热,病情迅速恶化,数小时内死亡。特别是饮酒后,易误认为醉酒,颅脑 CT 可帮助确诊。

(二)颅内动脉瘤

颅内动脉瘤是由于脑血管发育异常而产生的脑血管瘤样突起。好发于颅底动脉及其临近动脉的主干上,常在动脉分支处呈囊状突出。颅内动脉瘤的病因可能是先天性动脉发育异常或缺陷、动脉粥样硬化、感染、创伤等,形成动脉瘤的一个共同因素是血流动力学的冲击因素,致使薄弱的血管壁呈现瘤样突起。临床上颅内动脉瘤在破裂前常无症状或仅有局灶症状,表现为一过性轻微头痛;破裂后症状严重,出现突发的、非常剧烈的头痛,常被误诊为流感、脑膜炎、颈椎间盘突出、偏头痛、心脏病以及诈病等。患者可有不同程度的意识障碍,部分患者就诊时可能完全缓解,患者是否有过突发性剧烈头痛的病史常常是确诊的重要线索。颅内动脉造影可确诊。Hunt 和 Hess 将颅内动脉瘤患者按照手术的危险性分成五级:

Ⅰ级:无症状,或轻微头痛及轻度颈强直。

Ⅱ级:中度及重度头痛,颈强直,除有神经麻痹外,无其他神经功能缺失。

Ⅲ级:倦睡,意识模糊,或轻微的灶性神经功能缺失。

Ⅳ级:神志不清,中度至重度偏瘫,可能有早期的去大脑强直及自主神经功能障碍。

Ⅴ级:深昏迷,去大脑强直,濒死状态。

若有严重的全身疾患如高血压、糖尿病、严重动脉硬化、慢性肺部疾患及动脉造影上有严重血管痉挛者,要降一级。

(三)颅内血管畸形

颅内血管畸形是指脑血管发育障碍引起的脑局部血管数量和结构异常,并对正常的脑血流产生影响。可分为:动静脉畸形、毛细血管扩张症、静脉畸形、海绵状血管畸形。临床上最常见的是动静脉畸形。脑动静脉畸形是一种在胎儿期形成的先天性脑血管发育异常,无明显家族史。其病理特点是非肿瘤性的血管异常,具有粗大、扩张、扭曲的输入及输出血管,病理性血管可呈蔓状缠结且动静脉分流循环速度很快,供养动脉常常扩张并延长,近端及远端动脉襻均为迂曲状。动静脉畸形的症状体征可来自于以下情况。

1.正常神经组织受压,脑积水,脑、蛛网膜下隙、脑室出血。

2.缺血及出血性损害导致头痛、抽搐。

3.占位导致的神经功能缺失。

4.静脉压升高使颅压增高。

5.“盗血”引起神经功能缺失。

6.临床表现各不相同,有头痛、癫痫、精神异常、失语、共济失调等。还有一个罕见的症状,即三叉神经痛。

二、麻醉处理要点

1.术前准备及麻醉前用药　麻醉医师应尽快了解病史,特别是抗高血压药的服用情况。此类患者为急诊患者,病情虽有轻重之分,但对意识障碍不严重的患者不能掉以轻心,这类患者很容易激动和烦躁,致使病情加重,影响治疗效果。所以无论患者意识如何,只要有躁动倾向,一定要给予适度的镇静,并密切监护。麻醉前用药根据病情可在手术室内麻醉前 5min 静脉推注抗胆碱药。若在做相应检查时已用镇静药,此时不必再用。

2.术中监测　术中监测见颅脑外伤患者麻醉处理要点中的术中监测,此不再赘述。

3.麻醉方法　颅内血管病变手术目前几乎都在显微镜下进行,要求手术野稳定清晰,所以应选择气管内插管全身麻醉,因挥发性麻醉药对脑血管影响大,故多选择静脉全身麻醉。麻醉诱导用药为:丙泊酚、咪达唑仑、依托咪酯、羟丁酸钠、芬太尼、舒芬尼、雷米芬太尼、维库溴铵、哌库溴铵等。不管选择哪几种药,都要力求诱导平稳,维持脑灌注压稳定。

4.麻醉维持　麻醉维持药物的选择应以能更好地满足下列要求为前提:理想的脑灌注压、防止脑缺氧和脑水肿、使脑组织很好地松弛、为减轻脑压板对脑组织的压迫、在分离和夹闭动脉瘤时应控制血压,以降低跨壁压。由于没有任何一种药物可达上述要求,所以要联合用药,作用互补,以取得最佳效果。在应用静脉麻醉药的同时辅以小流量的异氟烷,可更好地进行控制性降压。维持用药可以静脉持续泵入丙泊酚,也可持续泵入咪达唑仑,镇痛药和肌松药可间断注射。镇痛药可用吗啡、芬太尼、舒芬太尼等,肌松药可选用长效哌库溴铵或中效维库溴铵。

5.术中管理　颅内血管病变的患者术中管理非常重要,术中合理地调控血压、心率,维持血流动力学稳定,可减轻脑损害,有利于患者神经功能的恢复,合理地利用心血管活性药物,尤其对心血管合并症的患者更要因人而异,用药一定要个体化。一般常用的心血管活性药物有:艾司洛尔、硝酸异山梨酯、氨力农、硝酸甘油、硝普钠。容量管理也很重要,术中应根据液体需要量、失血量、尿量,以及 CVP 和肺毛细血管楔压(PCWP)及时补液和输血,特别是在动脉瘤夹闭后应快速扩容,进行血液稀释,维持血细胞比容在正常低限范围内(0.30～0.35)。羟乙基淀粉用量超过 500mL 时为相对禁忌,因为有可能干扰止血功能引起颅内出血。

6.麻醉恢复期管理　麻醉恢复期应根据术前患者的一般情况和手术的情况决定是否拔除气管导管。若术前患者一般情况良好,且手术顺利,可在患者自主呼吸恢复满意后拔管,完全清醒后送回病房观察。若术前一般情况较差,意识有障碍,手术难度较大,时间长,应带管将患者送监护室,借助呼吸机支持,待麻醉自然消除后拔管。

三、麻醉注意事项

对高血压动脉粥样硬化性脑出血的患者,应了解既往史,这类患者一般都有不同程度的心肌供血不足,血压、心率的剧烈波动变化,可使心肌缺血加重,严重者发生心肌梗死,所以麻醉诱导时应避免使用心肌抑制药物。

颅内动脉瘤和血管畸形的患者麻醉诱导非常关键,特别是已经有颅内出血的患者,麻醉诱导期间可再发出血或出血加重,甚至可引发动脉瘤破裂,故麻醉诱导要把喉镜置入和气管内插管刺激降到最低。但麻醉也不宜过深,对颅内压正常的患者,血压可降低到基础血压的30%～35%,对已有颅内压增高的患者,血压降低有加重脑缺血的危险,一定要引起重视。

颅内动脉瘤患者术中都要求控制性降压,应该注意,为维持合理的脑灌注,在切开硬脑膜前不需降压过低。术中在监护状态下于动脉瘤夹闭前开始行控制性降压。选择对脑血流、脑代谢及颅压影响小的降压方法。在控制性降压的过程中应该注意的是:硝普钠虽然可以快速控制高血压,但可使容量血管扩张而增加脑血容量,并使颅压升高;硝酸甘油同样可使容量血管扩张而增加脑血容量,比硝普钠引起的颅内压增高还要明显且严重,因而要避免应用这两种药物。钙通道阻滞药尼卡地平、尼莫地平可增加局部脑血流,对心肌抑制轻,术中可快速控制高血压,停降压后无反跳现象,并有预防术后心脑血管痉挛的作用,可作为首选。

颅内血管畸形的患者术中要严格控制血压波动,低血压加重损害病变周围的脑组织(长期低灌注血管麻痹),一旦(AVMs)切除术后发生正常灌注压恢复综合征,出血、水肿、高颅压,而高血压又可加重其损害。因此,术后血压仍须控制在适当范围,不宜立即停止降压药。

颅内血管手术由于出血和术中对血管的刺激,术后极易发生局部脑血管痉挛,血流减慢,术中应避免使用止血药,以免在血管痉挛后发生脑血栓,影响神经功能的恢复。

注意防止动脉瘤夹闭后的血管痉挛,通过高血压[平均动脉(MAP)100mmHg]、高血容量、血液稀释来增加脑血流,关键是要在轻度脑缺血进展为脑梗死之前实施,术野使用罂粟碱可扩张痉挛的血管,如果手术需要临时钳夹动脉瘤时,为改善其供血区域的侧支循环,国外常静脉注射去甲肾上腺素。

第五节　颅内肿瘤患者的麻醉

一、颅内肿瘤患者的病理生理

颅内肿瘤按部位可粗略分为大脑半球肿瘤、小脑肿瘤和脑干肿瘤,后两者位于颅后窝,又统称为颅后窝肿瘤。病理报告以神经胶质瘤、脑膜瘤多见,余为转移瘤、结核瘤等。患者可能患病数年无临床症状,随着占位病变体积的增大出现颅压升高的症状,伴视力、嗅觉障碍、偏瘫、失语等。与麻醉有关的颅内肿瘤的病理生理变化主要是肿瘤占位引起的颅压增高,颅内压是指颅内容物对颅腔壁产生的压力,临床上一般通过测量脑脊液压力了解颅压的变化情况,颅内压力正常是维持脑功能正常运转所必需的。

1.颅压的调节　颅内容物主要有脑组织、脑脊液和血液三种成分,正常情况下,其中一种成分增加,其他两种成分则相应减少,机体通过自动调节维持颅压在一定限度之内(成人5～15mmHg,儿童4～7.5mmHg)的正常平衡状态。颅内肿瘤引起颅内容物的增加,早期可通过自动调节维持正常的颅压,随着颅内肿瘤体积增大,超过代偿限度颅内压即增高。有时颅内肿瘤(如颅后窝病变)体积虽然很小,但也可引起颅内压增高,这主要是因为肿瘤位置引起脑脊液回流受阻,脑积水所致。

2.脑脊液对颅压的调节、作用　由脉络丛生成的脑脊液时刻在进行着新陈代谢变化,包括生成、循环和吸收。颅内压的变动可受脑脊液分泌、循环、吸收的影响,在颅内压的调节中起重要作用。当颅压增高时,脑脊液回吸收增加,而且一部分脑脊液受挤压流入脊髓蛛网膜下隙,使颅内容物总体积减小,有利于颅压降低。

3.脑血流对颅压的调节　颅压的变化直接影响脑血流,颅压增高,脑血流减少,而脑静脉系统的血液受挤压而排出增多,脑血容量减少,因而颅压可以降低。正常情况下脑血流的调节主要通过动脉血管口径的变化来实现的,其影响因素有二氧化碳分压、动脉血酸碱度、温度等。临床上通常采用过度通气来降低二氧化碳分压,以使脑血管收缩,脑血流减少,达到降低颅压的作用,为手术提供良好的手术野。

颅压的调节有一定的限度,在这个限度之内,颅内对容积的增加有一定的代偿力,这种代偿力表现在脑脊液被挤压至脊髓蛛网膜下隙,脑部血液减少与脑组织受压向压力低处转移,以达到机体承受的病理平衡,故这个限度的极限称之为临界点。超过临界点即失代偿,这时颅内容物微小的增加,可使颅内压急剧增加,加重脑移位与脑疝,发生中枢衰竭。

二、麻醉处理要点

1.术前准备　颅内肿瘤手术一般都是择期手术,有足够的时间进行术前准备。麻醉医师所要做的是麻醉前认真访视患者,了解病史,包括既往史、手术史等,特别是与麻醉有关的心、肺合并症,肝、肾功能情况。

2.麻醉前用药　成人一般在麻醉前30min肌内注射苯巴比妥0.1g,东莨菪碱0.3mg。

3.术中监测　术中监测见颅脑外伤者麻醉处理要点中的术中监测,此不再赘述。

4.麻醉方法　颅内肿瘤患者麻醉方法有局部麻醉、局部麻醉加神经安定镇痛术、全身麻醉。随着时代的进步,人们对麻醉的要求也越来越高,一方面,患者要求术中舒适而无恐惧,另一方面,随着显微手术的不断开展,手术医师要求良好的手术野,因此,目前所有的颅内肿瘤患者均在全身麻醉下进行手术。麻醉诱导目前可选用的药物很多,如咪达唑仑、丙泊酚、依托咪酯、羟丁酸钠等;肌松药可选择阿曲库铵、维库溴铵、哌库溴铵等;麻醉性镇痛药可选芬太尼、舒芬太尼、吗啡等。

5.麻醉维持　见颅脑外伤患者麻醉处理要点中的麻醉维持。

6.术中管理　颅内肿瘤患者术前常用脱水剂,因而术前常常血容量不足,术中还要丢失一部分血液,特别是手术较大时,有效循环血容量不足将更为明显,术中液体管理非常重要,最好监测中心静脉压,以指导输液。液体种类根据患者具体情况选用晶体液和胶体液,晶体液以乳酸钠林格液为主,不用含糖液,胶体液有聚明胶肽(血代)、血定安、万汶等。对体质较好的患者,可采用大量输血补液,尿量保持30mL/h即可。以免肿瘤切除后,正常脑组织解除压迫,出现脑组织严重水肿,加重脑损害。呼吸管理见颅脑外伤患者麻醉处理中的术中管理。

7.麻醉恢复期　麻醉恢复期的管理要求与颅脑外伤患者相同。

三、麻醉注意事项

此类患者由于术前使用脱水剂，往往伴有电解质紊乱，所以术前一定要化验电解质，以利于术中选择液体种类，保持电解质平衡。

颅内高压的处理非常重要，处理不妥死亡率很高。在麻醉诱导后应立即静脉注射20％甘露醇$1g/kg$，最好在剪开脑膜前输完，并配合过度通气，保持一定的麻醉深度，最大限度地降低颅压，以利手术的进行。

对出血多的手术，如脑膜瘤多沿大静脉窦发展，极易侵犯静脉窦，血运非常丰富，麻醉前一定要有充分的估计，多开放几条静脉通路，以备能快速输液输血。术中在分离肿瘤前进行控制性降压，注意降压的幅度，根据需要动脉压若降至$60mmHg$以下时，切不可时间过长。麻醉力求平稳，无缺氧及二氧化碳蓄积。

颅后窝肿瘤手术麻醉比较复杂，手术体位常有坐位、俯卧位、侧卧位。坐位时术中易发生气体栓塞，为预防气体栓塞，术中禁用NO_2与过度通气及控制性降压，可采用呼气末正压通气。下肢用弹力绷带，防止淤积性血栓形成。变动体位时要慢，避免血流动力学急剧改变。常规监测$P_{ET}CO_2$、SPO_2、心电图EEG、中心静脉压（CVP），必要时置右房导管及超声多普勒气体监测仪或食管超声心动图可动态反映心内的气泡；一旦检出气泡立即通知术者关闭空气来源、右房抽气、左侧垂头足高位、加快输液，必要时给心肌变力性药物支持。

脑干是颅后窝内极为关键的结构，手术期间生命中枢受到刺激易出现呼吸节律和心率变化，因此，对机械通气的患者应加以注意。对保留自主呼吸的患者，应密切注意呼吸节律的变化，出现异常及时通知手术医师，以减轻对脑干的牵拉刺激。还应该注意的是脑干手术时应保证手术野安静，避免麻醉减浅出现呛咳，最为稳妥的方式是应用肌松药，进行机械通气。

第六节　垂体腺瘤患者的麻醉

一、垂体腺瘤患者的病理生理及临床表现

垂体腺瘤可分为功能性和非功能性腺瘤。功能性腺瘤因过度分泌相关激素引起临床不同症状，非功能性腺瘤一般仅引起压迫症状。功能性腺瘤引起的机体病理生理变化由其分泌的激素所决定。功能性腺瘤分为：生长激素（GH）腺瘤、催乳素（PRL）瘤、GH和PRL混合型细胞瘤、促肾上腺皮质激素（ACTH）瘤、促甲状腺素释放激素（TRH）细胞瘤、黄体刺激素（LSH）和促卵泡素（FSH）瘤、嗜酸干细胞瘤。

垂体腺瘤的临床表现一是高分泌综合征，二是肿瘤占位的影响。早期经常表现为分泌亢进，随着肿瘤的发展，相关症状不断加重且明显，并出现垂体组织、鞍旁组织的受压改变，甚至出现垂体功能减低。

PRL瘤是最常见的高分泌性垂体腺瘤，约占25％，常表现为性欲减退、阳痿、乳房发育、溢

乳、胡须减少,重者生殖器官萎缩,精子减少、活力低、不育。

生长激素腺瘤可以导致巨人症和肢端肥大症,在青春期前,骨骺尚未融合时发病者,表现为巨人症。肢端肥大症若发生在骨骺闭合的成人,则手足肥厚宽大,下颌突出,巨舌,皮肤变厚变粗,糖代谢异常,心脏病和周围神经病变。99%以上的肢端肥大症是由于分泌 GH 腺瘤引起。其中 20%～50%合并 PRL 或其他激素分泌。

皮质醇增多症(又称 Cushing 综合征)是由于慢性皮质醇增高引起。由垂体 ACTH 瘤引起称为库欣(Cushing)病,由于脂肪代谢异常出现向心性肥胖,满月脸,水牛背,四肢相对瘦小,动脉粥样硬化。蛋白质分解大于合成代谢,抑制胶原合成导致皮肤菲薄,毛细血管扩张,呈现多血质。腹部皮肤紫纹,毛细血管脆性增加,易出现紫癜。骨质疏松,易致病理性骨折。伤口不易愈合,促性腺激素分泌抑制,女性出现月经稀少,闭经,溢乳,不孕;男性出现性欲减退,阳痿,精子减少,睾丸萎缩。少数患者盐皮质激素(又称盐皮质类固醇)增加,导致电解质代谢紊乱,低血钾,低氯,高血钠。糖代谢紊乱,胰岛素抵抗和糖耐量减低。患者多伴有高血压、左心室肥大、心力衰竭、心律失常、肾衰竭、皮肤色素沉着及精神异常等。

垂体瘤在鞍内生长缓慢,当长至鞍上区时产生症状,压迫视神经、视交叉,出现不同程度的视力下降和视野改变。头痛常常是患者首诊的症状。头痛位于眶后、前额和双颞部,程度轻,间歇性发作。少数巨大肿瘤可至第三脑室,引起室间孔或中脑水管梗阻,出现颅内压增高时头痛剧烈。垂体卒中时瘤体坏死、出血、瘤内压力急剧增高,蛛网膜下隙出血者突发性剧烈头痛。

二、麻醉处理要点

1.**患者术前评价及准备**　麻醉医师应对病情作全面了解,注意患者基础代谢情况,了解肿瘤有无功能,术前电解质等生化指标,以及有无其他合并症,以便对患者做出准确评价。术前做必要的试验和治疗,可减少麻醉和手术的危险。垂体卒中急症手术对视力恢复有利,一般情况下,患者需要糖皮质激素替代及脱水治疗。对肢端肥大症患者应考虑到有气管内插管困难的可能,要准备充分。

2.**麻醉前用药**　麻醉前用药无明显禁忌,常规应用巴比妥类药物和抗胆碱药物,一般为苯巴比妥、东莨菪碱。

3.**术中监测**　术中除了常规监测 ECG、SpO_2、$P_{ET}CO_2$、体温、尿量、袖带血压外,还应对患者进行 ACTH、皮质醇、血糖和尿糖的监测。

4.**麻醉方法**　垂体瘤手术常用入路是经鼻蝶和经颅,无论哪种入路,都要选择全身麻醉。经鼻蝶入路时,麻醉过程中应进行控制性降压,以减少出血,保持手术野清晰,缩短手术时间。麻醉诱导用药量要足,尤其是有甲状腺功能亢进的症状时,用量要增大,因这种情况下循环系统极易激惹。气管内插管前应对口、咽喉、声门及气管黏膜充分表面麻醉(表麻),一般用 1%丁卡因或者 2%利多卡因,最大程度地减轻气管内插管反应。

5.**麻醉维持**　对经颅手术的患者一般多选用静脉复合全身麻醉,维持用药可以静脉持续泵入丙泊酚,也可持续泵入咪达唑仑,镇痛药和肌松药可间断注射。镇痛药可用吗啡、芬太尼、舒芬太尼等,肌松药可选用长效哌库溴铵或中效维库溴铵。经鼻蝶手术的患者可在静脉麻醉的基础上辅以吸入少量的恩氟烷,以更好地控制血压。

6.术中管理　由于手术在显微镜下进行,所以一定要控制血压,同时液体量也要适当限制,必要时输血,尤其是经翼点入路手术时,血压高时颅内压将增高,且出血多,影响手术视野。经额开颅或经蝶手术时,有可能有血水流入口腔,且经蝶手术后,伤口渗液也有流入口腔的可能,所以气管内插管后需将气囊满意充气。术中监测呼气末二氧化碳分压,调整机械通气有关设定,维持患者一定程度的过度通气,以降低颅压。

7.麻醉恢复期管理　因此类患者术前一般意识良好,多主张术后早期拔除气管导管,故垂体腺瘤患者在麻醉恢复期应注意呼吸的恢复情况,特别是 GH 腺瘤的患者,由于结缔组织增生,舌体肥大,口腔内可能有渗液,经鼻蝶入路手术后鼻腔被填塞,所以患者通气量一定要接近术前水平,SPO_2 正常,肌力恢复,完全清醒且无呼吸道梗阻的表现,吞咽反射、咳嗽反射良好后方可拔除气管导管。

三、麻醉注意事项

垂体腺瘤患者多比较年轻,一般无其他合并症,麻醉医师应该注意的是由肿瘤引起的,尤其是与内分泌有关的症状,对可能发生垂体功能衰竭的患者做出估计,以采取预防措施。对经额或翼点入路手术的患者要注意颅内压的控制,麻醉诱导应避免血压波动,手术开始时要提前加深麻醉,特别是开颅骨时,更要注意镇痛药足量。

经鼻蝶入路时,术者要进行鼻腔准备,鼻腔局部应用肾上腺素可引起血压增高、心率增快,同时鼻腔神经末梢丰富,从鼻镜的置入至手术结束,麻醉医师应注意控制血压,尽管手术时间短,但麻醉用药量一定要足以保证手术野清晰。

无论是麻醉诱导还是维持,都应避免麻醉过浅,特别是避免呛咳,在体位改变的过程中气管导管刺激,更易诱发呛咳。由于垂体腺瘤手术时间较短,所以肌松药的选择一般不选用长效药,以中、短效为宜,长效肌松药有术后发生延迟性呼吸抑制之虑,选用时一定要谨慎。

术中液体量不宜过多,应注意适量控制,必要时输血即可。对尿崩倾向的患者要注意纠正水、电解质紊乱,术中可应用去氨加压素(弥凝),一方面可止血,另一方面可降低血压,并有抗利尿的作用。

第六章　心血管外科麻醉

第一节　先天性心脏病手术的麻醉

一、先天性心脏病的病理生理特点

先天性心脏病病变类型多,每一种疾病往往有不同程度的分流或者肺血管的病变。根据解剖上的变异和肺血管病变的特点,大多数病变可归纳为以下四类病变中的一种:①导致肺血增多的疾病;②导致肺血减少的疾病;③导致血流梗阻的疾病;④肺-体循环未交换的病变如大动脉转位等。前两类病变的疾病都存在异常分流,既包括单纯性分流,也包括复杂性分流。分流的方向取决于分流通路的大小和两侧的相对阻力,同时决定了患者的临床表现。而第三类疾病则通常因为瓣膜或者大血管解剖的变异等不产生分流。第四类由于肺循环和体循环静脉回流的血液混合,可出现体循环的低氧血症;根据肺血流病变是否存在梗阻,肺血流的病变有增多和减少之分(表 6-1)。

表 6-1　不同先天性心脏病变的血流特征

肺血流增多的病变	房间隔缺损
	室间隔缺损
	动脉导管未闭
	心内膜垫缺损
	冠状动脉起源异常
	大动脉转位
	肺静脉异位引流
	永存动脉干
	单心室
肺血流减少的病变	法洛四联症
	肺动脉瓣闭锁
	三尖瓣闭锁

	Ebstein 畸形
	永存动脉干
	大动脉转位
	单心室
梗阻性病变	主动脉瓣狭窄
	肺动脉瓣狭窄
	主动脉缩窄
	非对称性室间隔肥大

二、麻醉前评估和准备

(一)麻醉前评估

1.明确先天性心脏病的病理生理及其对机体的影响。

2.了解超声多普勒和心导管检查的有关资料。

3.实验室资料发绀型患儿可出现红细胞增多,凝血功能影响,血小板减少或血小板功能障碍。新生儿有出血倾向,维生素 K_1 或新鲜冰冻血浆有助于纠正凝血功能。

(二)麻醉前准备

1.控制心衰、缓解缺氧,调整全身状况到最佳状态。β受体阻滞剂和抗心律失常药应持续至麻醉开始,甚至术中也应继续使用。

2.准备必要的麻醉设备,小儿可采用环路系统麻醉装置,10kg 以下婴儿可采用 Mapleson D 回路。

3.准备必要的血管活性药物,对重症者应提前备用,并熟悉剂量和用法。

(三)麻醉前用药

1.6kg 以下可不用术前药。

2.6kg 以上术前 30 分钟口服咪达唑仑糖浆 0.5mg/kg(最大剂量 15mg);或采用右美托咪定 1μg/kg 总量滴鼻。

(四)麻醉监测

1.心电图 心电图监测同时观察肢导联和胸导联,有利于对心肌缺血的监测。经食管心电图与标准肢导联相比,P 波更明显,有利于监测心律及传导系统功能情况,但由于 S-T 段改变不明显,故在监测心肌缺血方面意义较小。

2.血压 无创动脉压测定宜采用宽度适宜的袖带;直接动脉压测定经皮桡动脉穿刺置管。①穿刺方法及连接:常规选择左侧桡动脉,22G 或 24G 留置针,用硬质管连接至换能器。②留管时间:留管时间与血栓发生率有关。只要病情稳定,应及早拔除留置的套管。③肝素液:建议采用的浓度为 0.002%(10mg/500mL)。

3.中心静脉压监测 ①颈内静脉穿刺置管(中路高位):患儿体位头低 15°～20°;针干与皮

肤交角 20°～30°;穿刺方向指向同侧腹股沟中点或略外侧;穿刺深度一般不超过 4cm,穿刺成功后依据患儿年龄选择置入 4～7F 双腔中心静脉导管,深度约为身长的 1/10(cm)－1cm。②颈外静脉穿刺置管术:颈外静脉置管后测得的压力与右房压密切相关(r＝0.926)。颈外静脉压比中心静脉压平均高 2～4mmHg;③推荐行超声引导下中心静脉穿刺,若无必要避免行股静脉穿刺,因其导管相关性感染、血栓发生率较高;若颈内静脉穿刺困难,也可行超声引导下锁骨下静脉穿刺置管。

4.血氧饱和度　在分析血氧饱和度的临床意义时,应考虑到不同 pH 状态下它与血氧分压之间的关系。必须指出,低温及低血压状态下脉率-血氧饱和度仪是否有满意的血管容积波及其显示的脉率与心电图显示的心率是否基本一致是解释 SpO_2 是否可靠的前提。

5.呼气末二氧化碳　维持正常水平的呼气末二氧化碳对稳定血流动力学和麻醉平稳极为重要。对于肺缺血型的先天性心脏病,呼气末二氧化碳值要明显低于 $PaCO_2$,我们的体会是依病情程度不同,该差数大致介于 10～20mmHg,临床监测时应予以注意。

6.尿量　尿量达 1mL/(kg·h),反映肾功能良好以及液体平衡适当。

7.温度　①非体外循环手术,维持手术室环境温度在 27～30℃(早产儿)或 24℃(婴幼儿);②体外循环手术采用一般低温者,室温维持于 23～25℃,对深低温者,室温应保持 16～18℃。变温毯水温在降温期间应控制在 4℃,升温期间控制在 38～42℃;③所有输注的液体和血制品均应加温,甚至吸入气也应加温湿化;④麻醉期间应连续监测患儿直肠温度、食管温度以及鼓膜温度。直肠,鼓膜温差要求小于 6℃,温差增大往往提示冠脉灌注不足或头部、下肢静脉血回流减少。

8.经食管超声心动图(TEE)　可对手术过程提供最充分且直接的评估,必要时可指导手术过程的修改,目前已经能用于 2.8～3.5kg 的患儿。经颅多普勒(TCD)能测定脑血流速度,发现脑内微栓。近红外光谱(NIRS)可实时监测脑组织氧合作用。

三、小儿先天性心脏病的麻醉处理

(一)麻醉处理原则及用药

1.麻醉诱导和维持　常用静脉快速诱导气管插管。对右向左分流的患儿,应防止静脉管道中出现气泡,否则这些气泡将更迅速地进入体循环,可能产生严重并发症。阿片类药物复合静脉麻醉药及非去极化肌松药分次缓注可顺利完成气管插管。

麻醉维持采用适当浓度的吸入全麻药复合阿片类药物、镇静药和肌松药,在良好的呼吸、循环管理条件下使患儿平稳地度过麻醉和手术。

2.麻醉药的选择

(1)吸入麻醉药:①异氟烷:异氟烷的血/气分配系数低,对循环抑制作用弱,抑制程度次序是异氟烷＜恩氟烷＜氟烷,适用于心血管手术。异氟烷所致的血压降低主要是由 SVR 降低引起,而对心肌抑制较轻。不会诱发心律失常。对肺循环的影响小;②七氟烷:七氟烷具有血/气分配系数低(0.63)的特点,诱导和苏醒迅速。对呼吸道刺激性小,又有特殊的芳香味,特别适用于小儿麻醉。心肌无显著抑制,抑制交感神经,表现为心率减慢。对冠状动脉有扩张作用,可降低冠状血管阻力,增加心肌血流;③地氟烷:血气分配系数为0.42,对气道有刺激性,临床上较少单独用于诱导苏醒更快。对循环系统的影响与异氟烷相似,其对心肌抑制、血管扩张及血压下降作用比异氟烷小。不增加心肌对儿茶酚胺的敏感性,但深麻醉下可出现心律失常。地氟烷维持麻醉时应注意浓度调节幅度不可过大,否则血压常有剧烈波动,适用于需要术后早期拔管的先天性心脏病患儿;④氧化亚氮(N_2O):N_2O用于先天性心脏病患者存在争议。氧化亚氮有负性肌力作用,应用于先心患儿可引起明显的心肌抑制,故不宜用于心功能差的患儿。体外循环转流结束后初阶段,在使用N_2O时应特别注意它对循环功能的抑制作用,必要时暂停吸入。不主张用于先天性心脏病麻醉。

(2)静脉麻醉药:①咪达唑仑:可增强其他麻醉药的镇痛作用,是心血管手术麻醉中重要的辅助用药。常用于麻醉诱导(0.1～0.2mg/kg),与阿片类药物合用时应注意SVR下降可能导致血压下降;②依托咪酯:对心血管系统无明显抑制作用,能维持血流动力学稳定,对PVR无影响,适用于心脏手术的麻醉诱导,常用剂量为0.2～0.3mg/kg缓慢注射。镇痛和肌松作用差,预先静注芬太尼0.1μg/kg,可减轻或消除诱导期可能出现的肌肉抽搐、强直和局部疼痛。可抑制肾上腺皮质功能,干扰正常应激反应,故不宜长期使用;③氯胺酮:镇痛作用良好,可兴奋血管收缩中枢,使血压升高、心率加快、心排出量增加,心肌氧耗增加。增加SVR,减少右向左分流,从而使发绀病儿的动脉血氧饱和度有所改善。起效快,麻醉诱导剂量为2mg/kg。冠状动脉畸形、严重主动脉狭窄、左心发育不良伴主动脉闭锁以及升主动脉发育不全等患儿,由于冠状动脉供血相对不足,有引起室颤的危险;④丙泊酚:对循环的抑制作用主要表现为血管扩张所致的血压下降以及心动过缓和结性心律发生率增加,故只能用于心功能良好的患儿。通常,心脏手术麻醉诱导量为1～2mg/kg缓慢静注,术中静脉持续输注剂量为4～8mg/(kg·h)。

(3)镇痛药:大剂量芬太尼(25～75μg/kg)应用于新生儿及婴儿先天性心脏病麻醉,可抑制内分泌及应激反应,术中血流动力学稳定。新生儿用较小剂量的芬太尼(10μg/kg)也能获得有效的麻醉,但长时间手术仍需用较大剂量。如果与维库溴铵合用,应注意可能发生的心动过缓。CPB开始前应追加剂量。舒芬太尼有类似芬太尼的药理作用,常用的诱导剂量为2～4μg/kg,维持量为0.2～0.5μg/(kg·min)。阿芬太尼作用时间短,在单次静注20μg/kg后,按1μg/(kg·min)静滴维持,血流动力学稳定,减少机体应激反应。瑞芬太尼为超短效阿片类药,镇痛效价与芬太尼相似,药物可控性好,剂量范围较大,常用剂量为1μg/(kg·min),缺点在于手术结束停止输注后镇痛效应很快消失,因此必须在手术后改用镇痛剂量输注或在缝皮前30min左右给予镇痛剂量的长效阿片类药物。

(4)肌松药:维库溴铵心血管作用稳定,与芬太尼或丙泊酚合用可发生明显的心动过缓。麻醉诱导剂量通常分别为0.5mg/kg和0.1mg/kg,术中静脉持续输注剂量分别为0.4mg/(kg·h)和80μg/(kg·h)。罗库溴铵的起效时间接近琥珀胆碱,对循环影响小,无明显的组胺释放,因此适用于心脏手术的麻醉诱导和维持。小儿单次静注0.6～0.9mg/kg后1～1.5分钟起效,静脉持续输注用量为6～8μg/(kg·min)。顺阿曲库铵无组胺释放,不依肝肾功能,可用于小儿心脏手术。

（二）几种先天性心脏病手术的麻醉管理

1.房间隔缺损

（1）房间隔缺损患儿手术时，主动脉插管与上下腔静脉插管时容易出现血压低及心律失常，应注意及时补充血容量，或经体外循环主动脉插管动脉输血维持血压，必要时应告知外科医师暂停手术操作。

（2）停机后注意较大的房间隔缺损患者一般存在左室偏小以及肺动脉高压的问题。其预防措施是在停机前给予正性肌力药物与血管扩张药充分强心扩血管。

（3）合并肺动脉高压的患儿可以使用硝酸酯类、前列腺素 E_1、NO 或前列环素吸入治疗。

（4）原发孔型房间隔缺损的患儿常合并二尖瓣裂，必要时缝合恢复其完整性；同时应注意走行于下方的房室传导系统，避免出现房室传导阻滞。

（5）房间隔缺损的患儿，左向右分流使的右心容量较高，外科手术解除分流因素后，右心房容量会急剧下降，倘若以 CVP 目标值的标准补充血容量，会出现容量超负荷的可能，因此应直视心脏充盈情况判断容量负荷较佳。

2.室间隔缺损

（1）室间隔缺损的患儿大多数在体外循环下行完成修补手术，气管插管后应注意避免过度通气，低碳酸血症和高氧分压会扩张肺血管，降低肺血管的阻力，加重室间隔缺损的分流量，引起血流动力学的不稳定。

（2）对于室间隔缺损的患者来说，心室间血流自由交通，左心室与右心室均得到了充分的锻炼，如果术中心肌保护效果好，停机后可以使用血管扩张药降低心脏的后负荷以及降低肺动脉压力。

（3）一般不需要使用正性肌力药物支持心功能，或仅使用小剂量多巴胺支持，必要时磷酸二酯酶抑制剂。由于其独特的扩张肺血管作用，对于出现右心功能不全的患儿更有益。

3.动脉导管未闭　较粗大或窗型动脉导管未闭患儿需要在体外循环下手术，动脉导管较细、导管较长的患儿一般不需要体外循环，在控制性降压的情况下经左第四肋间后外侧切口直接缝扎动脉导管即可。术中在吸入强效吸入麻醉药物基础上使用硝普钠控制性降压，钳夹动脉导管时需要将收缩压降至 $70\sim80mmHg$。

4.主动脉弓缩窄

（1）主动脉弓缩窄手术可以不使用体外循环，在控制性降压下高位阻断近心端主动脉弓、左锁骨下动脉以及远端胸主动脉。

（2）用体外循环时，小儿一般采用深低温停循环，成人一般采用深低温上下身分别插管灌注的方法，以保证术中重要脏器的血流灌注。

（3）右侧桡动脉置管监测血压，主动脉阻断会引起上半身血压升高，此时降压应格外小心，避免因脊髓灌注不足出现术后截瘫；主动脉开放后应积极控制患者的血压，小心血压反常性升高，足够的镇痛有助于血压的控制。

5.法洛四联症

（1）法洛四联症患儿肺动脉漏斗部狭窄程度决定了其生理变化，总的表现是肺血流量减少，体循环血流量增多。

（2）当体循环阻力降低或漏斗部痉挛时，体、肺循环阻力失衡，右向左分流增加诱发缺氧发作，可使用去氧肾上腺素升高外周阻力，减少分流，增加回心血量，减轻漏斗部的痉挛，从而减轻缺氧症状。

（3）术前评估应根据发绀的程度综合评估，通常法洛四联症的患儿长期慢性缺氧，出现红细胞增多，血液黏滞度增加，术前应补充足够的水分。

（4）麻醉期间必须保持气道通畅，避免因气道梗阻诱发缺氧事件的发生；在深麻醉的同时要维持较高的外周阻力和较低的肺血管阻力，既能减少右向左分流又能增加肺血流量，改善氧合。

（5）法洛四联症患儿应注意麻醉后外周血管阻力降低或右室流出道痉挛导致右向左分流增加与 SpO_2 降低，以及停机后由于左心发育不良与肺血突然增加导致急性左心衰与肺水肿，或术前肺血管发育不全、术中右心保护不良、右室切口过大影响右心室收缩功能，导致停机后急性右心衰竭或全心衰竭。

6.大动脉转位

（1）完全性大动脉转位患儿体循环和肺循环相互独立，呈并列关系，血氧饱和度的维持依赖于心房、心室以及肺动脉与主动脉水平产生的体肺循环血混合程度。因此转机前麻醉维持应保证足够的体肺循环血混合及维持适当的肺血流。

（2）大动脉转位的患儿术前已开始持续输注前列腺素 E，输注不能中断，同时要避免使用对心肌功能抑制的药物。心肺转流时期增加的肺血管阻力可增加右心负荷，注意右心功能不全的出现。

第二节　心脏瓣膜病手术的麻醉

一、心脏瓣膜病的病理生理特点

在我国，心脏瓣膜病主要由风湿性心脏病引起，近年老年性瓣膜疾病显著增多。由于心脏瓣膜病变术前病程长，心功能差，加之各患者的受损瓣膜类别、性质及严重程度可有显著不同，故对血流动力学的影响也很不一致。因此麻醉医师需要全面了解心脏瓣膜疾病的病理生理特点及引起的血流动力学改变，从而根据具体情况选用麻醉药、血管活性药以及围术期管理，才能维持平稳的麻醉和良好的患者预后。

（一）左心正常压力-容量环

依据单次心动周期，压力-容量环可分成 4 个不同时相。①舒张期充盈：此期常以舒张末压力-容量之间的关系为代表（EDPVR）。②等容收缩：此期心室内容积不变，称为等容收缩或等长收缩；③左室射血期：心脏射出的每搏容量相当于舒张末容量减收缩末容量，即 $SV = EDV - ESV$。④等容舒张期：为主动脉瓣关闭至二尖瓣开放，再次心动周期开始。常用作分析左心室功能。

（二）心脏瓣膜病的病理生理特点

1.二尖瓣狭窄 正常二尖瓣瓣口面积为 $4\sim6cm^2$，当瓣口面积减少至 $2.5cm^2$ 时，中等程度的活动会出现临床症状。瓣口面积 $2.0\sim1.5cm^2$ 为轻度狭窄，$1.5\sim1.0cm^2$ 为中度狭窄，$<1.0cm^2$ 为重度狭窄。二尖瓣狭窄会引起左房压增加，左房扩大，肺静脉压增加，肺血流瘀滞，导致右心排血受阻，肺动脉压力增加，右室压增加，从而引起右房扩大。由于左室容量负荷减少，左室收缩功能减低，左室容积变小。长期心房扩大导致心房纤维化，心房传导束受损，发生心房纤颤，血流速度减慢导致心房血栓形成，血栓脱落可以引起全身栓塞症状。在二尖瓣狭窄的患者，左房收缩占左室充盈的 30%，因而出现心房颤动时会引起心排出量的显著下降。二尖瓣重度狭窄患者，左房压的不断升高，处于诱发充血性心力衰竭的边缘，心排量也急剧下降。反应性肺血管阻力增加引起右室扩张和右室衰竭，扩张的右室可引起室间隔的左移，使左室容积进一步减小，心排量进一步降低。

二尖瓣狭窄典型的压力-容量环：二尖瓣狭窄典型的压力-容量环与正常相近。通常舒张末压降低，左心室前负荷和每搏心输出量降低，收缩压峰值较正常为低。

2.二尖瓣关闭不全 二尖瓣关闭不全包括急性和慢性两种类型，根据反流量的多少分为轻度、中度和重度反流三种。急性二尖瓣关闭不全多由于腱索断裂、乳头肌功能不全或乳头肌断裂所致，导致左房容量明显的超负荷。急性增加的左房压作用于肺循环，引起肺瘀血、肺水肿和右心室功能衰竭。慢性二尖瓣关闭不全病程进展缓慢，左房扩张的同时左室会出现离心性肥厚；左房扩张大多会引起房颤，持续性的左房扩张因牵张二尖瓣环会导致反流量进一步加大，最终出现肺高压，肺瘀血和右心室衰竭。二尖瓣反流患者，左室收缩时向两个方向射血，左室射血分数增加，部分血液射入低压的肺循环。当射血分数低于 50% 时提示左室收缩功能严重受损。

二尖瓣关闭不全压力-容量环：左心室舒张末压仅在左心室舒张末容量显著增加时才升高，表示左心室顺应性显著增加，左心室等容收缩期几乎完全消失，因为左心室开始收缩，早期主动脉瓣尚未开放就立即射血（反流）入左心室。

3.主动脉瓣狭窄 主动脉瓣跨瓣压差 $<25mmHg$ 时为轻度狭窄，$25\sim50mmHg$ 为中度狭窄，$>50mmHg$ 为重度狭窄。主动脉瓣狭窄时左室后负荷增加，左室收缩期压力负荷增加，导致心肌纤维肥厚，左室向心性肥厚，心脏重量增加，心肌氧耗增加，而心肌毛细血管并不增加，左室压增加及肥厚心肌纤维的挤压，使壁内心肌血管血流量减少，而左室收缩压增加与外周动脉舒张压降低严重影响冠脉的血流供应。

主动脉瓣狭窄压力-容量环表现为舒张压容量曲线升高、陡峭，反映心室顺应性降低，收缩时压力极显著升高。早期由于心肌收缩性保持正常，因此每搏量改变不大。

4.主动脉瓣关闭不全 急性主动脉瓣关闭不全常导致左心室容量负荷增加，从而引起舒张期左室急性扩张，左室舒张末期压力上升，二尖瓣提前关闭致每搏量和前向血流减少。慢性主动脉瓣关闭不全引起左室容量负荷的增加和离心性左心室肥厚，左心室舒张末期容积增加缓慢，左心室舒张末期压力仍可相对正常；随着病情的不断发展，冠脉的灌注最终会减低，导致不可逆性左室心肌受损和功能失常，心排出量也会进一步降低。

主动脉瓣关闭不全压力-容量环：急性主动脉瓣关闭不全心室舒张末充盈压显著升高，每搏容量、射血分数均下降。

二、麻醉前评估和准备

(一)心理准备

瓣膜病患者病程不一、病情严重程度不同、家庭背景,甚至经济条件等因素导致术前精神状态、心理准备等有巨大差异,术前医护人员应根据不同情况区别对待。无论瓣膜成形术或瓣膜置换术都使患者经受创伤和痛苦;置换机械瓣的患者还需要终身抗凝,给患者带来不便。这些都应在术前给患者从积极方面解释清楚,给予鼓励,使之建立信心,精神安定,术前充分休息,做到在平静的心态下接受手术。

(二)术前治疗

术前比较完善处理与瓣膜置换术患者围术期并发症、预后等直接相关,应特别重视术前处理,选择良好的手术时机。

1.除急性心力衰竭或内科久治无效的患者以外,术前都应加强营养,改善全身情况和应用强心利尿药,以使血压、心率维持在满意状态后再接受手术。

2.术前重视呼吸道感染或局灶感染的积极防治,必要时延期手术。

3.长期使用利尿药者可能发生电解质紊乱,特别是低钾血症,术前应予调整至接近正常水平。

4.重症患者在术前3~5d起应静脉输注极化液(含葡萄糖、胰岛素和氯化钾)以提高心功能和手术耐受力。

5.治疗药物可根据病情酌情使用,如洋地黄或正性肌力药及利尿药可用到手术前日,以控制心率、血压和改善心功能。但应注意,不同类型的瓣膜病有其各自的禁用药,如β阻滞药能减慢心率,用于主动脉瓣或二尖瓣关闭不全患者,可能反而增加反流量而加重左心负荷;心动过缓可能促使主动脉瓣狭窄患者心搏骤停。二尖瓣狭窄合并心房纤颤,要防止心率加快,不应使用阿托品。主动脉瓣狭窄患者不宜使用降低前负荷(如硝酸甘油)及降低后负荷(钙通道阻滞药)的药物以防心搏骤停。

6.术前合并严重病窦综合征、窦性心动过缓或严重传导阻滞的患者,为预防麻醉期骤发心脏停搏,麻醉前应先经静脉安置临时心室起搏器。

7.对药物治疗无效的病情危重或重症心力衰竭患者,在施行抢救手术前应先安置主动脉内球囊反搏(IABP),并联合应用正性肌力药和血管扩张药,以改善心功能和维持血压。

(三)麻醉前用药

瓣膜置换术患者多数病程长、病变重、对手术存在不同程度的顾虑,因此除了充分的精神准备外,必要的手术前用药绝不可少,一般以适中为佳。常用哌替啶1mg/kg和东莨菪碱0.3mg作为成人换瓣患者术前用药,达到解除焦虑、镇静、遗忘和防止恶心、呕吐等有益的效果,而无显著呼吸和循环抑制。为达此目标用几种药物联合就比单独用药更佳。除抢救手术或特殊情况外,应常规应用麻醉前用药,包括术前晚镇静安眠药。手术日晨最好使患者处于嗜睡状态,以消除手术恐惧。麻醉前用药不足的患者其交感神经处于兴奋状态,可导致心动过速等心律失常,同时后负荷增加和左心负担加重,严重者可诱发急性肺水肿和心绞痛,从而失去手术机会。一般麻醉前可用吗啡 0.2mg/kg,东莨菪碱 0.3mg;如若患者心率仍快,麻醉后可再给东莨菪碱。

(四)麻醉监测

瓣膜置换术期间监测应按体外循环心内直视手术监测常规,如 ECG、有创动脉压、中心静脉压,无创脉率血氧饱和度、体温、尿量、血气分析和电解质等。ECG 除监测心率与节律外,可同时监测心肌缺血表现即 ST 段改变,对麻醉、手术对循环影响、血流动力学处理效果等有重要意义。通过对动脉压及其波型分析,结合患者实际情况,并参照中心静脉压的高低,就可对患者情况作出符合实际的判断。瓣膜置换术患者,术前左室功能良好,用中心静脉压作为心脏前负荷的监测指标,虽然左、右心室有差别,特别对左室监测会失实,但毕竟简单、方便,且对右心功能不全监测有肯定价值,中心静脉压监测是瓣膜置换术患者监测常规。肺动脉、肺小动脉楔压监测则按患者需要选用。肺小动脉楔压在监测左心室前负荷较中心静脉压更为直接和可靠,但有些瓣膜患者左心室舒张末压、左房压和肺毛细管楔压之间的一致性有差异;肺动脉高压和肺血管硬化也会使监测结果失实。因此,在监测时应根据病情合理判断。麻醉、手术、体位等均可影响监测值,观察动态变化更有意义。左房压监测作为左心室前负荷指标,术中经房间沟插入细导管潜行经胸壁切口引出用于术后监测左房压,结合中心静脉压与动脉压及其波形监测和分析,就可较正确地监测左右心室前负荷,从而指导容量负荷治疗,对于术后需用扩血管药物的患者尤其有价值。由于操作简单、方便,可供术后连续监测 2~3d,一般只要预防气体进入导管,并在拔出外科引流管之前先拔出此导管,极少发生出血或其他并发症。经食管超声心动图(TEE)监测在瓣膜置换术期间有特殊价值,近年已广泛应用。麻醉诱导后置入食管超声,确认瓣膜疾病,判断瓣膜狭窄或关闭不全程度、心室心房腔大小、活动度等有重要意义。在瓣膜置换后瓣膜功能、心脏活动情况,特别是瓣膜成形术的效果有特别意义。也可用于监测换瓣患者瓣周漏。目前认为麻醉期间必要的常规监测决不可少,并应该依据患者的情况,外科手术的类别,术中血流动力学干扰的程度而增减。切忌主次不分,将精力集中于繁琐的操作,因此而忽略了临床判断、分析和紧急处理。

三、麻醉和围术期管理

(一)麻醉处理原则

对瓣膜病患者选择麻醉药物应作全面衡量,通常考虑以下几方面问题:①对心肌收缩力是抑制还是促进。②对心率是加快还是减慢。某些病例因心率适度加快而可增加心输出量;心率减慢对心力衰竭、心动过速或以瓣膜狭窄为主的病例可能起到有利作用,但对以关闭不全为主的瓣膜病则可增加反流量而降低舒张压,增加心室容量和压力,使冠状动脉供血减少。③是否扰乱窦性心律或兴奋异位节律点,心律失常可使心肌收缩力及心室舒张末期容量改变,脑血流及冠状血流出现变化。④对前负荷的影响,如大剂量吗啡因组胺释放使血管扩张,前负荷减轻,对以关闭不全为主的瓣膜病则可能引起低血压;对以狭窄为主的瓣膜病也应维持一定的前负荷,否则也可因左室充盈不足而减少心排出量。⑤用血管收缩药增加后负荷,对以关闭不全为主的瓣膜病可引起反流增加和冠脉血流减少,从而可加重病情,此时用血管扩张药降低后负荷则有利于血压的维持。⑥对心肌氧耗的影响,如氯胺酮可兴奋循环,促进心脏收缩及血压升高,但增加心肌氧耗,选用前应衡量其利弊。

心脏瓣膜置换术的麻醉要求,力求使各种药物对心血管功能减损降至最低限度为原则。对气管内插管和外科操作无强烈、过度的应激反应,改善心脏的负荷状况,保持血流动力学的相对稳定,并按药效和病情随时加以调整,复合全麻的用药配合得当、品种和用量适宜、注药速度掌握合理。目前仍以芬太尼、舒芬太尼作为复合全麻主药,配合适当的镇静用药,并按需吸入低浓度的卤族全麻药,以维护心血管系统功能。

(二)几种常见瓣膜病手术的麻醉管理

1.二尖瓣狭窄 ①围术期避免使用导致心动过速、肺血管阻力增加、前负荷下降或者心肌收缩力降低的药物;适当的补充血容量,严密监测血流动力学的变化。②对于术前已存在的房颤,药物控制持续用至术前;对于新出现的房颤,尝试电复律,以期恢复窦性心律。原有房颤出现室性心动过速者,应立即药物控制,避免血流动力学恶化。③避免使用加重肺动脉高压的药物,围术期肺动脉漂浮导管监测有益,但是应注意肺动脉破裂的风险。④术中 TEE 有助于探查二尖瓣成形或者置换情况,判断有无反流和瓣周漏,评估心肌收缩力和容量负荷情况。⑤围术期努力避免心室率过快。一般转前维持心室率 60～80 次/分较合适。停机后,心室率维持在 90～110 次/分左右较合适。⑥停机前应充分强心扩血管,增强心肌收缩力,降低后负荷,同时注意输血输液的速度,避免心脏过胀,在维持血流动力学稳定的情况下,使心脏处于相对欠容的状态。停机后注意控制血压,一般维持收缩压 100～120mmHg 为宜。

2.二尖瓣关闭不全 ①患者在转机前注意勿让心率过慢,一般维持心室率90～100次/分为宜。维持较低的体循环阻力,减少二尖瓣反流,但应维持心室的收缩力。②围术期使用 TEE 评估左室的功能,同时监测心脏的容量负荷,指导液体输注。对于二尖瓣成形或者置换后是否伴有瓣周漏和监测跨瓣的压力梯度有重要的意义。③停机后一般需要使用小剂量的多巴胺与硝酸甘油或硝普钠强心扩血管支持治疗,停机后需要适当补充血容量。但围术期反流的严重程度,左室的射血分数,肺高压的程度和升主动脉的阻断时间是选择血管活性药物需要考虑的因素。

3.主动脉瓣狭窄 ①在体外循环转机前应维持心室率勿过慢或过快,以免心室压力过大,加重心内膜下心肌缺血。一般维持 70～90 次/分为宜。②麻醉诱导前,应做好随时因血流动力学的剧烈变化需要紧急转机的准备。麻醉诱导时,应避免使用负性肌力药和血管扩张药,否则会显著减低心脏的前后负荷和心肌收缩力,引起血流动力学剧烈波动,严重者危及生命。③围术期可使用强效的 α 肾上腺素受体激动剂如去氧肾上腺素,处理血压的降低,维持血流动力学的稳定。④使用肺动脉漂浮导管监测肺动脉压,外周阻力,评估心排量和心脏指数的变化,指导治疗。⑤主动脉瓣狭窄患者一般由于左室压力负荷过重,术中需要加强心肌保护,心脏复跳后舒张压不能过低,以保证心脏舒张期灌注。⑥结合 TEE 评估心脏左室的收缩功能,心脏的前后负荷,测量瓣环的大小,术后评估有无瓣周漏和反流量的大小;指导停机前心腔排气,避免大量气体进入冠脉引起心室颤动等恶性心律失常,引起血流动力学的剧烈波动。

4.主动脉瓣关闭不全 ①患者在体外循环转机前应注意心率不要过慢,一般心率维持80～100次/分为宜。②麻醉诱导后外周阻力适当下降有助于增加有效心排出量,但应注意勿使舒张压过低,降低心脏舒张期供血,必要时应加快输液或使用小量去氧肾上腺素提升舒张压。③使用肺动脉漂浮导管检测围术期患者的心排量和心脏指数,有助于指导临床用药。停机后有助于指导临床药物治疗和液体输注,维持最佳的前负荷和心肌的收缩功能。④TEE 监测技术有助于评估术前左室功能和主动脉瓣反流量的大小,测量瓣环大小和瓣膜置换后监测有无瓣周漏、反流量和跨瓣压力梯度。⑤左室大的患者术后一般需要正性肌力药物支持,必要时使用硝酸甘油类药物扩张冠状动脉,预防心肌缺血。

第三节　冠心病手术的麻醉

一、缺血性心脏病的病理生理

当心肌能量需求增加,冠脉血流的调节不能满足心肌代谢的需求,出现氧供和氧需失衡时,便会出现心肌缺血。缺血性心脏病即冠心病属于心肌缺血的一种,从病理生理的角度分析,缺血性心脏病是由于冠状动脉粥样硬化导致冠状动脉狭窄或者闭塞,冠脉的血流量不能满足心肌代谢的需求,导致心肌缺血缺氧,急剧的、暂时的缺血缺氧引起心绞痛,严重的、持续的心肌缺血可引起心肌坏死即心肌梗死。

麻醉医师熟悉冠状循环解剖,有助于了解麻醉手术期间心肌缺血和梗死的范围及程度,以及病变的部位和手术步骤。冠状循环包括冠状动脉供血和冠状静脉回流。冠状动脉起始于主动脉根部的左、右主动脉窦,沿房室沟分左、右行走,分别提供左、右心的灌注。左冠状动脉主干在前室间沟处分为两支。沿前室间沟向下者称左前降支(LAD);沿左房室沟到达左室后壁者称左回旋支(LCX),LAD 提供左心室前壁、室间隔前 2/3、心尖以及部分右室前壁和希氏束的血供。LCX 为左室外侧壁、前壁、后壁(下壁)的一部分和左心房供血。右冠状动脉(RCA)沿右房室沟前行,发出右房支,约 59% 窦房结动脉来自 RCA;RCA 在后十字交叉附近分支,向下沿后室间沟行走的一支为后降支(PDA),提供左心室膈面血供。

满足心肌氧供需平衡是整个麻醉管理的目标。而心肌氧供的决定因素包括:动脉血氧含量和冠脉血流。动脉血氧含量=血红蛋白×1.34×氧饱和度%+0.003×氧分压。凡影响血红蛋白含量、动脉血氧饱和度和氧分压的因素,都可以影响动脉血氧含量。决定心肌耗氧的因素有:①心率:实际上心率加快时,心肌氧耗超过心率增快的倍数;②心肌收缩性:反映了心脏的泵功能,心肌收缩增强,氧耗也增加。但至今尚无方法定时测定心肌收缩性,以计算心肌氧耗;③室壁张力:与收缩时心腔内压(后负荷)、心腔大小(前负荷)乘积成正比,而与室壁厚度成反比。

二、麻醉前的评估与准备

(一)患者的一般情况

1.年龄和性别　年龄是该类手术的显著危险因素,随着年龄的增加,心血管手术患者的并发症和死亡率会增加;综合分析不同年龄段患者发现,女性患者手术并发症和死亡率是男性患者的两倍多。

2.运动耐量　运动耐量可以反映患者整体的功能状态,是一种简单而且敏感的评价心血管风险的指标。

3.并存疾病和外科手术的相关问题　患者如果合并严重其他系统疾病如合并重度阻塞性、限制性或者混合型呼吸功能障碍等,手术并发症发生的风险就会增加;外科手术本身的复杂程度或者再次手术等也是影响围术期并发症和预后的重要的危险因素。

(二)术前心功能评估

冠心病外科治疗的患者术前应全面地进行心脏功能的评估。除了是否有心绞痛或心肌梗死的病史,以及是否存在左心或右心功能衰竭的症状和体征之外,还应通过实验室和辅助检查全面的判断心血管功能。

1.心电图和运动试验　采用动态心电描记和记录装置,以及连续测定 ST 段变化趋势,可提高术前患者心肌缺血的检出率。通过 ECG 还可发现心肌梗死的部位,估价严重程度;估计左、右心室肥厚和左、右心房扩大;检测心律失常等。但正常心电图不能排除冠心病的存在。术前进行运动试验,有助于胸痛的诊断,估价冠心病严重程度,以及估计治疗心绞痛的疗效等。对于不能进行运动试验的患者,可做多巴酚丁胺负荷试验。

2.X 线检查　普通 X 胸片后前位和侧位片,两侧肺门充血,提示收缩功能不全。冠心病患者的心胸比例＞50%,心阴影增大,提示心功能差,射血分数下降。而心胸比例＜50%,表明射血分数可正常或下降。

3.超声心动图检查　围术期经胸超声心动图检查不仅有助于定量和评估患者瓣膜病变情况、肺动脉高压的严重程度以及了解节段性室壁的运动情况,也能够评估心室的整体功能和评估心脏的射血分数;此外,还能发现心脏解剖结构的异常,如房室间隔缺损、室壁瘤、SAM 征及有无附壁血栓等。术中应用经食管超声心动图(TEE)实时动态了解心脏围术期的情况。

4.心导管检查和心血管造影　心导管检查目前仍然是心脏手术诊断心脏病变情况和确定冠状动脉病变的金标准。心导管检查可以评估冠状动脉血管有无解剖异常及血管狭窄的严重程度,评价左室壁的整体和局部功能如左室舒张末压、左室射血分数、二尖瓣反流、舒张容积指数及节段性室壁的运动情况等,和对急慢性瓣膜病变严重程度的评估。心血管造影有助于详细地了解冠状动脉血管及其分支血管的病变情况。

5.其他的辅助检查　如放射性核素显像技术有助于评价心肌灌注和存活区域,但不能提供心脏病变的解剖情况;平板运动试验常作为原因不明的胸部疼痛的初步检查,也可用于测定功能耐量以及评价术前缺血和心律失常对预后的影响。

(三)术前用药

术前访视患者除按全麻常规要求外,针对心脏手术患者的特点,冠心病患者术前需进行良好的医患沟通,根据患者的心肺功能耐受情况给予较大剂量的术前药物以充分镇静,可以避免严重不良事件发生。但对使用术前用药的患者应密切观察,注意患者呼吸和循环的稳定。

术前不需要停止服用 β 受体阻断药。β 受体阻断药可减轻血流动力学对手术的反应,降低与心率增快有关的心肌缺血发病率。术前突然停止用药可发生心肌缺血、高血压,以及因 β

受体密度增加而继发心动过速。但服用长效的 β 受体阻断药患者出血和低血容量时,反射性心率增快常不明显,不能作为判断的指标。

术前服用钙通道拮抗剂者不必停药。但许多抗高血压药物均可降低房室传导,引起心动过缓和心肌抑制,尤其是合并 β 受体阻断药时,可能发生严重的心脏阻滞,应予以高度警惕。

服用 ACEI 抑制剂患者术中容易发生严重低血压,服用利尿剂患者容易发生电解质紊乱以及各种心律失常。脑血管病患者术中、术后需要维持较高的脑灌注压。

洋地黄类药物应在术前 24 小时停药。如心衰合并快室率房颤,则洋地黄可持续给药直至手术日晨。但 CPB 后洋地黄中毒的问题必需加以重视,及时纠正低钾血症,避免血钙增高和酸碱失衡。

抗心律失常药物一般应持续用药至手术日晨。

抗凝药物如华法林应在术前 3~5 天停药,改为小剂量肝素静脉点滴或低分子肝素皮下注射,普通肝素术前 6 小时停药,低分子肝素术前 12 小时停药。或监测 INR,保持在 1.5 左右。急诊手术或 INR 大于 1.8 时,可用凝血酶原复合物或新鲜冰冻血浆逆转其抗凝作用。

抗血小板药如阿司匹林、氯吡格雷术前 5 天停药。急诊手术可输注血小板改善凝血功能。

三、冠脉搭桥术麻醉和围术期管理

冠脉搭桥术有不停跳冠脉搭桥和体外循环下冠脉搭桥手术。其麻醉处理原则为维持血流动力学稳定,维持心肌氧供需平衡,维持或增加心肌血液供应,减少心肌氧耗,维持血容量、水、电解质与酸碱平衡,保护心、脑、肺、肾等重要脏器功能。

(一)体外循环(On-pomp)下冠脉搭桥手术麻醉管理

1.麻醉监测 入手术室后,即以 ECG 监测,术中通常仅有 Ⅱ 和 V$_5$ 导联。连接指端氧饱和度,应面罩或鼻导管吸氧。常规作桡动脉穿刺置管,直接动脉测压,同时抽动脉血进行血气分析。经颈内静脉或锁骨下静脉,置管测 CVP,并经静脉输液、给药。对于左心室收缩功能减退,大面积室壁收缩低下,局部室壁无收缩或反常运动,存在室壁瘤,或新出现的心肌梗死或重度 3 支冠状动脉疾病,以及大面积心肌病变,肺动脉高压的患者建议放置漂浮导管监测肺动脉压力。在放置 PAC 过程中应严密监测 ECG、MAP 等,及时处理心律失常、心肌缺血、血压波动等。

2.麻醉诱导 患者左心室收缩功能差诱导方法主要以静脉为主,避免吸入强效全麻药。依托咪酯诱导量(0.3mg/kg)不影响心率和心排出量,适用于心功能差的患者,但气管插管时不能防止心率和血压升高。其他静脉全麻药如异丙酚、咪达唑仑等,均有不同程度地抑制心肌收缩力,降低 SVR 和 MAP,以及 HR 增快,故心功能差的患者不宜选用。但异丙酚若采用靶控输注(TCI)方法诱导,血流动力学稳定性好,常用剂量为 2~2.5ug/mL。对于高龄、体弱和心功能低下者血浆 TCI 较安全,反之,选用效应室 TCI 更为合理。右美托咪定是高选择性 α$_2$ 肾上腺素能受体激动剂,具有强效镇静作用,及抗焦虑和镇痛作用,有利于术中控制心率和血压,对缺血性心脏病手术更为合适。诱导前使用可降低气管插管时的血流动力学波动,对于严重心动过缓、Ⅱ度以上房室传导阻滞、低血压和容量不足者慎用右美托咪定。舒芬太尼在心脏手术麻醉中的应用日益广泛,其具有镇痛作用强,时效长,血浆浓度稳定,无蓄积等优点。常用量为 $1\sim4\mu g/kg$ 缓慢静注。肌松剂罗库溴铵在临床麻醉中已广泛使用,尤其适合于心功能差的患者作气管插管术;若患者左室收缩功能尚佳(EF 大于 40%)患者常伴有高血压,常用的静脉麻醉药是咪达唑仑和异丙酚,辅用右美托咪定。同样可以选用异丙酚效应室 TCI、右美托咪定持续注射联合的方式。舒芬太尼的用量可根据患者的具体情况选择。诱导初尚可静滴硝酸甘油(用微泵控制滴速),以预防血压升高,又避免深麻醉抑制循环作用;左冠状动脉主干疾病及危重患者需要依赖较高的交感张力维持血流动力学稳定。因此,诱导时应避免突然降低交感张力。诱导静脉麻醉的用药剂量更应按患者对药物的心血管反应加以调整,患者的个体差异很大,切忌使用快速诱导法,或按药物常规剂量给药。必要时,可用小剂量多巴胺或去甲肾上腺素持续泵注,或术前放置 IABP,改善冠脉灌注压。

3.麻醉维持　麻醉维持方法通常采用静吸复合麻醉。现在常用的吸入麻醉剂如七氟烷、地氟烷、异氟烷等,都有不同程度的心肌保护作用,而七氟烷因不增加交感兴奋性,更适合于 CABG 术。有临床和实验研究证实术中七氟烷持续吸入保护心肌的作用更佳。右美托咪定的药物作用特点,使其可以在麻醉维持期持续静脉注射,从而减少静脉麻醉药用量,有助于体外转流中维持血流动力学稳定。应熟悉 CABG 手术程序,通常在切皮、锯胸骨、分离主动脉根部、游离上下腔静脉、置胸导管和缝合胸骨等操作时刺激较大。心功能差、左冠状动脉疾病及其相当的冠心病患者,应避免吸入高浓度全麻药。在强刺激操作前,可先静注舒芬太尼 $0.25\sim0.5ug/kg$。体外循环转流前和转流中,也应适当追加肌松药、静脉全麻药等,以维持转流中足够的麻醉深度,避免发生术中知晓。若有麻醉深度监测则更佳。体外转流后到手术结束前,仍应维持合适的麻醉深度,继续使用异丙酚、小剂量吸入全麻药,按需追加舒芬太尼以及非去极化肌松药,防止浅麻醉引起体动、心率增快和血压升高。

4.CPB 后处理　转流后继续维持循环稳定,预防心动过速、高血压等,以避免各种原因诱发心肌缺血。通常采取以下措施:①保持患者完善的镇痛和镇静。②充分给氧,维持良好通气。③加强各项监测。④维持循环平稳。⑤预防感染,防止术后高热。⑥预防和治疗术后并发症。

(二)不停跳(Off-pomp)冠脉搭桥术麻醉管理

1.麻醉诱导　原则与 On-pomp CABG 术相同。

2.麻醉监测　进行 CABG 手术时,暂时钳闭冠状动脉分支难免造成心肌局部缺血。在冠状动脉分支重度狭窄患者,由于心肌局部侧支循环较丰富,足以代偿以免发生心肌缺血;当冠状动脉分支狭窄程度不严重时,因局部侧支循环不够丰富而不能代偿时,可诱发心肌缺血,常表现心律失常、低血压或急性循环虚脱,因此,加强监测十分重要。除常规心电图外,有条件的可选择漂浮导管和经食管超声心动图。

缺血性预处理指吻合血管前以机械或药物造成短时间的冠状动脉缺血的状态,如钳闭冠状动脉、吸入全麻药或阿片类药物等,预处理可减少缺血再灌注损伤。目前药物预处理的临床研究正在深入的进行,已有越来越多的证据表明吸入全麻药对心肌有明显的保护作用,可以减少再灌注后心肌的损伤。

为预防血管吻合口血块凝集,即使在非体外情况下也应部分或全部肝素化,可按肝素

1mg/kg 静注给药,ACT 数值应大于 300 秒,根据术中结果追加剂量。

在探查病变血管、放置固定器时,心脏的位置发生扭转,心腔变形,以 LCX 或 OM 为最甚,其次是 PDA 和 PL,常需要给予血管后活性药和扩容,部分严重心脏抑制的患者需要正性肌力药支持,包括多巴胺、肾上腺素等。血管活性药物包括去氧肾上腺素和去甲肾上腺素。

对伴有心室舒张功能障碍,左心衰和肺动脉高压的患者,应注意保护心肌的收缩力,米力农具有正性肌力作用的同时可以改善心肌的顺应性,并可舒张肺动脉和体循环阻力血管,降低左右心的后负荷,对上述患者极为有利。

严重心脏抑制时可加用肾上腺素,安装临时起搏器。

OPCAB 术中对心肌的刺激无法避免,保持稳定的内环境和正常的电解质,可以降低心肌的应激性,减少心律失常的发生。低碳酸血症可使冠状动脉发生痉挛,血钾降低,可导致心肌缺血和心律失常。应维持 $PaCO_2$ 在 $38\sim45mmHg$,血钾 $4\sim5mmol/L$。

OPCAB 术的患者保温非常重要,过低的体温可能导致冠脉或移植血管痉挛,并影响凝血功能。围术期患者体温应保持在 36℃ 以上。

在非体外情况下行 CABG 手术,有可能因估计不足而发生意外如乳内动脉显露不够满意;冠状动脉分支病变估计不足;术中出现血流动力学严重不平稳等。为保证手术安全顺利地进行,需改行体外循环下 CABG 手术,故应备好体外循环。

第四节　大血管手术的麻醉

一、大血管病分类及病理生理

1.大血管病分类　　大血管一般指躯干部位的主流血管。大血管病从发生原因可分为先天性和后天获得性两种。

先天性大血管畸形包括静脉系统和动脉系统。静脉系统有双上腔静脉,双下腔静脉,上腔静脉或下腔静脉缺如,肺静脉异位引流等。动脉系统有肺动脉畸形,包括肺动脉干发育异常和肺动脉瓣狭窄、关闭不全或完全闭锁。主动脉畸形,包括主动脉瓣异常、主动脉窦瘤、主动脉缩窄、主动脉弓中断、右位主动脉弓或右位降主动脉、主动脉肺动脉间隔缺损,其他复杂畸形如法洛四联症、大动脉转位等等。

后天获得性大血管病主要为主动脉瘤,由于动脉粥样硬化、高血压、主动脉壁退行病变、外伤、梅毒或细菌感染等原因造成,可发生在主动脉各段,按部位分类有升主动脉瘤、主动脉弓部瘤、胸降主动脉瘤、腹主动脉瘤、严重者累及主动脉全长如Ⅰ型夹层动脉瘤。按病理分类为:①真性动脉瘤,瘤壁由三层动脉壁构成;②假性动脉瘤,血液通过血管破口进入周围组织形成血肿,机化后其内面覆盖内皮,假性动脉瘤实际是由内皮覆盖的血肿;③夹层动脉瘤,从血管血流剪切应力最强处及血压变化最明显处,血流从内膜破裂口钻入病理性疏松的中膜,顺血流方向将中膜纵行劈开,形成一个假血管腔,也可再次破入真血管腔内,形成血流旁道。

先天性大血管畸形由于病情严重,出生后即发病,如主动脉弓中断 80% 在生后 1 个月内死亡,活到 1 岁者不足 10%。完全性肺静脉异位引流多数在 1 岁内死亡,大动脉转位必须在新生儿期内进行手术,因此先天性大血管病临床上主要归属于小儿外科范畴。本章涉及的大血管病主要包括先天主动脉缩窄,后天主动脉瘤。

2.主动脉缩窄

(1)分型:主动脉缩窄绝大多数(95%)缩窄部位在动脉韧带附近,主动脉管壁呈局限而均匀狭窄,动脉壁中层变形,内膜增厚并向腔内凸出。临床根据缩窄部位分幼年型及成人型。幼年型约占 10%,为动脉导管近心端的主动脉峡部狭窄,程度比较严重,主动脉血液通过量很少,侧支循环不充分,合并动脉导管开放者,肺动脉内静脉血部分进入降主动脉,因此下身动脉血氧明显低于上身,出生后如动脉导管闭锁则婴儿不能存活。成人型约占 90%,多见于成人,为动脉导管远心端的主动脉峡部狭窄,程度一般较幼年型轻,动脉导管已闭锁,狭窄前后的主动脉间有巨大压力差,使狭窄以上的动脉如胸廓动脉,乳房内动脉,肋间动脉代偿性扩张,并与狭窄以下的降主动脉分支如肋间动脉,腹壁深动脉等血管之间有丰富而广泛的侧支循环。

(2)病理生理:主动脉缩窄主要病理生理变化为缩窄近心端的高血压和远心端的低血压。高血压的形成一方面来自机械性梗阻,另一方面不能排除肾血流减少的因素。主要病理生理变化有以下几个方面。

1)对心脏的影响:为克服狭窄带来的外周阻力增加,心脏代偿性高功能状态,心肌收缩力加强,心室壁张力增加。心肌细胞蛋白合成加速,心肌肥大,由于心肌肥大,使毛细血管与肥大心肌纤维距离加大,氧和营养物质弥散困难,另外肥大细胞中线粒体减少,使心肌缺氧,长期高血压机械刺激使冠状动脉发生粥样动脉硬化与纤维增生,也使心肌供血不足,心肌肥厚引起冠状动脉阻力增加,血流量减少,耗氧量增加,心肌和心室舒张顺应性降低,僵硬度增加,影响心脏舒张期充盈率,心脏逐渐发生代偿性失调发展为心力衰竭。

2)对大脑的影响:正常人脑血管有自身调节功能并有一定范围,高血压者调节范围上升,在长期高血压冲击下脑微动脉可发生纤维性坏死和管腔狭窄,脑组织因血流减少发生梗死,高血压严重者可发生小动脉破裂出血。在较大脑血管可促进动脉粥样硬化,管腔狭窄,脑组织缺血,形成脑血栓。

3)对视力的影响:血压升高可引起视网膜血管痉挛,小血管壁通透性增高和血管内压增高可发生渗出,如果血管壁损伤可发生出血,脑水肿也可引起视神经乳头水肿,严重影响视力。

4)下身缺血缺氧:在成人型主动脉缩窄,动脉导管已闭锁,狭窄以下身体由于动脉压降低,血流量减少,使组织供氧量减少,为低动力性或循环性缺氧。虽然动脉血氧分压、氧饱和度和氧含量正常,但静脉血氧含量低,动-静脉氧差大于正常,脱氧血红蛋白如果超过 5g/L,则发生发绀。在幼儿型动脉导管开放者,由于肺动脉内静脉血部分进入降主动脉,使下身动脉血氧含量下降,亦表现为发绀,但发绀较为明显而且发生机制与上述不同。如果侧支循环不发达,肝肾组织缺氧可引起功能障碍。

5)侧支循环丰富:缩窄程度愈严重者侧支循环愈丰富,上身血管明显扩张,粗大的侧枝血管可压迫周围组织和器官,如臂丛神经受压或脊髓受压。

3.主动脉瘤

(1)病理特点:正常血管结构为内膜、中膜和外膜。人体动脉分为弹性动脉和肌性动脉,前者为大动脉,具有很大的牵引弹性,使冲击性血流转变为均匀血流,后者为身体周围动脉,它可在极大范围内自动变更血管口径的大小。主动脉属弹性动脉,在中膜有高度发达的弹力结构,呈向心性排列的厚层,在主动脉横断面可看到50层,相互由纤维连接,弹力膜纤维相互交叉而呈螺旋,这种结构适合接受纵向及环向的张力,肌肉是弹性结构张力调节器,平滑肌细胞呈毛笔状分支附着在弹力膜上,调节管壁的紧张度。如果中膜弹力层失去正常结构,失去弹性,血流冲击或血压增高必然形成动脉瘤,而且逐渐发展和扩大。

(2)形成原因

1)动脉粥样硬化:动脉粥样硬化为多发病、常见病,有资料报道我国40~49岁人群尸检中,主动脉粥样硬化病变检出率为88.31%,冠状动脉为58.36%。病变多发生在主动脉后壁及分支开口处。血管内见灰黄色纤维斑块,表层胶原纤维逐渐增加及玻璃样变。粥样斑块,中层为粥糜样物,为无定形坏死物质,斑块处可出血、破裂、溃疡、血栓形成、钙化。中膜萎缩、弹力板断裂。

2)高血压:高血压是促进动脉粥样硬化病变的重要因素,认为高血压、血清胆固醇水平升高、吸烟是冠心病和缺血性脑病的主要危险因素。高血压血液流变性改变导致对血管的损害。

3)退行性变:随着年龄增长出现衰老的退行性变化,动脉内膜因胶原和弹力纤维增多而增厚,管壁的弹力组织失去弹性。主动脉扩张屈曲,弹性下降,动脉中膜变质,发生营养不良性钙化、玻璃样变,有坏死灶,钙化灶周围有纤维组织增生,动脉僵硬。

4)炎症:包括梅毒性或细菌、真菌性。升主动脉瘤梅毒性多见,多在感染后十余年发病。中膜有粟粒状树胶样肿形成,灶状坏死,弹力板破坏,肉芽及结缔组织增生,血管内膜增厚,内弹力膜断裂或消失并纤维化。

5)外伤:根据当时具体情况和作用力而异,易出现在主动脉峡部。

6)先天性:多发生在主动脉弓部和弓降部。

(3)病理生理改变:主动脉瘤可发生在主动脉不同部位,有不同病理变化,在病情发展中,不同病理生理过程对身体产生不同影响。一旦急性大量出血则后果一样都危及生命。

1)升主动脉瘤:升主动脉根部扩张并可波及无名动脉,可伴有主动脉瓣关闭不全及冠状动脉开口上移,主动脉瓣反流使左心室排血量增加,舒张期容量增加,左心室腔增大,室壁增厚,心肌肥大,由于主动脉舒张压下降或冠状动脉开口移位影响心肌供血。一旦左心失代偿舒张末压上升,左心室收缩及射血分数下降,左心房及右心压随之上升,相继发生左心衰、肺水肿及右心衰。瘤体也可压迫胸壁、肋骨、气管等组织。

2)主动脉弓部瘤:主动脉弓起自无名动脉根部到左锁骨下动脉。弓部瘤因膨大压迫周围组织如气管、食管、喉返神经、上腔静脉,如果涉及头臂动脉则影响头部、上肢供血或静脉血的回流产生脑功能障碍及上身、面部缺血或循环淤滞。

3)降主动脉及胸腹主动脉瘤:降主动脉自左锁骨下动脉至膈肌主动脉裂孔。胸腹主动脉是穿过膈肌裂孔一直向下的部分。瘤体可压迫食管、肋骨和前、后胸壁。如果影响脊椎动脉及左锁骨下动脉供血则会影响近心端脊髓血运,如果胸降主动脉的肋间动脉受压则影响脊髓远端的血运,发生神经分布区感觉或运动障碍。胸腹主动脉供应腹腔脏器和下肢血流,瘤体压迫或血栓形成减少供血时,发生各器官功能紊乱,肾脏缺血时诱发高血压等并发症,使病情复杂和加重。

4)夹层动脉瘤:主动脉中层弹力纤维平滑肌断裂、纤维化和玻璃样变性,或囊性坏死,出现薄弱部分,内膜与中膜附着力降低,内膜的破口使血液进入中层并使之剥离形成假腔和夹层动脉瘤,近心处可阻塞冠状动脉供血,影响主动脉瓣功能,向远侧发展可使头臂动脉、肋间动脉、腹腔动脉、肠系膜动脉、肾动脉供血障碍或中断,引起相应器官功能紊乱。如果假腔压力高向外膜穿破则发生内出血。1955年DeBakey将其分为Ⅲ型:Ⅰ型,内膜破口多位于主动脉瓣上5cm内,夹层病变向上、下两端扩张,向下影响主动脉瓣及冠状动脉,向上可达主动脉脉弓、胸降主动脉、腹主动脉甚至髂动脉。Ⅱ型,内膜破口与Ⅰ型相同,夹层变化仅限于升主动脉,多见于马方综合征。Ⅲ型,内膜破口位于主动脉峡部,即左锁骨下动脉开口2～5cm内,夹层向两端扩展,向上波及主动脉弓,向下波及腹主动脉。

二、术前病情估计和准备

1.危重病情的估计

(1)患者症状:精神烦躁不安或淡漠,昏迷,苍白或发绀,大汗,呼吸困难,主诉背、腹部剧烈疼痛,行走困难或瘫痪。

(2)检查:可发现血压低或休克状态,胸部或腹部闻及血管杂音,主动脉瓣有舒张期杂音,腹部有波动性包块。X线及超声检查有大动脉病变,CT(电子计算机断层扫描),UFCT,MRI(磁共振成像)或血管造影有助于诊断及明确病变部位或有无动脉瘤出血。化验检查有贫血或肾脏损害。

2.影响病情的因素

(1)主动脉缩窄程度:狭窄严重时引起明显头部、上肢高血压,有左心负荷增加和心功能不全。侧支循环丰富,粗大的侧枝血管压迫周围器官和组织,产生神经受压使感觉和运动障碍。如果侧支循环缺乏,术后发生脊髓缺血甚至截瘫危险性增加。

(2)主动脉瘤大小:瘤体愈大出血可能性愈大,手术愈困难。

(3)主动脉瘤部位:弓部主动脉瘤影响头臂血管,手术时脑保护重要而困难;降主动脉或腹主动脉供应脊髓及腹腔脏器血运,包括肾脏,手术中如何保证不受损伤,术后恢复正常功能任务也十分艰巨。

(4)夹层动脉瘤:90%患者有急性发作历史,病情发展迅速,如果累及主动脉全程为Ⅰ型夹层动脉瘤,手术复杂,危险性大,而且很难根治。

(5)并发高血压:动脉瘤和大动脉炎患者高血压发生率高达70%～87%,长期血压升高,如果控制不力,使血流动力学恶化,心脏、血管、中枢神经、肾脏功能改变,存在心功能不全,如有脑出血,脑血栓形成,更增加手术危险性和术后并发症发生率。

(6)并发冠心病:动脉粥样硬化性动脉瘤往往并发冠心病,手术前要切实了解冠心病程度、症状及药物治疗效果,能否控制心绞痛,心脏功能如何,必要时进行冠状动脉造影,如果病变严重应先行冠状动脉手术,避免动脉瘤手术中或手术后发生急性心肌梗死,导致死亡。

1984年Hertzer等在1000例血管手术前进行冠状动脉造影,发现在腹主动脉瘤患者中31%有冠心病,外周血管病患者中并发冠心病有25%,脑血管病患者中有26%,下肢血管病患者中有 21%。Mayoclinic 报道,2452 例择期手术的腹主动脉瘤患者中,有 4.1%(100 例)先进行了冠脉再建,其中 85% 为 CABG,15% 为 PTCA,腹主动脉瘤手术时间间隔在 CABG 后平均10 周,在 PTCA 后平均 10 天。其他单位报告在择期血管手术前需要冠脉搭桥手术者约占5%~8%。

3.术前准备

(1)稳定情绪,使患者安静,卧床休息,预防瘤破裂出血。

(2)治疗高血压。应用降压药,如果用药时间已长或高血压较明显,则手术前不必停药。如果有心功能不全,应强心利尿,调整电解质,改善心脏功能,如果病情允许,手术前停用洋地黄、利尿药或影响心率的 β 阻滞药。

(3)预防心绞痛。药物控制发作,必要时应用硝酸类药、β 受体阻滞药或钙通道阻滞药。

(4)保护肾功能。胸腹部动脉瘤的患者,术前肾功能不全可高达 14%,手术前应适当补充液体,维持心排量和排尿量,不用或少用对肾脏有毒性的药物。

(5)麻醉前用药。手术前晚应用镇静催眠药,减轻精神紧张,保证睡眠和休息。手术当日用较重术前药,尤其对合并有高血压和冠心病的患者,除常规用吗啡和东莨菪碱类药物外,可加用速可眠、安定类药,使患者处于嗜睡状态,对周围环境淡漠减少应激反应。如有严重主动脉瓣关闭不全和心功能受损者,心率不能太慢,心动过缓和血管扩张可引起血动力学波动影响血压的维持。

(6)气管插管除常规准备单腔管外,在胸降主动脉手术时需准备双腔支气管插管以及特制接头。

(7)建立足够静脉通路。必须保证有 3~4 条静脉通路,穿刺针口径 14~16 号,包括中心静脉及外周静脉,中心静脉用双腔、三腔管,在升主动脉和弓部主动脉瘤时,要准备特制长导管以便从外周静脉送入中心静脉,股静脉置管长度需 30cm 以上,肘部静脉置管长度需在 60cm以上。

(8)降主动脉及胸腹主动脉瘤手术,在应用上、下身分别灌注方法时,需在上肢及下肢同时监测动脉压力,术前应准备两套测压装置,包括穿刺针,三通,换能器等物品。

(9)需用体表低温的手术,应准备变温毯、冰帽、冰袋、热水袋、体温计及测温探头,一般在鼻咽部及直肠处测温。

(10)准备血液回收装置。根据各医院条件,如全自动或半自动洗血细胞机,使手术中出血经回收清洗后红细胞再利用,或血浆分离装置手术前进行血浆分离。或利用低温麻醉机吸引血及回收过滤装置,也可自制简易血液回收装置。

(11)准备低温麻醉用品、透析装置。大部分大血管手术需要在低温麻醉下进行,因此应准备低温麻醉机和氧合器等配套物品以及灌注人员。即使手术不需低温麻醉,万一大出血往往也需用低温麻醉转流进行抢救,维持生命,争取时间止血。胸腹主动脉瘤手术后肾脏受损并不少见,一旦出现肾衰竭尽早考虑透析治疗,因此也应当准备透析用设备。方法有多种,常用血透析、腹膜透析。

三、手术中监测

1.无创监测

(1)动脉血压:在有创性动脉压测得前可先用无创方法监测动脉血压,但要注意患者上肢有无大血管狭窄或受压情况,如左锁骨下动脉或无名动脉正常血流受阻而缺血,一方面得不到准确的血压,而且可能由于血压带压迫引起肢体更加缺血或神经损伤。

(2)心电图:术中多用肢体导联,即左、右上肢及左下肢安放电极,观察心率、心律及 ST-T 段,早期发现心律失常和心肌缺血改变。

(3)体温:常用监测部位有鼻咽、食管、直肠。虽然鼓膜温度比较接近脑部温度但易引起外伤应用较少。一般低温麻醉时监测鼻咽温,低温麻醉时还要监测血液及变温水箱温度,如果应用深低温低温麻醉或上、下身分别灌注时,要同时监测鼻咽部和直肠部温度。鼻咽温探头放入深度为同侧鼻翼到耳垂长度,气管插管有漏气则温度偏低不准。鼻咽温接近头部温度,食管温接近心脏温度,直肠温接近腹腔内脏温度。变温速度以食管最快,鼻咽次之,直肠部最慢。

(4)经皮脉搏血氧饱和度:根据血红蛋白光吸收原理,通过皮肤电极可监测机体氧合情况,其反应的灵敏度早于血压测定。在心律不齐时测出的脉搏不能代表心率数。血氧饱和度50%时精确度下降,低于 50% 则不准确,它还受电力、灯光、电极接触程度以及皮肤血管紧张程度等因素的影响。电极可放在手指、足趾、鼻部等处。大血管病如果上、下身供血有差别,则监测结果只能反映身体局部氧合情况而不能代表整个机体。

(5)经皮脑氧饱和度:通过额部皮肤电极测定局部脑组织氧饱和度,反应脑组织动脉及静脉氧饱和度混合值,反应氧供需情况。仪器原理是利用血红蛋白对可见近红外光有特殊吸收光谱特性。有学者提出如低于 55% 为异常。在低血压、低流量灌注、深低温停循环时,此项监测很有价值,可指导麻醉和低温麻醉的管理。

(6)呼气末 CO_2:监测仪连接气管插管,了解呼出气中 CO_2 含量,判断呼吸循环功能及呼吸道通畅情况。

(7)脑电图:脑电主要来自大脑皮层表层细胞活动,不同麻醉药物、不同体温有不同脑电图特征。手术中血动力学变化如头部血淤滞、低血流量供血不足,甚至无血供应时,脑电图有不同反应,尤其可作为循环恢复以及脑功能恢复的评估和预测参考。

(8)食管听诊:利用空气传导原理,食管听诊管将呼吸音传至医生耳中。气管插管后将食管听诊管送入食管,可清晰听出肺内情况,如痰鸣音、水泡音、气管痉挛声等,现已发展为多功能,带有温度探头、食管心电图电极以及多普勒超声传感器等。

(9)经食管超声心动图(TEE):可监测术中心功能,了解心肌收缩力,对合并高血压、冠心病或左心室扩大主动脉瓣关闭不全患者有重要作用。大血管手术中了解血容量状况。对夹层瘤的定位、范围有极大帮助。

(10)经颅多普勒(TCD):利用超声波多普勒效应,对颅内、外血管血流速度进行监测。可用于深低温低流量及停循环时。探头有脉冲多普勒,主要用于监测颅内血管,连续波多普勒,主要用于颈部和外周血管。对了解脑部血流及血流中栓子的判断很有价值。

（11）吸入麻醉气体浓度：浓度监测仪连于呼吸管路，了解吸入气或呼出气中麻醉气体浓度，了解患者对麻醉药的摄取和分布，对麻醉药的耐受力，便于麻醉管理。

2.有创监测

（1）动脉血压：一般心血管手术常规经左桡动脉穿刺测动脉血压，但在大血管手术时，需根据手术部位决定，如胸主动脉手术时，术中可能要阻断左锁骨下动脉，此时不能从左桡动脉测压而必须经右桡动脉穿刺测压。当手术需从右锁骨下动脉灌注时则不能用右桡动脉穿刺测压。手术复杂，需采用上、下身分别低温麻醉灌注时，上、下肢都需有动脉压监测，一般上肢采用桡动脉，下肢采用股动脉或足背动脉，测压管路和抗凝装置分别管理。

（2）中心静脉压：一般心血管手术常规经右颈内静脉或右锁骨下静脉穿刺置管监测中心静脉压，但在大血管病如升主动脉瘤或主动脉弓部瘤时，扩张的动脉或瘤体改变颈部解剖关系，从颈部穿刺十分危险，一旦穿刺出血，后果不堪设想，因此，中心静脉测压管可通过以下两个途径：①肘部静脉穿刺，用特制60cm长导管和配套导丝，经肘静脉穿刺，沿导丝将导管放入中心静脉；②股静脉穿刺，置入长30cm以上导管，前端达脐水平，监测中心静脉压。

（3）漂浮导管：在特殊病情，降主动脉瘤，胸腹主动脉瘤手术时，放置漂浮导管监测心脏功能的变化。

3.化验监测

（1）红细胞比积（Hct）：Hct代表血液带氧能力，麻醉下，尤其低温麻醉中，随着体温变化对Hct要求不同，深低温时Hct可低达15％，但当体温回升，Hct相应提高。手术中根据出血和Hct浓度决定输血量。

（2）血气：手术中应用机械通气或人工肺，PCO_2可较正常为低，吹入纯氧PO_2可较正常为高，易出现呼吸性碱血症，不利于脑保护，要求血气接近正常以保持内环境的稳定。

（3）电解质：常规查血清钾、钠、氯、钙。低温下血钾易降低，低温麻醉中更易发生波动，维持血钾正常浓度可预防心律失常。大血管手术出血多及输入库血量大时应注意钙的监测和补充，钙不足除可影响心缩力外还影响凝血功能。

（4）激活全血凝固时间（ACT）：血标本接触硅藻土后出现凝血块的时间为ACT，生理值为60～130s。为保证低温麻醉中充分抗凝，预防微栓发生，要求ACT维持在480～600s，如果应用抑肽酶则要求ACT维持在750s以上。低温麻醉结束，硫酸鱼精蛋白拮抗后，ACT应恢复到ACT生理值±30s范围。

（5）血糖：麻醉、手术刺激和低温麻醉影响，即使不输入葡萄糖液，随着手术进程患者血糖也会逐渐升高，监测成人、儿童均如此，因此术中不应输入葡萄糖液。糖尿病患者应定时测血糖，根据结果必要时输注胰岛素。如果术中发生脑缺血缺氧，高血糖会加重脑损伤，带来严重后果。

（6）尿：尿量是血容量和肾脏功能指标之一，麻醉下和低温麻醉中受许多因素影响，只要保证肾脏供血，肾组织并未受到损伤，暂时的尿少并不代表功能障碍。但大血管手术时，如在肾动脉远端阻断主动脉，增加肾血管阻力，肾血流量下降，如果在肾动脉近端阻断主动脉，肾血流严重减少，超过一定时限肾组织受损。严密观察尿量和尿中成分则非常重要。

四、麻醉方法

1.硬膜外阻滞　多采用连续硬膜外阻滞方法。适用于腹部及腹部以下大血管手术。主动脉手术部位在肾动脉以上,阻断腹主动脉时间应限制在 30～45min 以内较安全,如果超过此时限应考虑采用其他麻醉方法。硬膜外阻滞可降低外周血管阻力,减轻阻断主动脉对后负荷的影响,因阻断肾交感神经,减弱反射性血管收缩,增加下肢和移植血管血流量,术后还可进行镇痛治疗,预防由于疼痛导致的高血压。虽然可缓解阻断后的高血压但仍应作好降压准备,降压药从上肢输入,血压维持在接近阻断前水平。开放主动脉前首先停用降压药,加快输血输液,准备好多巴胺或苯肾上腺素,开放后即时用抗酸药、甘露醇或速尿维护肾功能。如果手术范围较大,出血较多,此麻醉方法存在明显不足。

2.常规全麻　适用于主动脉间搭桥或其他较简单的胸、腹部大血管手术。优点是全麻下,患者没有精神紧张,较舒适,易于接受,麻醉操作较简单,循环功能易维持稳定。麻醉诱导采用静脉注射,可用咪唑安定,依托咪酯,硫喷妥钠,异丙酚,芬太尼,羟丁酸钠等。单腔气管插管机械通气。麻醉维持根据手术大小、时间长短、患者状况、选用单纯吸入、如恩氟烷或异氟烷或静吸复合方法。如合并冠心病则不宜使用硫喷妥钠、异丙酚、异氟烷等药物。麻醉中应根据失血及时补充血容量。如果手术面积大,手术时间长,大量输入冷血或液体时可引起体温下降,对年老或体弱者易发生心律失常和血压波动,应注意保持患者体温。如果发生大出血,由于常温条件下缺血可能对生命器官造成损害,是本法的不足。

3.低温全麻　本法指用体表降温方法轻度降低体温。体表降温方法有变温毯,在颈部、腋下、腹股沟部或部大血管处放置冰袋,体温降至 32～34℃。注意勿降至 32℃ 以下,以免引起心律失常。此法主要用于胸部主动脉瘤,主动脉缩窄等手术。降温目的为减少全身耗氧量,如果手术中发生脊髓或肾脏血流减少可能缺血缺氧时,低温可增强这些脏器对缺氧的耐力,减少术后并发症。麻醉用药种类与常温全麻相同,不同之处有以下几点:①由于要进行体表降温,麻醉和肌肉松弛剂用量比常温全麻时要大,这样才能抑制由于低温刺激引起的御寒反应;②在胸主动脉瘤时,为便于手术操作,经常需要双腔支气管插管,手术时对侧肺呼吸,手术侧肺萎陷,有利于手术野清晰,也有利于保护肺脏;③注意调节和控制体温,在达到需要的温度前停止降温,避免由于体温续降发生体温过低。手术主要步骤完成即开始复温。送回 ICU 时鼻咽温应在 34℃ 以上。

4.低温麻醉和体外循环　大部分大血管手术需在低温麻醉和体外循环条件下才能完成。体外循环为低温麻醉建立了良好基础,也可在低温麻醉基础上用体外循环血液降温方法达到更低的体温,以便于在停循环无血流状态下完成复杂大血管手术。低温麻醉和体外循环相结合,可充分发挥两种方法优点,增加了手术的安全性。麻醉用药种类与其他麻醉相同,但由于有低温麻醉强大的刺激,所用麻醉药和肌肉松弛药药物剂量应增加。降温、复温、低温麻醉开始和结束等时期,都应加深麻醉,用吸入或静脉麻醉药及催眠药使患者无觉醒反应,减轻应激反应。应用激素如地塞米松或甲泼尼龙增强机体抵抗力。定时监测 ACT 补充肝素以保证安全。

5.大血管手术麻醉特点

(1)有创监测困难：颈部、胸部大血管病变,由于形成瘤状扩张或压迫周围组织或器官使之移位,因此动脉及中心静脉穿刺不能按常规进行,增加操作难度,还需要特殊导管装置才能获得监测指标。胸、腹主动脉手术时,为监测上、下肢动脉压需准备两套监测装置。

(2)麻醉方法多样化：大血管病变部位从颈部直到下腹部距离很大,所选择麻醉方法应既能适应手术要求,又保证安全,还要预防术后并发症。因此从局部硬膜外麻醉到低温或深低温低温麻醉,十分多样化。气管插管可选择常规单腔插管或支气管双腔插管。胸主动脉瘤手术使用双腔支气管插管,手术侧肺萎陷不通气,使手术野扩大,易于切除瘤体,避免术中对肺组织的挤压、摩擦和损伤,如果手术侧肺有破损或出血也不致流到对侧肺引起窒息和术后感染,我们曾有病例术中发生急性呼吸功能障碍,一侧肺严重渗液,术后用两台呼吸机分别维持两侧肺通气,最后成功脱机,患者顺利恢复。

五、手术中重要脏器的保护

1.手术对重要脏器的影响　大动脉是供应全身血液主通道,一旦中断则严重影响重要脏器营养来源。首先影响到脑,有的手术需暂时停止循环,脑组织受到严重威胁,脑血液供应丰富,脑重量占全身 $2\%\sim3\%$,但血液供应却占全身 20%,即每分钟 $750\sim1000mL$,脑血液 $70\%\sim80\%$ 来自颈内动脉,$20\%\sim30\%$ 来自椎动脉,大脑灰质血流量为白质的 4 倍,正常脑每分钟需氧 $42\sim53mL$,葡萄糖 $75\sim100mg$,脑组织能量 90% 来自葡萄糖的氧化,但脑组织没有能量储存,需要连续不断地供应血液,提供氧和葡萄糖,如果停止脑血流,氧将在 $8\sim12s$ 内耗尽,$30s$ 神经元代谢受到影响,$2min$ 脑电活动停止,$2\sim3min$ 内能量物质耗尽,$5min$ 皮质细胞开始死亡,$10\sim15min$ 小脑出现永久损害,$20\sim30min$ 延脑中枢发生永久性损害。大血管手术时如何减少脑氧消耗和维持血流供应是预防脑并发症的关键。大血管病虽然许多情况心脏本身是健康的,但手术中可因阻断升主动脉远心端,使血压严重升高,增加左心负荷损伤心功能,也可由于手术需低流量灌注或循环停止同时也停止了心脏血流供应发生心肌缺血缺氧,在体表或血液降温时可诱发心律失常甚至发生心室纤颤,因此心功能的维护不容忽视。手术侧肺脏直接受到创伤,经常发生肺组织破损、出血,非手术侧肺脏也可由于机械通气不当或通气血流比例失调产生低氧血症和肺血管收缩,如果采用低温麻醉,则触发的炎症反应可导致肺血管和肺实质的病理生理改变,使术后肺顺应性降低,肺泡动脉血氧梯度增大,肺通气血流比例失调,严重时肺毛细血管广泛渗出,发展为灌注肺综合征。手术中,如果在肾动脉开口远端阻断主动脉,肾血流将减少 38%,肾血管阻力将增加 75%,如果在肾动脉开口近端水平阻断主动脉,则肾血流减少 $85\%\sim94\%$,如果采用低温麻醉,转流时间长或灌注不足可引起肾脏损伤,Utley 曾报告转流后不同程度肾衰竭发生率为 $1.2\%\sim13\%$,术前若已有肾受损时更易发生。胸腹部动脉瘤手术时,脊髓损伤发生截瘫为最严重并发症,造成终生残废和痛苦,影响最大的因素有以下几方面：①疾病本身,夹层动脉瘤急性剥离者发生率高;②主动脉阻断时间大于30min;③手术或其他原因破坏了脊髓供血管。

2.手术中重要脏器的保护　从上述可看出,大动脉手术可带来身体重要脏器的严重损伤。

为提高手术成功率,减少并发症,一定要采取各种措施,最大限度地减轻或预防并发症。原则上可从以下方面考虑。

(1)低温:不同温度下,需氧和氧耗不同,温度每下降 1℃,代谢率约下降 7%,随着体温下降,停循环安全时间可相应延长,如 16℃时可停循环 30min,12℃时则可延长至 45min。国内外均有研究,在脊髓缺血发生前行硬膜外冷却使脑脊液温度降至 30℃左右,有保护作用。

(2)应用药物:深低温停循环手术麻醉可选用吸入异氟烷,应用大剂量激素,如甲泼尼龙(30mg/kg)。停循环前可用硫喷妥钠、利多卡因等保护脑及脊髓。及时应用甘露醇、冬眠药、辅酶等保护脑及肾脏。大动脉手术常伴有血凝问题,应准备和应用新鲜血浆、血小板。手术中勿用葡萄糖注射液或输液,预防高血糖。在部分老年患者术前合并有糖尿病,据欧美国家统计糖尿病并发动脉血栓性疾病是非糖尿病患者的 4~6 倍,合并脑梗死是非糖尿病患者的 2 倍,即使手术患者未合并糖尿病,手术中持续高血糖十分有害,实验及临床均证实高血糖可加重脑组织损伤的程度,血糖水平与梗死面积呈正相关,其原因认为是脑血流阻断后,脑细胞迅速发生能量代谢障碍,葡萄糖无氧酵解增加,二氧化碳蓄积,细胞间乳酸浓度增高,高血糖使上述变化加剧,加重酸中毒,加重脑组织损伤。大动脉手术时,脑血流减少或停止时有发生,为保护脑,不要应用葡萄糖,合并糖尿病者根据测得血糖应用胰岛素,使血糖控制在接近正常水平。

(3)避免血流动力学急剧变化:手术中阻断及开放大动脉可引起严重而急剧的血动力学变化,前者易发生严重高血压,后者易发生严重低血压,处理不当可发生急性心功能不全,脑出血,脑缺氧,脑水肿,心律失常,肾缺血及脊髓缺血等,因此在阻断大动脉前要进行控制性人工降压,开放前要先输血输液,用抗酸药物,必要时应用苯肾上腺素减轻血压严重下降。

(4)有计划地应用心脏停搏液及心肌保护液:大血管手术虽然不涉及心脏,但常使心脏处于无血液供应状态,切勿疏忽灌注停跳液或心肌保护液,避免心肌缺血缺氧。

(5)预防气栓:手术中常切开动脉,与大气相通,在无血流时大气压力使空气进入动脉系统造成空气栓塞,使各脏器血流受阻,这种并发症死亡率极高。预防措施有:头低位;手术野吹入 CO_2 气体使开放的血管与大气隔绝;在血管破口处持续不断有血液流出或充满避免空气进入。

(6)脑灌注:大动脉手术必须采用停循环方法时,为了保护脑组织可应用停循环期间脑灌注。有脑正灌及逆灌两种途径,正灌是从动脉系统灌注,如无名动脉,左颈总动脉或右锁骨下动脉;逆灌是从上腔静脉灌注,脑灌注的开展延长了停循环时间,有利于手术进行并提高手术安全性。

六、低温麻醉在大血管手术的应用

大血管手术涉及部位和范围差异很大,有的手术在常温和普通麻醉下即可完成,较复杂的如主动脉全弓及半弓移植术,20 世纪 50 年代也曾在体表低温下完成,但自从 1958 年国内开展低温麻醉后,许多复杂或从前不能开展的大血管手术,都能在低温麻醉下取得成功,因此低温麻醉对血管外科的发展有极大的促进作用。大血管手术时应用的低温麻醉方法,综合有以下几种。

1.中度低温麻醉 此法用于单纯升主动脉病变,不涉及主动脉弓。低温麻醉时鼻咽温度维持在28℃左右,动脉灌注流量50~80mL/(kg·min),由于低温,血红蛋白浓度可在6~8g/L,红细胞比积维持18%~24%,pH用α稳态管理,手术中注意左心血液的引流以保护肺脏。动脉灌注管插管部位有升主动脉、股动脉、右锁骨下动脉等处,静脉引流管部位有右心房二级管或股静脉。

2.深低温停循环 主动脉弓、降主动脉、胸腹主动脉等手术有时需在停循环下完成用此法时麻醉医生有许多重要工作,首先麻醉后尽早头部降温,加深麻醉,用变温毯进行体表降温,使体温达32℃左右,静脉注射大剂量激素(甲泼尼龙15mg/kg)输液禁用葡萄糖,并控制血糖水平,为减少手术出血静脉注射抑肽酶,注意低温麻醉中ACT应维持在750s以上,低温麻醉继续将体温降至12℃左右,体温下降同时,血红蛋白浓度可相应降至50~60g/L,停循环前为保护脑组织可从静脉或低温麻醉机内注射硫喷妥钠等药物。停循环时间45min以内,时间过长将增加脑的损伤,停循环时间愈短愈安全。复温过程中要非常注意低温麻醉中水温与身体温差应控制在10℃以内,以免发生气栓危险。复温时灌注流量及血红蛋白浓度相应提高预防缺氧。机器内加入甲泼尼龙15mg/kg及甘露醇(0.5g/kg)。在降温和复温过程加深麻醉和肌肉松弛,避免机体应激反应带来的损伤。术后机械呼吸$PaCO_2$维持在4kPa左右。术后继续脱水治疗,直到精神状态恢复正常。

3.深低温停循环合并脑灌注 早在1957年Debakey报告在主动脉弓手术时,同时对脑部的分支血管插管灌注,但操作复杂,以后被停循环方法所代替,但停循环后脑并发症的威胁,使脑灌注方法再次受到重视,并取得良好效果。现有脑正灌注及逆灌注两种途径。有人推荐正灌注流量500~1000mL/min,或10mL/(kg·min),压力为5.3~8kPa,逆灌注流量200~500mL/min,压力2~2.7kPa。应当根据当时体温、血红蛋白浓度、灌注范围确定流量,并控制压力在安全范围。

4.低温低流量麻醉 降主动脉或胸腹主动脉手术有时范围很广,涉及许多脏器的血管分支,如肋间动脉、腰动脉、腹腔动脉、肠系膜动脉、肾动脉等,所以手术时间长,出血多,适合采用低流量方法。为避免低灌注量造成的缺血缺氧,必须降低体温,减少脏器的氧耗量,因此本法关键是掌握与体温相匹配的血流量。以脑氧消耗为例,37℃时,脑氧消耗率为每100g为1.4mL/min,最小泵流率为100mL/(kg·min),30℃时为每100g为0.65mL/min,泵流率只需44mL/(kg·min),如15℃,则降为每100g为0.11mL/min,泵流率仅需8mL/(kg·min)。安全程度决定于低流量持续时间的长短。应严密监测血内乳酸含量、pH、混合静脉氧分压与氧饱和度,以判断灌注流量是否恰当和有无缺血缺氧发生。

5.上、下身分别低温麻醉 本法应用于胸降主动脉和腹主动脉手术,或合并有肾功能不全者。上、下身同时而分别低温麻醉灌注,以保证脑、上身、腹腔脏器以及下身的血液供应。体温可选择中度低温或深低温。灌注流量的分配,下半身占2/3,上半身占1/3。根据不同体温和流量,血红蛋白维持在5~10g/L不等。监测上肢及下肢动脉血压,上、下身血液的血气,尤其静脉血氧饱和度以判断灌注流量是否合适。上、下身分别用两个人工泵灌注,以保证确切和足够的血流量。如果选用膜肺则限于泵前型。

6.左心转流 其适用于胸降主动脉及腹主动脉手术。本法保持患者心跳及良好的心脏排血功能,上半身血液由患者自身供应,下半身血液由低温麻醉人工泵供应,因是动脉血因此不需用人工肺装置,但为预防体温过低需安装变温器维持体温在32℃以上,也应安装动脉过滤器及回流室,以便及时回输手术出血。血液可通过左心房、左心室心尖、左下肺静脉或病变未累及的主动脉插管引流,引流血量以能维持满意桡动脉及足背动脉压为准,引流出的血经过人工泵灌注入下半身动脉,包括股动脉,髂外动脉或病变未累及的主动脉。一般流量可达 2.0～2.2L/(m² · min)。血红蛋白维持在 10g/d。

7.股-股转流　其主要用于腹主动脉瘤手术。由股静脉插管送至右心房引流体静脉血液,经过人工肺氧合后灌注入动脉,动脉插管可选择股动脉,髂外动脉或主动脉。体温应维持在32℃以上。流量可达1.5L/(m² · min)以上,血红蛋白浓度维持 10g/L 左右。本法的关键是维持好患者心功能和血容量,不论是患者桡动脉压或下身动脉灌注压都应维持在满意水平。

七、减少手术出血措施和血液再利用

1.减少手术出血措施

(1)手术前放出部分自体血:输自体血除可术后补充血容量外,更重要的是由于富含凝血因子可促进术后凝血,以及减少用库血,减少血液传染病。手术前放出自体血方法很多,简述如下。

1)手术前住院期间放出适量血贮存于血库,放血采用小量多次或蛙跳式,蛙跳式是一次采血不超过血容量 10%,将前次采血量的 1/2 回输给患者后再采血,每次如此,间隔七天重复一次,但手术前三天停止采血。应加强营养,服用铁剂或促红细胞生成素等药物,往往术前采出的血足够手术时用,很少再需用库血。

2)手术中血液稀释:此法在麻醉后进行,放出部分自体血,同时用液体补充血容量进行血液稀释。国外有的医院手术不用库血达 75% 以上。只要严密监测,合理管理是安全可行的。我们研究包括用 Swan-Ganz 导管监测 MAP,HR,CO,CI,CVP,PCWP,SVR,PVR 等 14 个血动力学指标。用食管超声心动图观察左心室舒张末容积,收缩末容积,每搏量,每搏指数,心输出量,心排血指数。测血内乳酸含量。用激光多普勒观察头部皮肤微循环。测定血液流变学、脑氧饱和度、脑电图以及颈动脉血流等项目,比较放血前后的变化,在观察过程中临床经过十分平稳,无一例因放血发生意外或需用药物治疗。系列研究结果证明放出自体血并未出现任何不良反应,不仅如此,由于血液稀释,微循环改善,肺循环阻力降低,反而增强机体对麻醉和手术的耐力。

3)低温麻醉运转前,自静脉血引流管放出部分自体血,同时从动脉灌注管泵入机器预充液维持血压。本法优点简便易行,比较快捷,缺点是需在低温麻醉中调整血容量、胶体渗透压和血红蛋白浓度,由于机器转流前放血,因此放出的为肝素化血,再输入时需鱼精蛋白拮抗肝素,并用 ACT 监测拮抗效果。

(2)应用止血药物:抑肽酶是近年应用较多的有效止血药物,其减少出血原因归纳有以下几方面:①保护血小板膜糖蛋白和黏附功能,防止低温麻醉中血小板活化,减少血栓素 B_2、β血小板球蛋白、血小板因子 4 等物质的增加;②抑制纤溶系统激活,抑肽酶与纤溶酶上的丝氨酸活性部分形成抑肽酶-蛋白酶复合物达到抑制纤溶酶活性作用。抑肽酶还阻止纤溶酶原活化,防止大量纤溶酶生成;③抑肽酶抑制补体系统,抑制激肽释放酶从而抑制组胺释放和炎症反应。

阜外医院麻醉科曾对抑肽酶用量进行比较观察:①大剂量组(500 万 U),其中 200 万 U 预充低温麻醉机器内,其余 300 万 U 手术全程由麻醉医生经静脉输入,术后引流液量比对照组减少 56.4%;②半量组(250 万 U)方法与上组相同,仅抑肽酶用量减半,结果术后引流液量比对照组减少 35%;③单纯低温麻醉机内预充 200 万 U,结果术后引流液量比对照组减少 37%。可见抑肽酶均可减少手术渗血,大剂量效果更好。抑肽酶是生物制品,有抗原性较强的酪氨酸组分,因此存在变态反应的可能性,属Ⅰ型超敏反应,由 IgE 类抗体介导,据报道第一次出现过敏样反应发生率为 0.5%～0.7%,再次应用时变态反应发生率可高达 9%,为安全起见,应用抑肽酶前,应常规做过敏试验。另外,低温麻醉中如采用硅藻土方法监测 ACT,应用抑肽酶者转中 ACT 应维持在 750s 以上才安全,否则可能发生抗凝不足的危险。

(3)平稳的麻醉和适当的血压:手术中麻醉要既满足外科要求又用药恰当,麻醉平稳,避免过浅引起血压升高,手术野出血增多,只要能保证机体氧供氧耗平衡,静脉血氧饱和度正常,适当的血压,甚至较低的血压,达到既不损害身体又能减少手术出血。

2.血液回收再利用　血液回收再利用有以下方法。

(1)抗凝血装置:利用抗凝血装置及时回收手术中出血。抗凝血装置基本结构是血液吸引管路与肝素液连接,吸引管内血液迅速与肝素液混合,肝素液配制为生理盐液 400mL 中加肝素 1 万 U,混合后抗凝血液回到贮血器,经去泡、过滤后及时输回体内。术终鱼精蛋白拮抗肝素。

(2)全身肝素化:手术中患者全身肝素化,手术中出血立即吸入贮血器内,经去泡、过滤后及时输回体内,术终硫酸鱼精蛋白拮抗肝素。

(3)洗血细胞机清洗:手术中出血吸入洗血细胞机(Cell Saver),用生理盐液洗涤,将血液中组织碎片、杂质、血浆蛋白、血小板、游离血红蛋白、抗凝剂等成分洗涤后抛弃,仅保留红细胞,洗涤后红细胞压积可高达 70%。阜外医院麻醉科曾观察 57 例手术,平均每例洗出红细胞为(836.3±360.3)mL,占手术总用血量的 31.5%。我们在大血管手术,同时采用麻醉后放血及 Cell Saver 技术,围术期减少库血用量达 49.2%,临床效果非常显著。

(4)血浆分离技术:血浆分离技术用专门器械,在手术前数天,或在麻醉后进行。将患者静脉血液引入仪器内,从血液中分离出血小板,富含血小板血浆和乏血小板血浆,而将分离出的红细胞立即输回患者。血小板在低温麻醉后回输给患者,由于保存了血小板功能和凝血因子,可减少术后出血。

(5)低温麻醉装置内血液再利用:低温麻醉结束,机器内尚余相当数量的血液,有时多达数千毫升,如果回收,合理利用可明显减少库血的用量。机器余血的利用有以下几种方法。

1)直接回输:低温麻醉结束,根据患者动脉血压及中心静脉压,将机器内余血经主动脉插管或患者周围静脉直接输入。此法简便易行,效果显著。存在的问题是此血血红蛋白含量偏低,影响携氧功能,血内含有游离血红蛋白,组织及细胞碎片,激活的凝血因子,炎性介质等,在心、肾功能差时应慎重,预防带来术后并发症。因此掌握其适应证:①患者心肾功能较好;②低温麻醉时间不长无明显血红蛋白尿出现。输入机器血要用鱼精蛋白拮抗血内肝素,一般每100mL肝素血用鱼精蛋白5～10mg,且需用ACT监测拮抗效果。

2)离心后回输:将机器余血经过离心后再输入,比上法优点是去除部分水分及血浆中杂质,使血液浓缩。

3)洗血细胞机清洗:经清洗后,保留浓缩红细胞,去除血浆及其中成分,对提高机体携氧能力有明显效果。

4)超滤技术:用超滤器连接在低温麻醉动、静脉管道之间,滤过机器余血,可减少机器内血液的水分,减少机体水负荷,血红蛋白及血浆蛋白浓度明显上升,提高患者术后抵抗力。

八、术后并发症早期发现和治疗

1.术后出血 低温麻醉后约有10%～20%病例出血较多,需输入液体及血液,其中3%～5%出血严重者需再次手术。大血管手术后出血除外科原因外,还因为血管本身病变及组织结构异常。人工血管吻合处易发生渗漏,如果人工血管本身质量不好更易发生出血,最为严重的是吻合口脱开大出血,往往致命。术后对出血的观察和早期发现最为重要,以下几点可供决定再手术时参考。

引流液量:术后1h>10mL/kg;任何1h>500mL;2g内达400mL。

X线纵隔影增宽;有心包填塞或循环休克症状。

如果出血凶猛应当机立断,紧急止血或抢救手术。

2.意识障碍 手术后除外麻醉药物因素,患者意识恢复缓慢,清醒延迟,或清醒后发生再昏迷、谵妄、躁动、癫痫、偏瘫、单瘫、失语、视力障碍、幻觉、认知障碍、定向不能及记忆力下降等都应怀疑有中枢神经并发症,尽早确诊,积极治疗,如病情需要,可考虑高压氧治疗。

3.脊髓及周围神经损伤 脊髓供血如受到手术影响,将因不同供血区出现不同临床表现,如下肢瘫痪、无力、急性尿潴留、痛觉减退、体温下降、出现病理反射等。周围神经受损伤,临床症状更为多样化,如臂丛神经损伤使手运动无力,感觉异常,三头肌反射减弱。尺神经受损可有手无力。腓神经受损有足下垂等,术后应根据大血管病变部位,采用的手术方法,仔细观察及时检查,早期发现异常,尽快治疗。

4.肺、消化道、肾等脏器损伤 大血管手术后可发生脏器损伤。

(1)肺脏:手术中对肺脏的牵拉、挤压,胸腹部动脉瘤手术要做胸腹联合切口,大切口对术后呼吸的影响,应妥善处理。支气管插管对侧肺萎陷、不张及缺氧,术后表现为血痰,呼吸功能下降,机械通气时应考虑这些因素。

(2)消化系统:腹主动脉或夹层动脉瘤手术可累及腹腔动脉,肠系膜动脉,引起消化道出血、坏死、临床表现便血、肠梗阻、腹痛等症状。如果发生肝脏缺血缺氧,可有发热、恶心、食欲缺乏、黄疸等症状。

(3)肾脏:肾功能不全在胸腹主动脉瘤及低温麻醉阻断主动脉中并不少见,如同脊髓损伤,迄今还不能完全避免。这类并发症除术中、术后原因外,还与术前患者状态有关,如有低心排血量,肾供血不良,肾血管硬化,慢性肾小球肾炎等。预防应从整个围术期着手。术后注意通过药物及辅助循环等方法提高心排血量,血压,防止血管收缩或感染。如出现尿少、尿闭、血尿,应立即进行尿及血液化验检查。急性肾衰死亡率为 $10\%\sim20\%$,严重者高达 $27\%\sim53\%$ 。立即用速尿,甘露醇等利尿,调整循环功能,提高心排血量和血压,禁用对肾脏有毒性药物。如控制无效并出现以下症状应考虑用血液透析:①尿毒症状;②严重代谢性酸中毒;③高血钾;④血小板功能不全导致出血;⑤血浆 BUN$>$100mg/L,血浆肌氨酸酐$>$10mg/L。透析方法有多种,除常用血透析和腹膜透析外,还有静脉血液透析等。

第七章　内分泌科麻醉

第一节　糖尿病患者的麻醉

近年来糖尿病已成为围术期常见的伴发症。有研究认为,糖尿病慢性并发症及对器官功能的影响较糖尿病本身的病程和血糖控制的程度,对患者围术期发病率和病死率的影响更大,因此麻醉医师应重点评估和治疗糖尿病相关靶器官疾病(心血管功能障碍、自主神经病变、肾功能障碍、关节胶原组织异常、感染等),以期改善患者的预后。

一、糖尿病诊断标准和分型

(一)糖尿病诊断标准
2010 年美国糖尿病学会(ADA)糖尿病诊断标准:

1.糖化血红蛋白 AIC≥6.5%。

2.空腹血糖 FPG≥7.0mmol/L。空腹定义为至少 8h 内无热量摄入。

3.口服糖耐量试验,2h 血糖≥11.1mmol/L。

4.在有典型的高血糖或高血糖危象症状的患者,随机血糖≥11.1mmol/L,无明确高血糖症状的患者,检验结果应重复确认。

糖尿病可分为原发性和继发性糖尿病。

(二)糖尿病分类
1.原发性糖尿病　原发性糖尿病通常由于遗传基因等异常,引起胰岛素分泌相对或绝对减少,或胰岛素受体敏感性下降,组织利用葡萄糖障碍。临床分型包括:

Ⅰ型:胰岛素依赖性糖尿病(IDDM),发病机制有自身免疫机制参与,常有抗胰岛细胞抗体存在,胰岛 β 细胞不能正常分泌胰岛素,导致机体胰岛素绝对缺乏。IDDM 通常在儿童期发病,患者消瘦,有酮症酸中毒倾向,需要补充外源性胰岛素进行治疗。

Ⅱ型:非胰岛素依赖性糖尿病(NIDDM),一般认为发病非免疫机制介导,NIDDM 患者胰岛 β 细胞能够分泌胰岛素,多数患者由于高血糖的刺激作用,血浆胰岛素水平高于正常人,但此类患者细胞的胰岛素受体敏感性降低,组织不能有效利用葡萄糖。NIDDM 通常成人起病,患者多数肥胖,不易发生酮症酸中毒,容易发生高血糖性高渗性非酮症昏迷。体育锻炼、饮食控制及口服降糖药治疗有效。

2.继发性糖尿病 糖尿病是其他系统性疾病或综合征的表现之一,包括胰腺疾病、内分泌激素异常、药物或化学试剂诱发、遗传综合征、胰岛素受体异常、妊娠合并糖尿病等。

二、糖尿病主要病理生理

(一)代谢紊乱

糖尿病由胰岛素绝对或相对不足引起,胰岛素缺乏导致机体失去促合成和抗分解作用。糖尿病代谢紊乱主要包括糖、脂肪、蛋白质代谢紊乱。

1.糖代谢紊乱 高血糖是糖尿病患者最常见的表现。糖尿病患者糖利用障碍导致高血糖、糖尿、组织脱水、血浆渗透压增高。由于应激反应时儿茶酚胺、皮质醇、胰高血糖素均可明显升高,进一步对抗和抑制胰岛素的释放和作用,所以围术期血糖控制更加困难。血糖严重升高以及机体脱水可导致高渗性非酮症昏迷,多见于 NIDDM 患者,尤其是老年患者,其口渴反应差,容易发生脱水。高渗性非酮症昏迷患者有严重高血糖、血浆高渗透压,可表现为癫痫、昏迷,由于血液浓缩静脉血栓发生率增高,常无酮症酸中毒的表现。

低血糖也是糖尿病患者常见的并发症。糖尿病患者体内糖原储备差,术前禁食、术中应用胰岛素而补糖不足是低血糖的常见原因。糖尿病手术患者若肾功能减退,胰岛素和口服降糖药的代谢和排泄受到影响,作用时间延长,也容易诱发术中低血糖。患者术中低血糖引起的交感神经兴奋表现常被误认为麻醉过浅,低血糖引起的神经症状容易被麻醉药物的作用掩盖,贻误治疗。

2.脂肪代谢紊乱 没有足够的胰岛素阻止脂肪酸代谢,脂肪大量分解而氧化不全,会引起丙酮酸、乙酰醋酸、β羟丁酸聚积,严重者发生酮症酸中毒。表现为代谢性酸中毒、高血糖、脱水、低钾、骨骼肌无力等。脱水多由于渗透性利尿和呕吐所致,低钾常发生于酸中毒纠正后,骨骼肌无力系纠正酸中毒后的低磷血症所致。

3.蛋白质代谢障碍 分解代谢增强,表现为负氮平衡,尿氮排出增加,同时加重脱水。

(二)继发性改变

长期高血糖可造成组织细胞损害,产生一系列并发症,但并发症的原因尚不完全清楚,可能与高血糖引起的山梨醇产生过多和蛋白、胶原糖化有关。常见的并发症包括:

1.血管病变 动脉硬化和微血管病变,引起高血压、冠心病、脑血管病、下肢坏疽等。糖尿病患者血糖增高使肝脏合成巨球蛋白增多,增加血液的黏稠度,并生成一些有害的大分子如山梨醇,导致细胞肿胀而阻碍微循环血流。血管病变和血液黏稠度增高均可损害重要器官的血流自身调节功能。

2.肾小球病变 可出现肾功能不全,最终导致肾衰竭。

3.自主神经病变 糖尿病并发高血压的患者 50% 有糖尿病自主神经病变:限制心脏对血管内容量变化的代偿功能,可导致静息心动过速、心率变异性减小,还可发生无痛性心肌缺血,并使患者处于心血管系统不稳定状态(例如诱导后低血压),甚至心源性猝死。胃肠道自主神经病变可引起胃轻瘫,胃排空减慢和胃内容物潴留,麻醉期间反流误吸危险增加。

4.感染 糖尿病患者白细胞趋化作用减弱、粒细胞吞噬活性受损,容易发生继发感染。糖尿病患者中有 2/3 会出现围术期感染,感染是术后死亡的常见原因之一。

三、糖尿病患者麻醉前准备

（一）术前血糖控制

1.围术期控制血糖的必要性

（1）血糖控制不佳，IDDM 患者易导致酮症酸中毒。

（2）血糖控制不佳，NIDDM 患者高血糖使血浆渗透压升高，可造成脱水、血容量减少、细胞内脱水、出现神经精神症状、甚至高渗性昏迷。

（3）围术期有发生低血糖的可能，而且全麻状态下，低血糖症状会被麻醉作用掩盖，围术期严重低血糖可造成生命危险。

（4）血糖大于 11.1mmol/L 会促进糖基化反应，产生异常蛋白，从而降低组织的弹性和延缓伤口的愈合。组织弹性降低可导致关节强直，寰枕关节固定造成插管困难。

（5）高血糖破坏了白细胞的吞噬性、调理性、趋化性，另外高血糖环境利于细菌生长，因此糖尿病患者围术期感染发生率增高。

（6）血糖水平对广泛性颅内缺血后神经系统的恢复有重要影响，发生卒中时高血糖患者神经系统的短期和长期预后较差，但局灶性脑缺血时的情况可能不完全相似。

（7）有研究发现，体外循环心脏手术患者心肺转流期间低体温和应激反应会使胰岛素作用降低，血糖明显升高，复温以前给予胰岛素降血糖的作用有限，此时正性肌力药物无法维持有效的心室搏动，造成脱机困难和心肌缺血的危险性增加。体外循环心脏手术患者如心脏复跳后，大剂量正性肌力药物无法维持循环，但心脏的充盈压、节律、血气和电解质正常时，需考虑高血糖可能，静脉给予胰岛素后，心肌收缩力可明显恢复，有助于迅速脱离体外循环。

2.糖尿病患者术前血糖控制目标和药物准备

择期手术前应尽量使血糖达到良好控制，如术前检查发现糖化血红蛋白 AIC＞9％，或空腹血糖＞10.0mmol/L，糖耐量试验 2 小时血糖＞13.0mmol/L，择期手术应推迟。

由于担心围术期低血糖的风险和危害，麻醉医生通常希望将患者的血糖控制在轻度升高状态。但有研究认为严格的血糖控制可明显延缓微血管病变，对合并妊娠糖尿病的妊娠妇女更有好处，也能改善体外循环心脏手术患者和中枢神经系统缺血患者的预后。

单纯饮食控制或口服降糖药控制血糖的糖尿病患者，行小手术可维持原来的治疗，不需要特殊处理，但行中、大手术或有感染等明显应激时，应考虑改用胰岛素治疗。二甲双胍应在术前停用。服用磺脲类降糖药者，术前 3 天应停用长效磺脲类药物（格列本脲、氯磺丙脲），改用短效磺脲类药物。值得注意的是，短效磺脲类药物在老年患者中也会引起低血糖反应。何时停用口服降糖药尚有争议，一般主张在术晨停用药物。

术前已经常规使用胰岛素的糖尿病患者，行小手术可维持原治疗。但行中、大型手术或有感染等明显应激时，因长效胰岛素可能导致延迟性低血糖，故应在术前几天停用，改用胰岛素或中效胰岛素代替。有研究认为术前晚中效胰岛素应停用，以防止空腹低血糖，但应激可引起胰岛素不敏感，手术前一天晚上停用胰岛素可能导致术晨高血糖，酮体增加。

（二）术前评估

无论急诊手术或择期手术，术前应详细了解患者的糖尿病类型，有否低血糖、酮症酸中毒和高渗性非酮症昏迷的病史，糖尿病慢性并发症状况，术前使用胰岛素的剂型、剂量或口服降糖药的种类、剂量及最后一次用药时间，过去麻醉和手术史。

评估糖尿病慢性并发症情况和器官代偿功能，包括肾功能不全、感觉神经和自主神经病变、冠状动脉和外周动脉粥样硬化、缺血性心脏病等。糖尿病慢性并发症对麻醉处理影响很大，明显增加麻醉风险。统计表明有严重肾功能不全、心衰或自主神经病变的患者行冠脉搭桥手术，糖尿病患者的危险性比非糖尿病患者增加5～10倍，而无心、肾、神经病变时仅为非糖尿病患者的 1～1.5 倍。

糖尿病患者发生自主神经功能紊乱可达 50%。自主神经病变导致的胃麻痹可引起误吸，在术前应用甲氧氯普胺可使胃加速排空。自主神经病变使心率变异性发生改变，心脏对调节自主神经功能的药物，例如麻黄碱、阿托品的作用不敏感。由于自主神经病变，糖尿病患者可能发生隐匿性冠心病，冠状动脉狭窄明显但无心绞痛等症状，围术期心律失常、心搏骤停可能也与此有关。

寰枕关节强直或脱位也是糖尿病患者慢性组织损害的表现，可能影响到颈部活动，导致气管插管困难。患者表现为颈部疼痛，X线检查可明确诊断。糖尿病患者术前必须常规检查颞下颌关节和颈椎活动度来判断插管的困难程度。

糖尿病患者因创伤或感染而需要急诊手术时，常有明显的代谢紊乱，如酮症酸中毒，通常不允许有足够的时间去纠正代谢紊乱。即使用很短时间纠正水和电解质紊乱，但试图完全消除酮症酸中毒，然后再开始手术是不可能的，也没有必要为了完全纠正酮症酸中毒而延期急诊手术。代谢紊乱可使术中发生心律失常、低血压等，应迅速补充容量和胰岛素治疗，治疗电解质紊乱，纠正酸中毒，围术期风险会相应减少。

（三）术前用药

患者在手术和麻醉前精神过度紧张，可导致血浆儿茶酚胺升高，引起反应性血糖升高，术前给予镇静药可减轻应激反应。老年人或心功能差的患者应减量使用地西泮、苯巴比妥钠，吗啡易致血糖升高并有致吐作用应避免使用，使用阿托品或东莨菪碱可降低迷走神经张力，但不宜用于并发青光眼的患者。

四、糖尿病患者的麻醉处理

糖尿病患者的麻醉选择和实施非常重要，血糖浓度的监测和糖尿病慢性并发症的诊断治疗也同样重要。术中必须要有快速血糖浓度监测，尿糖监测不够精确，但导尿标本可作酮体测定。

（一）麻醉选择

根据糖尿病病情和并发症严重程度，结合手术部位、类型、手术操作和创伤对机体的影响，尽可能选用对代谢影响较小的麻醉方法。

椎管内麻醉的优点是能阻断手术时交感兴奋，保持胰岛素释放，有利于血糖调控，但必须注意操作时应有严格无菌要求,防止感染。对有周围神经病变,末梢感觉异常的糖尿病患者,操作尤应细致,麻醉药浓度不宜过高,以免损伤神经组织。对伴有动脉硬化、高血压的糖尿病患者,麻醉药应分次逐渐追加,与非糖尿病患者相比,糖尿病患者椎管内麻醉麻醉药的起效时间可能延迟,阻滞平面可能较广,血压下降的程度也较大。

合并周围神经病变患者选择神经阻滞麻醉时,注意避免操作引发的神经损伤,局麻药应适当降低浓度,不应加用肾上腺素以免神经滋养血管过度收缩,局部缺血造成神经缺血水肿损伤。

目前常用的全身麻醉药对葡萄糖的利用无明显干扰,异氟烷和恩氟烷对血糖无影响,氧化亚氮在充分供氧时对血糖也无影响,静脉麻醉药硫喷妥钠、丙泊酚,镇痛药芬太尼及肌肉松弛药阿曲库铵、维库溴铵等没有增高血糖的报道,均可安全使用。

(二)术中胰岛素的应用

胰岛素的主要作用是预防高血糖和抑制脂肪分解代谢,避免酮体大量生成。

胰岛素依赖性糖尿病(IDDM)和非胰岛素依赖性糖尿病(NIDDM)在病因和病理生理学有很大不同。IDDM患者因胰岛素的绝对缺乏,术中必需应用胰岛素。NIDDM患者血糖控制较好的,施行小手术术中可不用胰岛素治疗,但要严密监测血糖变化,如果行中、大型手术术中仍需使用胰岛素。NIDDM患者常伴胰岛素抵抗,手术应激会增加胰岛素抵抗,多数患者虽然本身有高胰岛素血症,术中仍需大剂量胰岛素来防止高血糖,应用胰岛素的效果不如IDDM患者。

1.胰岛素皮下注射　胰岛素的吸收受许多因素的影响,研究发现手术对皮下注射胰岛素的吸收没有影响。

2.胰岛素间断静注　方法简单且不需要特殊装置,有报道认为用这一方法控制血糖的效果比皮下注射胰岛素好,但胰岛素间歇静注不符合生理要求,会使血糖不稳定,高血糖或低血糖的发生率增加,酮症的发生率也会升高。

3.GIK液　GIK液是葡萄糖、胰岛素和氯化钾按一定的比例配制而成,无论输液速度的快慢,液体中胰岛素和葡萄糖的比例是不变的,可避免单一胰岛素或葡萄糖过多输入而造成的严重低血糖或高血糖,使用较方便,适用于大多数患者。缺点是手术应激强度、持续时间、麻醉类型、药物种类和体温等会影响每单位胰岛素代谢葡萄糖的量,术中血糖有波动,因此GIK液中胰岛素和葡萄糖配制比例应在术中不断按血糖监测结果而调整。配制GIK液一般每克葡萄糖需胰岛素0.32u,手术开始时常用的GIK液配制方法是在10%葡萄糖500ml中加胰岛素16u和氯化钾10mmol/L。术中监测患者血糖维持在5~10mmol/L时,不需要增减胰岛素用量,监测血糖大于10mmol/L,应增加胰岛素4u,监测血糖小于5mmol/L,则应减少胰岛素4u。

4.可变速的胰岛素滴注　为了避免GIK液的缺点,胰岛素和葡萄糖分两路静脉输入。可根据患者血糖监测结果,随时调整胰岛素的剂量,这一方法设备要求较高,需开放两路静脉,有两个输液泵,而且要求持续血糖监测,一旦一路静脉输液被阻断,就会发生可危及生命的严重高血糖或低血糖风险。

糖尿病患者术中胰岛素的需要量:1克葡萄糖,在正常体重的患者需胰岛素0.25~0.40u;

肥胖、肝病、激素治疗或脓毒症的患者需胰岛素 0.4～0.8u;体外循环心脏手术的患者需 0.8～
1.2u。另外,胰岛素的需要量随手术创伤增大而增加,胰岛素的效能随年龄增加而减小,老年
人的胰岛素需要量较大,因此胰岛素的剂量应个体化。

　　围术期胰岛素的连续静脉输注方案:①将 10u 胰岛素加入 100ml 生理盐水中(0.1u/ml);
②最初静脉内注入 0.5～1u,然后维持输注率 0.5～1u/h;③测定血糖浓度(每 30 分钟)和调节
胰岛素输注速率;④血糖低于 4.5mmol/L(80mg/dl)停止 30 分钟,使用 50％葡萄糖 20ml,30 分
钟内重复测定血糖浓度;⑤血糖 4.5～6.7mmol/L(80～120mg/dl)减少胰岛素 0.3u/h;⑥血糖
6.7～10.0mmol/L(120～180mg/dl)胰岛素输注速率不变;⑦血糖 10.0～12.2mmol/L(180～
220mg/dl)增加胰岛素 0.3u/h;⑧血糖大于 12.2mmol/L(220mg/dl)增加胰岛素 0.5u/h。

(三)术中补充葡萄糖

　　以往认为,糖尿病患者术中应补充足够的葡萄糖以提供基础能量,防止低血糖,术中如不
补充葡萄糖,机体就会分解脂肪、蛋白质。脂肪分解,易发生酮症,手术患者游离脂肪酸水平升
高会增加心肌氧耗。但最近的研究表明,非糖尿病患者即使行中、小手术,围术期血糖也会有
所增高,糖尿病患者血糖增高更加明显,术中给予含糖液体,血糖会进一步增高。糖尿病患者
存在胰岛素绝对缺乏或者胰岛素抵抗,所以要让机体能够利用血糖,并且防治蛋白质和脂肪的
分解,应给予胰岛素治疗,根据血糖监测的结果,判断是否给予葡萄糖,避免发生低血糖,而不
是常规给予含糖液体。

(四)术中补钾

　　体内仅 2％的钾离子在细胞外,血钾正常并不表明体内钾平衡。一些代谢因素会影响血
钾,如酸中毒会导致钾离子从细胞内转移至细胞外,一个发生酸中毒的糖尿病患者可能血钾正
常甚至偏高,但补充液体和胰岛素后会发生严重的低钾血症,故治疗时应同时补钾。肾功能正
常的糖尿病患者血钾正常时,补液中氯化钾浓度可为 10mmol/L,治疗过程中应复查血糖和电
解质。

(五)术中补液

　　乳酸林格液用于糖尿病患者有争议。有研究发现,NIDDM 患者术中不补液,平均血糖升高
2.2mmol/L,而输入乳酸林格液平均血糖升高 3.5mmol/L。围术期用乳酸林格液的糖尿病患
者脂肪分解和酮体形成增加,术中需更多的胰岛素治疗。故糖尿病患者手术中是否使用乳酸
林格液还有待进一步研究。

(六)术中和围术期监测

　　术中严密监测血糖,目前手术室中常用微量法葡萄糖测定,可以很方便及时迅速得到监测
结果,毛细血管血糖值略高于静脉血糖值。应注意监测方法准确性,床边血糖监测和实验室血
糖监测要进行比较,FDA 规定二者差值应＜±20％。贫血、低温或组织灌注不足可能会影响
指端毛细血管测定血糖的准确性。

　　糖尿病患者术中可突然发生心动过缓和低血压,严重时可致心搏骤停,可能与心脏自主神
经病变有关,因此术前有体位性低血压、静息心动过速的患者更应加强循环功能监测。

五、糖尿病围术期急性并发症防治

（一）低血糖症

糖尿病患者手术时容易发生低血糖症。正常人禁食后，血糖可能低于 2.8mmol/L(50mg/dl) 而无任何症状，但糖尿病患者即使血糖高于这个水平，也可能发生症状。在清醒患者，低血糖症常表现为交感兴奋症状和中枢神经系统症状，交感兴奋症状包括心慌、出汗、饥饿、无力、手抖、视物模糊、面色苍白等，中枢神经系统症状包括轻度头痛、头晕、定向力下降、吐词不清、精神失常、意识障碍，严重者可发生昏迷，持续时间长且严重的低血糖可导致中枢神经系统不可逆损害。在全麻患者交感兴奋症状常被误认为麻醉过浅，中枢神经系统症状也被麻醉药的作用掩盖，麻醉手术过程中如发生不能解释的交感兴奋症状，尤其是有糖尿病病史的患者，应警惕低血糖症的可能。

伴有肾功能不全的糖尿病患者手术时，低血糖时有发生，这是由于肾脏功能差使胰岛素或口服降糖药的代谢排泄减慢，作用时间延长，因此必须注意术前 1～2d 口服降糖药的使用情况，以及使用胰岛素的次数和总量，避免过量。

治疗：一旦诊断低血糖症，可给予 50% 葡萄糖 15～20ml 静注，血糖即可上升，症状好转。也可使用胰高血糖素皮下、肌肉或静脉注射，由于其作用时间较短，可能会再次出现低血糖，注射后仍要给患者补充葡萄糖。

（二）糖尿病酮症酸中毒

1.病因　糖尿病患者由于胰岛素缺乏和胰高血糖素等对抗胰岛素的激素分泌增加，脂肪分解产生大量游离脂肪酸，游离脂肪酸代谢和运转受到影响，转而生成酮体。糖尿病酮症酸中毒多发生在 1 型糖尿病患者停用胰岛素后，也可因手术、感染、创伤等应激反应诱发。虽然 1 型糖尿病更易于发生酮症，但 75% 的酮症酸中毒患者系老年 2 型糖尿病患者。

2.临床表现　糖尿病酮症酸中毒的表现主要包括高血糖以及酮症症状，高血糖引起血浆渗透压增高、渗透性利尿、脱水、电解质紊乱等；酮症也可引起渗透性利尿和酸中毒。酮症酸中毒的发生通常需要数天的时间，患者病情逐渐加重，厌食、恶心呕吐、尿量增多，呼吸深大有酮味（烂苹果味），严重者出现血容量不足、循环衰竭、昏迷。pH 小于 7.0 可导致中枢麻痹，肌无力，高渗利尿使总钾减少，酸中毒时钾离子由细胞内转移至细胞膜外，使血清钾浓度可能正常或稍高，当给予补液及小剂量胰岛素治疗后，代谢性酸中毒得以纠正，细胞外钾离子迅速转入细胞内，血清钾浓度急剧下降。低磷血症时有发生，由于组织分解代谢增加，损伤细胞的摄取能力，尿磷排出增多，严重时影响骨骼肌收缩能力，损害通气功能。实验室检查见血糖增高、血酮增高、尿酮阳性、血气呈代谢性酸中毒表现。

3.治疗　包括补充血容量、胰岛素治疗、纠正电解质紊乱和酸中毒。

（1）补充血容量：呕吐和利尿造成的全身性脱水严重者可达 100ml/kg，应快速静脉补液，可用生理盐水快速静脉滴注 1000ml 或更多。扩容可增加组织灌注，纠正和防止组织缺氧，降低血糖和胰高血糖素水平，但不能逆转酸中毒。生理盐水、乳酸林格液和 0.45% 盐水均可应用，直到血糖低于 13.9mmol/L(250mg/dl)，再改用 5% 葡萄糖加胰岛素液体。

（2）胰岛素应用：不使用胰岛素,糖尿病酮症酸中毒不可能纠正。重度酸中毒胰岛素 40U 静脉注射,继之 40～50U 皮下注射或静脉维持,轻度酸中毒胰岛素 20～40U 皮下注射。虽然长期以来一直主张应用胰岛素 50U/h 以上直到血酮体恢复正常,但小剂量胰岛素治疗方案同样有效,并减少了低钾血症发生的程度,也无继发性低血糖的危险。0.1U/kg 胰岛素静脉注射后,继以每小时 0.1U/kg 胰岛素静脉持续滴注。部分患者可能对胰岛素存在抵抗,应加大剂量,若在 2h 内血糖下降不足 2.8～5.6mmol/L,胰岛素用量加倍,再 2 小时血糖下降仍不足 2.8～5.6mmol/L,胰岛素用量再加倍。胰岛素用量足够时大多数患者血糖下降速度可达3.3～4.2mmol/L/h,人体中胰岛素结合位点数目是有限的,最大血糖下降速率也是相对固定的(每小时 4.2～5.6mmol/L)。血糖的过分快速下降也应该避免,以免脑水肿的发生。胰岛素治疗应持续到高血糖、酮症、酸中毒纠正之后。

（3）碱性药物：酮症酸中毒的改善较慢,与酮体代谢较慢有关。糖尿病酮症酸中毒的患者对酸血症的耐受程度较好,一般不用碱性药物,使用胰岛素后酮体代谢可产生碳酸氢钠,使 pH 得到部分纠正。严重酸中毒如 pH 小于 7.1,HCO_3^- 小于 10mmol/L,可用碳酸氢钠纠治,纠正酸中毒后应复查血气。

（4）纠正电解质紊乱：酮症酸中毒患者体内钾、磷、镁等离子总量均减少,即使治疗前血钾正常甚至增高,钾缺乏仍可达 3～10mmol/kg,用胰岛素后可出现血钾快速下降。应在有足够尿量时开始补钾,开始速度按 20～40mmol/h 进行,1～2 小时监测血钾一次.根据测定血钾水平调整补钾剂量和速度。胰岛素治疗后,磷和镁的缺乏将更加明显,但常无明显的临床症状。胰岛素发挥作用之前对高钾和正常血钾患者补钾是危险的,常规补钾和镁并未证实能改善患者预后。

（三）高血糖性高渗性非酮症昏迷

1.病因　血糖极度增高时,高血糖渗透性利尿导致机体严重失水,甚至昏迷。高渗性非酮症昏迷血糖可超过 40～50mmol/L,为酮症酸中毒时的 2 倍。血浆渗透压可达 370～380mmol/L,尿糖强阳性,尿酮体阴性。

2.临床表现　高血糖性高渗性非酮症昏迷多发生于老年 2 型糖尿病患者,在围术期出现明显的高血糖和严重脱水,这些患者通常会有足够的内源性胰岛素来防止酮症,即使血糖水平高达 44.4～55.6mmol/L(800～1000mg/dl)也不致发生酮症酸中毒。老年患者口渴感觉迟钝,补液不足,容易发展到脱水,明显的高渗状态引起的脑细胞脱水导致昏迷发作,这个综合征的特征是严重脱水和神经系统两组症状和体征,神经系统方面表现为进行性意识障碍、神志模糊、癫痫发作、抽搐和昏迷,可伴低血容量性休克。

3.治疗

（1）大量静脉补液：明确系高渗性昏迷时先补充生理盐水,1～2h 内可给 2000～3000ml,随后给予低渗溶液,如 0.45% 氯化钠溶液,可在中心静脉压指导下确定补液量。迅速补充 0.45% 低渗生理盐水或先等渗液后低渗液,即可纠正高渗状态,但脑细胞从细胞内脱水转变为水肿也有危险,所以低渗液体的应用速度不可过快。治疗过程中,应密切观察患者意识的变化。

（2）胰岛素控制血糖,胰岛素的剂量和用法与糖尿病酮症酸中毒相似,但血糖不宜降得过低,低血压患者胰岛素静注首量不超过 20U。

第二节　皮质醇增多症患者的麻醉

肾上腺由皮质和髓质组成,分泌多种激素,在调节新陈代谢、水电解质平衡,以及维持神经和心血管功能方面起着重要作用。肾上腺肿瘤可发生在皮质或髓质,并产生相应的激素,从而引起不同的病理生理改变,肾上腺皮质肿瘤和髓质肿瘤手术对麻醉有着不同的特殊要求。

一、肾上腺的主要生理功能

肾上腺髓质分泌肾上腺素、去甲肾上腺素和多巴胺,肾上腺皮质产生和分泌皮质激素(化学名称甾体激素或类固醇)已有 40 余种,皮质激素可大致分为三类:

(一)糖皮质激素

调节糖和蛋白质代谢的激素-糖皮质激素。以皮质醇为代表,临床常用的为可的松。促进氨基酸脱氨变为糖,即促进糖原异生作用,维持血糖的浓度。缺少时,可引起低血糖。过多时,糖原异生作用增强,可破坏蛋白质或阻止其合成,使人体皮下脂肪过度增加,血糖升高,皮肤变薄出现紫纹,肌无力,骨质疏松。此外,糖皮质激素对各种物质代谢都有影响,它与胰岛素、生长素、肾上腺髓质激素等一起来调节机体的物质代谢和能量供应,使体内的生理活动彼此协调和平衡。

(二)盐皮质激素

调节盐和水代谢的激素-盐皮质激素以醛固酮为代表,临床应用者为醋酸去氧皮质酮。使肾曲管吸收钠和氯而排出钾和磷,缺乏这种激素,则血浆中钠的浓度降低,因而水分丢失,血液浓缩,同时血钾增高。这种激素过多可导致血钠增高而钾降低。盐皮质激素对糖、蛋白质的代谢作用较轻。盐皮质激素的产生和分泌在生理状态下主要受肾素-血管紧张素系统的调节,其次是血钾、促肾上腺皮质激素等的影响。

(三)性激素

肾上腺皮质还分泌较弱的雄性激素如脱氢表雄酮、雄烯二酮和微量的睾酮,对男女少年可促成其最早的第二性征如腋毛、阴毛的出现,以及下丘脑-垂体-性腺轴的成熟,从而使其青春期健康发育。肾上腺皮质还分泌微量的雌激素,但在肾上腺肿瘤患者,因其含量增加,可使男性患者出现阳痿、不育,女性患者出现月经失调。

皮质类固醇在人体内通过下丘脑-垂体-肾上腺轴的调控能及神经体液反馈系统的作用,在平时其分泌随着昼夜时辰的不同而呈现节律的变化。以此能维持人体新陈代谢、生长发育、生理活动正常有序地顺利进行;而当遇到意外的紧急情况时,即当人的躯体和精神突然受到某种强烈刺激,以及难产、大手术、大出血等,皮质醇水平可上升数倍乃至十余倍,同时通过负反馈的调节机制,促进脑垂体促肾上腺皮质激素的释放,增强人体的应激能力。

肾上腺皮质疾病有皮质醇增多症、皮质醇减少症、醛固酮增多症和肾上腺性征异常症。肾上腺髓质疾病为嗜铬细胞瘤,其他还有肾上腺腺瘤。

二、皮质醇增多症的病情特点

皮质醇增多症又称库欣综合征。肾上腺皮质增生、功能亢进、以及肾上腺肿瘤等引起内源性皮质激素，主要是皮质醇分泌过多。临床表现主要是由于长期血皮质醇浓度升高所引起的蛋白质、脂肪、糖、电解质代谢严重紊乱，同时干扰了多种其他内分泌激素分泌，而且机体对感染抵抗力降低所引起。此外，促肾上腺皮质激素（ACTH）分泌过多，以及其他肾上腺皮质激素的过量分泌也会引起相应的临床表现。

（一）糖代谢紊乱

约半数 Cushing 综合征患者有糖耐量减低，约 20％伴糖尿病。高皮质醇血症使糖异生作用增强，并可对抗胰岛素降血糖的作用，易发展成临床糖尿病（类固醇性糖尿病）。

（二）蛋白质代谢异常

Cushing 综合征患者蛋白质分解加速，合成减少，因此机体长期处于负氮平衡状态，导致肌肉萎缩无力，以近端肌受累更为明显。皮肤变薄，皮下毛细血管清晰可见，皮肤弹力纤维断裂，形成宽大紫纹，加之皮肤毛细血管脆性增加，容易出现皮下青紫瘀斑，伤口不易愈合。患者多合并有骨质疏松，可致腰背疼痛，脊椎畸形、身材变矮。

（三）脂肪代谢异常

典型的向心性肥胖是指面部和躯干部脂肪沉积增多，由于面部和颈部脂肪堆积显得颈部变粗缩短，但四肢（包括臀部）正常或消瘦。满月脸、水牛背、悬垂腹和锁骨上窝脂肪垫是 Cushing 综合征的较特征性临床表现。

（四）高血压、低钾血症与碱中毒

皮质醇有潴钠排钾作用。Cushing 综合征患者高水平的血皮质醇是高血压、低钾血症的主要原因，加上有时去氧皮质酮及皮质酮等弱盐皮质激素的分泌增多，使机体总钠量明显增加，血容量扩张，血压上升并有轻度水肿。尿钾排泄量增加，导致低钾血症和高尿钾，同时伴有氢离子的排泄增多而致代谢性碱中毒。Cushing 综合征的高血压一般为轻到中度，低钾血症性碱中毒程度也较轻。但异源性促肾上腺皮质激素（ACTH）综合征及肾上腺皮质癌患者由于皮质醇分泌显著增多，同时弱盐皮质激素分泌也增加，因而低钾血症性碱中毒的程度常较严重。如高血压长期得不到良好控制，常有动脉硬化和肾小动脉硬化，则 Cushing 综合征治愈后血压也很难降至正常。长期高血压可以并发左心室肥厚、心力衰竭和脑血管意外等。

（五）生长发育障碍

过量皮质醇抑制儿童生长激素（GH）的分泌及作用，抑制性腺发育，因而对生长发育有严重影响。少儿时期发病的 Cushing 综合征患者，生长停滞，青春期延迟，与同龄儿童比身材肥胖矮小。Cushing 综合征生长发育障碍的原因可能与下列因素有关：①过量皮质醇抑制腺垂体分泌 GH；②直接影响性腺以及抑制促性腺激素分泌而抑制性腺发育。

（六）骨质疏松

长期慢性过量的糖皮质激素（GC）具有降低骨胶原转换作用。因此，继发性骨质疏松是 Cushing 综合征常见的并发症。主要表现为腰背痛，易发生病理性骨折，骨折的好发部位是肋骨和胸腰椎,可以引起脊柱后凸畸形和身材变矮。

(七)性腺功能紊乱

Cushing 综合征患者性腺功能均明显减退。由于高皮质醇血症不仅直接影响性腺,还对下丘脑-垂体的促性腺激素分泌有抑制作用。女性表现为月经紊乱,继发闭经,极少有正常排卵,难以受孕。在男性患者,睾酮生成减少,故主要表现为性功能减退、阳痿、阴茎萎缩、睾丸变软缩小。

(八)造血与血液功能改变

皮质醇刺激骨髓造血,红细胞计数和血红蛋白含量升高,加之患者皮肤变薄,故呈多血质外貌。大量皮质醇使白细胞总数及中性粒细胞增多,但促进淋巴细胞凋亡,淋巴细胞和嗜酸性粒细胞的再分布,这两种细胞在外周血中绝对值和白细胞分类中的百分率均减少。血液高凝状态可能与下列因素有关:①红细胞增多;②血管内皮细胞代谢增强;③血液中Ⅷ因子及VWF浓度升高,易形成血栓。

(九)感染

大量的皮质醇抑制机体的免疫功能,机体的中性粒细胞向血管外炎症区域的移行能力减弱,自然杀伤细胞数目减少,功能受抑制,患者容易合并各种感染如皮肤毛囊炎、牙周炎、结核活动播散、泌尿系感染、甲癣、体癣等。感染不易局限,可发展为丹毒、丘疹样皮肤改变和败血症等,机会性感染增加。

(十)精神障碍

约有半数 Cushing 综合征患者伴有精神状态改变。轻者可表现为欣快感、失眠、注意力不集中、情绪不稳定,少数可以表现为抑郁与躁狂交替发生。另还有少数出现类似躁狂抑郁或精神分裂症样表现或认知障碍。Cushing 综合征精神症状发生原因可能与下列因素有关:①由于 GC 调节情感、认知和成瘾行为;②患者海马有可逆性损害;③过早出现大脑皮层萎缩。

三、麻醉要求和术前准备

(一)麻醉要求

1.维持患者血流动力学稳定,根据需要及时应用糖皮质激素,避免和预防肾上腺功能不全和肾上腺皮质危象。

2.硬膜外阻滞患者,应充分给氧,保障呼吸道通畅。

3.注意控制血糖和维持水、电解质平衡。

(二)术前准备

1.控制血糖和高血压:继发性糖尿病,术前应根据血糖水平,采取控制饮食,必要时用胰岛素控制血糖。如有高血压,应予以药物控制。

2.纠正水和电解质紊乱:对伴有盐皮质激素过多的患者常有水钠潴留和低钾血症,应用保钾利尿药,促进水钠排出和保钾,同时有利于血压的控制,必要时根据血钾水平补钾。

3.应用皮质激素:一般术前不需补充皮质激素。一侧肾上腺腺瘤或癌肿切除患者,因常有对侧肾上腺萎缩,或双侧肾上腺切除患者,术中及术后肾上腺皮质激素分泌不能满足需要,为预防术后发生肾上腺皮质功能危象,应在术前、术中及术后补充糖皮质激素。有主张术前3~4d开始补充,每天肌注甲泼尼龙40mg或氢化可的松100mg静滴。

4.术前用药镇静、催眠及镇痛药应减量,一般用正常量的1/3~1/2。肥胖患者不宜用吗啡类镇痛药,以免引起呼吸抑制或呼吸暂停。

四、麻醉选择

(一)全身麻醉

便于维持和调控循环功能。除依托咪酯有抑制肾上腺皮质功能外,其他常用静脉及吸入麻醉药对肾上腺皮质功能均无明显影响,但患者对各种全麻药及肌松药的需要量均减少。腹腔镜手术应选用全麻。

(二)硬膜外阻滞

对肾上腺皮质功能影响小,基本可满足手术需要。由于手术部位较深,常有牵拉反应及不适,需静脉辅助用药。患者肥胖引起硬膜外穿刺困难,合并有心血管疾病的患者循环功能不易维持稳定,肥胖患者呼吸道不易保持通畅等,主张用全麻或全麻复合硬膜外阻滞更为安全有效。

五、术中管理和注意事项

(一)术中管理

1.血压调控　升压药效果不明显时,应疑为急性肾上腺皮质功能不全危象。除一般抗休克治疗外,特异性应用糖皮质激素,如氢化可的松100~300mg或甲泼尼龙40~80mg静滴。如出现严重低血压休克,需增加激素用量,并给予升压药支持循环功能。此外,部分皮质醇增多症患者术前易并发高血压,术中探查、挤压肾上腺时,会使血压进一步升高,应维持一定的麻醉深度,必要时用降压药物控制血压。

2.充分估计麻醉难度　气管插管或硬膜外穿刺的困难,全麻需做好困难气管插管相应的准备,如纤支镜等,避免硬膜外反复穿刺,以免损伤。

3.加强呼吸管理　向心性肥胖和肌萎缩无力患者常合并呼吸功能不全。硬膜外阻滞患者术中应充分给氧,全麻患者应注意术后呼吸抑制及苏醒延迟。肾上腺术中易损伤胸膜而出现气胸,硬膜外阻滞患者应面罩加压吸氧,肺膨胀后缝合胸膜,并注意是否仍有气胸及肺压缩情况对呼吸造成的影响。

4.控制血糖　皮质醇增多症患者常引起继发性糖尿病,术中血糖如低于16.7mmol/L(300mg/dl),可不予特殊处理,肾上腺切除后血糖会下降。部分患者肾上腺切除后如未及时补充皮质激素和葡萄糖时,可发生低血糖,甚至引起患者苏醒延迟。术中应根据需要监测血糖浓度。

5.纠正电解质紊乱　患者常有低钾血症,术前未纠正,术中应继续补钾。

（二）注意事项

1.术前注意纠正电解质紊乱和调控血糖。

2.严密监测循环功能,刺激、挤压肾上腺会出现血压的升高。肾上腺切除后,尤其是双侧肾上腺切除,肾上腺皮质激素水平剧烈下降,引起血压剧降。用肾上腺皮质激素和去甲肾上腺素纠正血压,并适当补充血容量。肾上腺皮质激素需应用至术后1~2周或更长时间。

3.患者肥胖,颈部短粗,麻醉诱导及气管拔管后易出现呼吸道梗阻。

4.患者有骨质疏松,可发生病理性骨折,皮肤菲薄有出血倾向,应注意皮肤保护和肢体固定。

5.患者抗感染能力差,应注意无菌操作,并应用抗生素。

第三节　原发性醛固酮增多症患者手术的麻醉

原发性醛固酮增多症是由于肾上腺皮质分泌的醛固酮(ALD)过多所引起的综合征,主要表现为高血压、低钾血症性碱中毒、血浆 ALD 升高、肾素.血管紧张素系统受抑制等。多为肾上腺腺瘤(80%～90%),少数为肾上腺皮质增生或癌肿。

一、病情特点

（一）高血压

是最早且最常见的表现,原醛症高血压的发病机制主要与大量 ALD 的潴钠作用有关:①钠潴留使细胞外液增加,血容量增多;②血液和血管壁细胞内钠离子浓度增加,使管壁对 NE 等加压物质反应增强。由于高血容量和高钠血症的存在,对肾素-血管紧张素系统产生显著抑制作用,然而血钠浓度增高和血容量扩张到一定程度时心房内压力感受器受刺激,心房肌分泌心钠素,后者为一种排钠、利尿、降血压的循环激素,它抑制肾近曲小管钠重吸收,使远曲小管的钠离子浓度增加,超过 ALD 作用下的重吸收钠能力,尿钠排泄增加("脱逸现象"),这是本症较少出现水肿及恶性高血压的重要原因。

（二）低钾血症和碱中毒

醛固酮的保钠排钾作用,Na^+-K^+ 和 Na^+-H^+ 交换增加,同时尿氨排出和 Cl^- 和 HCO_3^- 吸收增多,引起低钾,以及高钠、高氯、低钾性碱中毒。导致肌无力,甚至周期性瘫痪;肢端麻木、手足搐搦;同时产生心律失常、心肌缺血及低钾性心电图变化,如 Q-T 延长、ST 降低、T 波低平及 U 波等。

（三）肾功能损害

长期大量失钾,肾小管上皮发生空泡变性,肾浓缩功能减退,可引起多尿、夜尿增多,继而出现烦渴、多饮、尿比重低且对抗利尿激素(AVP)不敏感。过多的 ALD 使尿钙及尿酸排泄增多,易并发肾石病及尿路感染。长期继发性高血压则可致肾动脉硬化引起蛋白尿和肾功能不全。

(四)内分泌系统表现

缺钾可引起胰岛 B 细胞释放胰岛素减少,因此原醛症患者可出现糖耐量减低;原醛症患者尿钙排泄增多,为了维持正常血钙水平,PTH 分泌增多。

二、术前准备和麻醉要求

(一)术前准备

1.维持麻醉平稳,减少对循环功能影响。

2.椎管内阻滞的患者应适量应用辅助药,减少牵拉反应,同时需充分供氧,保持呼吸道通畅,避免呼吸抑制。

3.常规心电图监测和血钾测定,维持电解质和酸碱平衡。

(二)麻醉要求

1.维持水电解质平衡　治疗低钾和促进钠水的排出。同时应用排钠保钾利尿药(如螺内酯)。

2.控制高血压　控制血压的主要措施是低钠饮食、利尿,纠正细胞外液及血容量过多。如血压仍过高,选用直接扩张血管的降压药。

3.糖皮质激素应用　拟行双侧肾上腺切除患者,术前应用糖皮质激素,并于术中继续应用。而行单侧肾上腺切除术的患者,不需常规应用,术中可根据具体情况而定。

4.麻醉前用药　镇静药宜减量,不用抑制呼吸的镇痛药。

(三)麻醉选择

1.全身麻醉　除氯胺酮可促进醛固酮的分泌,不宜用于醛固酮增多患者麻醉外,其他各种麻醉药均可应用。低钾血症和肌无力麻痹等可延长非去极化肌松药的作用,应减量。

2.硬膜外阻滞　适用于一般情况良好的患者。对预计术中呼吸管理较困难,或高血压合并动脉硬化、心血管代偿功能差的患者以全麻更为安全。

三、术中管理

(一)保持循环功能稳定

手术探查、挤压肾上腺及肿瘤时可引起血压升高,一般为一过性,不需特殊处理,必要时适量用短效降压药。肾上腺肿瘤切除后如出现低血压,先补充血容量,必要时用升压药。如效果不佳,应考虑是否有肾上腺皮质功能不足,静滴氢化可的松。

(二)纠正电解质紊乱

部分患者术前低钾血症难以纠正,术中易出现心律失常,因此术中应加强监测,继续补钾。

(三)注意事项

1.控制高血压,注意是否有高血压引起的继发性改变。

2.纠正电解质紊乱、尤其是低钾血症。

3.患者常有高血容量和高血压,全麻诱导应有足够的麻醉深度,避免血压进一步升高、甚或引起肺水肿。

4.术中注意观察是否出现肾上腺功能不全。

第四节　嗜铬细胞瘤手术的麻醉

肾上腺髓质疾病包括嗜铬细胞瘤和嗜铬细胞增生。嗜铬细胞瘤通常发生于肾上腺髓质（约 90％），少数（10％）发生于肾上腺以外的嗜铬细胞组织，如椎旁交感神经丛、肠系膜、膀胱、睾丸等。由于肿瘤所分泌的肾上腺素和去甲肾上腺素的种类、比例的不同及肿瘤大小的差异等，临床表现常常多样化。一般肾上腺外嗜铬细胞瘤由于不能或很少分泌肾上腺素，故以高去甲肾上腺素血症和高神经肽类激素血症的临床表现为主，但肿瘤的部位不同，其表现也有很大差异。

正常血浆儿茶酚胺＜1000pg/ml，尿儿茶酚胺＜125μg/24h 尿，嗜铬细胞瘤患者体内儿茶酚胺（CA）分泌增多（血浆中＞2000pg/ml，尿儿茶酚胺＞1200μg/24h 尿），儿茶酚胺通过 α 肾上腺素能受体和 β 肾上腺素能受体起作用，刺激腺苷酸环化酶介导，产生和激活环磷酸腺苷（cAMP），导致 Ca^{2+} 内流，细胞内 Ca^{2+} 浓度升高，肌钙蛋白和肌动蛋白相互作用增加，从而对心血管系统等产生一系列影响。

实验室测定血浆和尿的游离儿茶酚胺（E、NE、DA）及其代谢产物如香草扁桃酸是传统诊断 PHEO/PGL 的重要方法。但肿瘤儿茶酚胺的释放入血呈"间歇性"，直接检测儿茶酚胺类物质易出现假阴性。儿茶酚胺在瘤细胞内的代谢呈持续性，其中间产物甲氧基肾上腺素以"渗漏"形式持续释放入血，因此作为诊断手段，测量血浆和尿中甲氧基肾上腺素优于测量其他儿茶酚胺物质。

一、病情特点

（一）高血压

是嗜铬细胞瘤患者最常见的临床表现，由于肿瘤分泌肾上腺素和去甲肾上腺素的比例不同，高血压可表现为阵发性、持续性或在持续性高血压的基础上有阵发性加重。以分泌去甲肾上腺素为主患者，表现为阵发性高血压或持续性高血压阵发性加重。以分泌肾上腺素为主患者的表现除了有高血压外，还有心动过速、心律失常等。嗜铬细胞瘤患者的高血压一般为常规抗高血压药物治疗无效的难治性高血压，但有时对钙通道阻滞剂和硝酸酯类降压药有反应，对 α-肾上腺能阻滞剂反应良好。此外，约 15％的患者血压正常。

（二）头痛、心悸、多汗三联症

头痛、心悸、多汗是嗜铬细胞瘤高血压发作时最常见的三个症状，80％以上的患者有头痛，表现为严重的前额痛或枕部持续性或搏动性头痛，常较剧烈，呈炸裂样；心悸常伴有胸闷、胸痛、心前区压榨感或濒死感；有些患者平时即怕热多汗，发作时表现为大汗淋漓、面色苍白、四肢发冷。

（三）心脏病变

其表现是在没有冠心病的患者常出现胸痛、心绞痛甚至急性心肌梗死。并且可伴多种心律失常，如窦率过速、窦率过缓、室上性心动过速、室性期前收缩、左或右束支传导阻滞。也可有充血性或肥厚性心肌病，充血性心力衰竭。另外由于肺毛细血管内皮损害、肺动脉压力增加及细胞内液渗出可引起非心源性肺水肿。

（四）体位性低血压和休克

体位性低血压可能与循环血容量减少、肾上腺素能受体下调、自主神经功能受损等导致反射性外周血管收缩障碍等有关。另外嗜铬细胞还可贮存和释放引起血管舒张的神经肽和肾上腺髓质素，有极少数患者低血压是因为肿瘤主要分泌多巴胺，使血管扩张所致。低血容量会减弱血管平滑肌对加压物质的升压反应。

（五）代谢异常

儿茶酚胺（CA）使体内耗 O_2 量增加，基础代谢率上升，出现不耐热、多汗、体重减轻等表现，有时可有发热；CA 在体内可使肝糖原和肌糖原加速分解，并可促进糖原异生。另外 α_2-受体有抑制胰岛素释放及对抗外源性或内源性胰岛素降血糖的作用，使血糖升高。25％～30％有糖耐量异常，肿瘤切除后血糖可恢复正常。少数患者高血糖可能与嗜铬细胞瘤分泌释放的ACTH、促肾上腺皮质激素释放激素（CRH）、生长激素释放激素（GHRH）有关。CA 促进脂肪分解，使血中游离脂肪酸增多，患者消瘦，皮下脂肪减少。因持续性高血压加上脂肪代谢紊乱，可诱发动脉粥样硬化及小动脉硬化。

高钙血症是一种较少见的并发症，可能与合并甲状旁腺功能亢进有关。另外，嗜铬细胞瘤分泌的甲状旁腺激素相关蛋白（PTHrP），也可引起高钙血症，肿瘤切除后，血钙恢复正常。

（六）消化系统症状

CA 可抑制内脏平滑肌的收缩，使肠蠕动减弱，可引起腹胀、腹痛、便秘，甚至结肠扩张，有时还可有恶心、呕吐。另外 CA 还可引起胃肠壁血管增殖性及闭塞性动脉内膜炎，以致发生溃疡出血、穿孔等，此时有剧烈腹痛、休克、出血等急腹症表现。CA 还可使胆囊收缩减弱，Oddi括约肌张力增高，引起胆汁潴留。

（七）泌尿系统

长期持续性高血压可使肾血管受损，引起大量蛋白尿，甚至肾功能不全。

（八）静止型嗜铬细胞瘤

指临床无任何症状，常在其他疾病检查或健康体检时偶尔被发现，在特殊情况下（如手术刺激）可诱发嗜铬细胞瘤性高血压。

（九）嗜铬细胞瘤高血压危象

嗜铬细胞瘤高血压危象的特点表现为血压骤升达超警戒水平或高、低血压反复交替发作，血压大幅度波动，甚至出现低血压休克。发作时多伴有全身大汗、四肢厥冷、肢体抽搐、神志障碍及意识丧失等。有的患者在高血压危象时发生脑出血或急性心肌梗死。其发病机制可能是肿瘤在原有的高儿茶酚胺血症的基础上再阵发性地大量分泌释放儿茶酚胺，作用于血管中枢引起血管的收缩反射。

二、麻醉要求,术前准备和麻醉选择

(一)麻醉要求

1.建立有效的循环功能监测,如桡动脉穿刺直接测压(IBP)、CVP 监测等。

2.避免使用兴奋交感神经、释放儿茶酚胺的麻醉药。麻醉维持以静吸复合较为理想,无论是麻醉诱导或麻醉维持,均应达到足够的麻醉深度。

3.补足血容量、适时应用降压和升压药,调控和减少血压波动。

(二)术前准备

1.控制高血压:①α受体阻滞剂:最常用的是口服酚苄明,10mg/次,每天 2 次,逐渐增加剂量至血压控制满意。现也常用 α_1 受体阻滞剂哌唑嗪,1mg 口服,每天 3 次,逐渐增加至血压控制满意。②β受体阻滞剂:用 α 受体阻滞剂后心率过快和心律失常,或分泌肾上腺素为主的嗜铬细胞瘤患者有心律失常或心动过速,需加用 β 受体阻滞剂,常用艾司洛尔、美托洛尔或阿替洛尔。应注意在使用长效 α 受体阻滞剂基础上方可加用 β 受体阻滞剂,不宜单独或在 α 受体阻滞剂前使用 β 受体阻滞剂,否则可引起严重高血压、充血性心力衰竭或肺水肿,尤其是儿茶酚胺性心肌病患者更易出现。③α 和 β 受体阻滞剂:拉贝洛尔具有 α 和 β 受体阻滞作用,由于 α 阻滞作用弱,只有 β 阻滞作用的 1/7,目前不推荐术前首选用药。④其他:抗高血压药如钙通道阻滞剂等也可使用。2014 年美国内分泌学会指南建议目标血压:坐位血压低于 130/80mmHg,站立位收缩压高于 90mmHg;目标心率:坐位心率 60 ~ 70bpm,站立位心率 70~80bpm。

2.纠正低血容量:用 α 受体阻滞剂扩张血管的同时,术前高盐饮食,补充血容量,可使术中肿瘤切除后更易维持血压的平稳。但对心功能损害患者,应避免负荷过重。

3.术前用药要达到充分镇静,避免因紧张、抗抑郁药及焦虑可引起血压升高和心动过速。可给咪达唑仑及吗啡类镇痛药。避免用阿托品以免增加心率。还应避免使用甲氧氯普胺、氟哌利多和有组胺释放的药,如吗啡等。

4.嗜铬细胞瘤患者好发于 30~50 岁,10~20% 有家族史。肾上腺肿瘤患者,有时高血压症状不明显,但对某些药物使用后产生升血压反应时应警惕可能存在嗜铬细胞瘤,这些药物包括甲氧氯普铵、氟哌利多、组胺、胰高血糖素、三环类抗抑郁药及吩噻嗪类药等。

(三)麻醉选择

气管插管全身麻醉是嗜铬细胞瘤患者首选麻醉方法。

三、麻醉处理

(一)麻醉药选择

避免用增加交感-肾上腺系统兴奋性及促儿茶酚胺释放的药物,如氟烷可增加心肌对儿茶酚胺的敏感性,地氟烷、氯胺酮、泮库溴铵等可使心率增快血压升高。但有些不宜使用的药物是相对的,此外,有组胺释放作用的肌松药也不宜作为首选用药。

（二）监测

常规监测直接动脉压、中心静脉压、心电图、尿量等。按需测定电解质、血气分析、血糖和监测麻醉深度。有儿茶酚胺心肌病患者可插 Swan-Ganz 导管监测血流动力学变化。食管超声在监测患者的心室壁运动，以及容量监测和管理方面有独到之处。

（三）全麻诱导与维持

全麻诱导应力求平稳，药物包括异丙酚、咪达唑仑、阿片类镇痛药和非去极化肌肉松弛药等。麻醉诱导前可静注利多卡因 1～1.5mg/kg，以减轻气管插管的心血管反应。必要时也可加用降压药、β 受体阻滞剂等抑制插管时心血管不良反应的药物，确保诱导平稳。麻醉维持应根据不同手术阶段和血流动力学状态，调控麻醉深度。

（四）手术方式

腹腔镜手术推荐应用于肿瘤＜6cm 的患者。腹腔镜手术腹腔镜下肾或肾上腺切除，需行后腹膜腔气腹，对血流动力学影响与腹腔镜阻囊手术基本相似，但应注意气腹对肿瘤牵拉使心输出量增加和血压升高，同时 CO_2 进入血液引起高碳酸血症可使交感神经张力增加。由于腹腔镜肾上腺切除损伤小，疼痛轻，有利于术后恢复。开放手术推荐于肿瘤巨大＞6cm、疑恶性、肾上腺外副神经节瘤、多发需探查者。

四、术中管理

（一）心血管活性药物

常用心血管活性药物主要包括：①降压药：酚妥拉明、硝普钠、尼卡地平、硝酸甘油。②升压药：去甲肾上腺素、肾上腺素、去氧肾上腺素、血管加压素。③抗心律失常药：艾司洛尔、拉贝洛尔、利多卡因。麻醉前根据所具备的药物、病情特点、对药物熟悉程度、用药经验等选择所准备的药物。一般降压药和升压药为必备药，各选择 1～2 种药物。抗心律失常药根据情况可在麻醉前准备，按具体情况进行选择应用。心血管活性药物理想的用药方式是用微量泵输注，并在手术开始前均应与静脉通路连接好。重症患者麻醉期间由专人管理，以便随时用药、快速调控剂量和停药。

（二）高血压的处理

在麻醉诱导、体位改变、术中探查、分离和挤压肿瘤时，常发生高血压，甚至高血压危象。尤其注意的是，手术当中挤压瘤体会导致大量儿茶酚胺入血。术中应注意与手术医生的沟通，一旦发生严重高血压，立刻告知手术医生暂时停止操作，并即刻使用降压药。降压药物的用法如下：硝普钠为 1～8μg/(kg·min)，一般总量不超过 1～1.5mg/kg。酚妥拉明静注 1～5mg，继以 1～10μg/(kg·min) 维持，或直接泵注。硝酸甘油静注 40～100μg，继以 1～8μg/(kg·min) 维持，或直接泵注。尼卡地平静注 10～30μg/kg，继以 2～5μg/(kg·min) 维持，或直接泵注。上述药物用量仅供参考，重要的是根据患者血压进行调节，使血压维持在理想水平。由于患者高血压的同时常伴有心率增快，或降压药用后心率反射性增快，并使降压效果下降，应使用 β 受体阻滞剂，首选短效的艾司洛尔，其效应不会延续至肿瘤切除后。小剂量拉贝洛尔不仅能减慢心率，也有助于降压。

（三）低血压的处理

肿瘤切除或其血管结扎后，循环中儿茶酚胺浓度剧降，引起血压下降。立即起动升压药输注泵，并同时补充血容量。升压药物的用法如下：去甲肾上腺素 $0.1\sim1\mu g/(kg\cdot min)$，紧急时先静注 $0.1\sim0.2\mu g/kg$。去氧肾上腺素静注 $100\sim200\mu g$，继以 $1\sim5\mu g/(kg\cdot min)$ 维持。肾上腺素 $0.1\sim1\mu g/(kg\cdot min)$，紧急时先静注 $0.1\sim0.2\mu g/kg$。多巴胺 $0.5\sim1.5mg$ 静注，继以 $3\sim10\mu g/(kg\cdot min)$ 维持。如不是在血压急剧下降，或收缩压 $\geqslant80mmHg$，各种升压药均不必先单次静注，而直接以微量泵输注，这样可减少血压的波动。有些患者对各种升压药反应不佳，既使用较大剂量，也难以恢复到较理想的血压水平，尤其是双侧肾上腺切除患者，应给予肾上腺皮质激素，可使血压恢复正常水平。

（四）心律失常的处理

最常见的是心动过速，其次是室性期前收缩等。以分泌肾上腺素为主患者的患者更多见。通常用短效 β 受体阻滞剂控制心率，利多卡因抑制室性期前收缩。必要时暂停或减少手术刺激。

（五）术中液体管理

患者术前存在不同程度的低血容量和血液浓缩，肿瘤切除前，应用晶体和代血浆进行一定的容量预负荷，可使中心静脉压达到 $12mmHg$，甚或更高，有利于肿瘤切除后维持血压的平稳。肿瘤切除后根据中心静脉压及心脏功能状况，继续补充血容量。如循环功能稳定、容量充足，则应及时使用利尿药，监测并调整血细胞比积。由于肿瘤切除后，儿茶酚胺浓度的下降，解除了儿茶酚胺对胰岛素的抑制，可在 3 小时后出现低血糖，甚至低血糖休克，应注意监测并及时补充葡萄糖。

嗜铬细胞瘤患者手术和麻醉处理较复杂，麻醉和手术期间可发生急骤的血流动力学变化，对麻醉的要求较高，麻醉医师在处理该类患者时，注意力高度集中，随时准备采取应急措施，注意：①术前准备的关键是应用长效 α 受体阻滞剂等控制高血压，并纠正低血容量。②麻醉前使患者充分镇静，避免紧张和焦虑。③保证有足够有效的静脉通路，建立有效的循环功能监测。④备好各种心血管活性药物，重症患者由专人管理和调控。⑤严密观察和及时处理挤压肿瘤时的血压升高，以及肿瘤切除后的血压下降。

第八章 妇产科麻醉

第一节 妇科常见肿瘤手术的麻醉

一、常见妇科恶性肿瘤概况

常见妇科恶性肿瘤有宫颈癌、子宫体癌、卵巢癌、外阴、阴道及输卵管肿瘤等,其中前三者发病率较高。

(一)子宫颈癌

宫颈癌是女性生殖系统最常见的恶性肿瘤,严重危害妇女的生命健康。在发展中国家,其发病率位居女性生殖系统恶性肿瘤第一位,在北美及欧洲,发病率居第三位。近年来,国内外大量文献报道,宫颈癌发病年龄有年轻化趋势。

宫颈癌的发病因素至今尚未完全明了,但大量资料表明,早婚、早年开始性生活、性生活紊乱的妇女,宫颈癌发病率较高。男性包皮垢也是导致宫颈癌的重要诱因。另外,通过性交而传染的某些病毒,如人类疱疹病毒Ⅱ型(HSV-2)、人类乳头状病毒(HPV)、人类巨细胞病毒(CMV)等,可能与宫颈癌的发病有一定关系。

临床上,宫颈癌的主要症状有接触性出血、阴道排液,病程晚期会有腰骶部、坐骨神经疼痛,以及下肢水肿等。宫颈癌的临床分期包括0～Ⅳ期,0期为宫颈原位癌、宫颈上皮内瘤变Ⅲ级;Ⅰ期病灶严格局限于宫颈;Ⅱ期为病灶侵犯超出子宫颈,但未达盆壁或阴道下1/3;Ⅲ期为病灶扩散到盆壁;Ⅳ期为病灶超出真骨盆或肿瘤已侵及膀胱或直肠黏膜。

宫颈癌的治疗应根据临床分期、年龄、患者全身情况等综合考虑、制订方案。常用治疗方法有手术、放疗、化疗等。手术治疗原则既要考虑手术的根治性,又要减少并发症,以及保留女性的生育或生理功能。另外,近年来提倡以放疗、化疗或新辅助化疗配合恰当手术方式的综合治疗原则,从而达到治愈宫颈癌和保证生存质量的目的。

(二)卵巢癌

卵巢肿瘤可发生于任何年龄的女性,但多见于生育期妇女,是妇科常见肿瘤,占女性生殖系统肿瘤的32%。其中,卵巢恶性肿瘤发病有逐年增长的趋势,约占女性生殖系统恶性肿瘤的20%。由于卵巢癌迄今仍无完善的早期诊断方法,晚期病例疗效又不佳,故其死亡率仍居妇科恶性肿瘤的首位。

卵巢肿瘤最常见的症状是腹部包块。当包块较小时,患者不易察觉。当肿块增大时,可出现压迫症状,如尿频、便秘等;当大网膜受累时,也可于上腹部触及肿块。当肿瘤出现扭转、破溃或粘连周围组织脏器时,患者会有不同程度腹痛的症状。另外,功能性卵巢肿瘤因分泌内源性雌激素或雄激素,患者可有性早熟、生育期绝经或绝经后阴道出血的情况。晚期患者常有大量腹腔积液、腹胀、恶心、食欲减退以及恶病质等。

卵巢癌临床分为四期:Ⅰ期为肿瘤局限于一侧卵巢;Ⅱ期为肿瘤生长累及一侧或双侧卵巢,由盆腔内播散;Ⅲ期为肿瘤生长累及一侧或双侧卵巢,伴有盆腔内播散和(或)腹膜后或腹股沟淋巴结阳性;Ⅳ期为一侧或双侧卵巢肿瘤伴远处转移。卵巢癌的治疗目前以综合治疗为主,包括化疗、手术等。化疗显著改善了卵巢癌患者的治疗效果,但手术还是主要的治疗方法,恰当的分期和满意的肿瘤细胞减灭术仍是患者长期存活的基础。

(三)子宫体癌

子宫体癌,也称子宫内膜癌,是常见的妇科恶性肿瘤之一,约占女性生殖系统肿瘤的 20%～30%。子宫内膜癌的病因尚不明确,流行病学研究结果表明与下列因素有关:①多见于 50 岁以上妇女,高发年龄为 58～61 岁,75% 的患者发生于绝经后;②不孕、无排卵者以及更年期排卵紊乱者发病率较高;③肥胖、高血压、糖尿病被视为子宫内膜癌的好发因素;④内源性雌激素增高也是易发因素;⑤长时间大量应用外源性雌激素也使子宫内膜癌发病的危险性提高数倍。

子宫内膜癌的临床表现主要有阴道出血和分泌物增多,多为绝经期及绝经后不规则阴道出血,分泌物为浆液性或血性,晚期患者会有下腹痛、腰痛、贫血、下腹肿块、甚至恶病质。临床分期包括Ⅰ～Ⅳ期,Ⅰ期肿瘤局限于子宫体;Ⅱ期累及宫颈;Ⅲ期肿瘤播散到子宫体外、宫旁组织受累,但未累及直肠、膀胱;Ⅳ期肿瘤累及膀胱、直肠,或出现盆腔以外播散。

子宫内膜癌是预后较好的妇科恶性肿瘤,5 年生存率约为 60%～80%。在治疗方面,早期患者(Ⅰ～Ⅱ期)以手术治疗为主,晚期患者(Ⅲ～Ⅳ期)和有严重合并症的患者,则需要手术、放疗、化疗、激素疗法等综合治疗,才能达到较好的疗效。

(四)其他妇科恶性肿瘤

1.外阴部恶性肿瘤　外阴恶性肿瘤较少见,约占女性生殖系统恶性肿瘤的3%～5%,主要包括来自外阴皮肤的鳞状细胞癌(85%～90%)、基底细胞癌、汗腺癌、恶性黑色素瘤;来自特殊腺体的前庭大腺癌、尿道旁腺癌;来自皮下组织的肉瘤;以及外阴派杰病等。外阴癌主要以手术治疗为主。

2.输卵管癌　原发性输卵管肿瘤的发病率很低。因其紧邻子宫和卵巢,故转移性输卵管恶性肿瘤反而比原发性输卵管恶性肿瘤多见。由于输卵管癌少见,且缺乏随机研究,同时在许多生物学表现上与卵巢癌类似,所以对输卵管癌的处理均参考卵巢癌。治疗采用手术为主,辅助化疗和(或)放疗的综合治疗原则。

3.阴道癌　阴道癌的发病率相对较低,主要病理类型有鳞状细胞癌、透明细胞癌、腺癌以及比较罕见的恶性黑色素瘤、肉瘤等。手术方式常取决于病灶病理类型、分期、部位、范围、是否累及邻近组织器官(与直肠、尿道的间隔厚度不超过 5mm)以及患者的年龄。考虑到患者的生活质量问题,术式选择倾向于保守术式。

4.子宫肉瘤　子宫肉瘤是一种比较罕见的恶性程度极高的女性生殖系统肿瘤,约占子宫恶性肿瘤的 2%～4%,好发于绝经后妇女。临床症状主要由不规则性阴道出血、下腹包块,晚期因周围组织器官的侵犯,常有下腹痛、腰痛、尿频、消瘦、贫血以及恶病质等情况。治疗原则以手术为主,辅助放疗或化疗。

(五)妇科恶性肿瘤手术的主要特点

妇科恶性肿瘤手术术式复杂,有其特殊性,直接影响麻醉的选择和管理。

1.选择恰当术式:术前需要准确评估病程分期,同时还要根据已有的综合治疗的方式和疗效,从而选择相应术式。

2.术野深:女性内生殖器位于盆腔深部,显露困难,尤其是肥胖患者,因此手术时要有充分的肌松,以便于暴露术野。

3.手术时因炎症粘连、肿瘤侵犯、解剖变异等原因,易损伤周围组织器官,如输尿管、膀胱、直肠等。

4.盆腔血管和神经极为丰富,静脉丛交互吻合,因此手术在这些血管和神经周围操作时,极易造成大血管损伤或静脉丛破裂出血,止血困难,或造成神经损伤,引起术后严重并发症。

5.女性生殖器官(如阴道、子宫)与尿道、直肠紧密相邻,手术时因创面大,易引起术野污染,造成术后局部积液,甚至严重感染。

6.晚期妇科恶性肿瘤患者常有大量腹腔积液、贫血、恶病质,同时多数患者年龄较大,多合并高血压、冠心病、糖尿病等疾病,给术中麻醉管理带来困难。

7.部分患者术前已行新辅助化疗或放疗,麻醉选择和管理应考虑到对患者重要脏器的损害。

二、妇科恶性肿瘤手术的术前准备

(一)患者的心理准备

妇科恶性肿瘤患者在得知所患疾病时,因对肿瘤认识有所偏差,从而产生了精神心理上的压抑状态。一方面她们害怕手术和麻醉存在的危险;另一方面,因为手术常会切除子宫、卵巢等这些女性特征器官,作为女性常有一种自卑和失落的情绪。这些术前的焦虑状态,对麻醉有很大影响。Braveman 在他的著作中认为,焦虑可导致使患者自主神经功能紊乱,常引起术中心率和血压的不稳定;增加术中麻醉药物的用量;增加术后躁动、谵妄发生的概率等。因此,术前患者心理的准备非常重要。除特殊和严重心理异常需要专门的心理干预外,在术前心理准备中,麻醉医生的术前访视具有重要的作用。通过术前访视,以恰当的方式向患者讲明麻醉相关问题,包括术后镇痛和可能出现的恶心、呕吐等问题,表明医生对患者的关心,这在很大程度上会消除患者的不良情绪。

(二)术前用药

术前用药也是一项重要的准备工作。术前给予镇静安定类药物,如地西泮(安定)、咪达唑仑,可以使患者情绪稳定,减少恐惧,解除焦虑,产生遗忘作用。给予麻醉性镇痛药,如吗啡、哌替啶等,可以降低痛阈,缓解术前存在的疼痛。还可给予抗胆碱类药物,如阿托品、格隆溴铵等,可以调节自主神经功能,消除或减弱一些不利的神经反射,还可以减少呼吸道分泌物增加等。

术前用药的种类、剂量、给药时间等,要根据患者的精神状态情况、病情、年龄,以及是否存在心肺合并症等问题进行选择。妇科恶性肿瘤患者常有一般状况差、衰弱、年老等情况,因此镇静安定类药物或麻醉性镇痛药应适当减量。

(三)患者合并症的术前准备

妇科恶性肿瘤以中老年妇女居多,常伴有高血压、冠心病、糖尿病,以及身体衰弱、贫血、恶病质等情况。因此,麻醉医生在术前访视时,要仔细阅读病历,询问病史。要了解这些合并症的病期、用药情况,既往是否有心、脑、肺血管等并发症。如发现这些合并症病情控制不稳定时,要给予恰当处理,必要时请专科医生会诊。

1.贫血　妇科疾病常合并贫血、低蛋白血症,晚期患者常有电解质紊乱、恶病质等情况,术前要对症处理,给予纠正和支持疗法,改善营养状况,提高患者对手术和麻醉的耐受性。对于择期手术患者,在无严重心脑血管疾病的情况下,血红蛋白需纠正至 80g/L 以上,方才考虑手术和麻醉。对于预计术中出血量较多的患者,术前要常规备血 800～1000ml。

2.巨大肿瘤或大量腹腔积液　对于卵巢癌根治术的患者,术前准备时除前述的问题外,还要注意评估肿瘤大小、腹腔积液量多少的情况。当肿瘤巨大或有大量腹腔积液时,会引起膈肌上升,胸廓容积减小,呼吸受限,因此患者可能由于肺底部的肺不张而引起通气/血流比例失调,继而导致低氧状态。另外,患者还可能因呼吸频率增加而出现过度通气的情况,由于肺舒张受限,还易并发呼吸道感染。因此,术前准备时除常规检查外,还要做动脉血气分析和肺功能检查,从而对患者的呼吸功能状态做出评估。

另外,因巨大的肿瘤或大量腹腔积液压迫腔静脉和腹主动脉,使回心血量减少,下肢水肿,同时心脏后负荷增加,术前除心电图外,还应查超声心动图,以了解患者的心功能状态和代偿程度。

3.高血压、冠心病　对于合并原发性高血压的患者,用药应持续至术前,使血压维持在正常水平。血压控制不好的患者,麻醉诱导和术中易发生血压剧烈波动、低血压和心肌缺血。对于高血压且心率较快的患者,因增加心肌耗氧量,更易发生心脏意外。这类情况术前应给予 β受体阻断剂治疗,必要时可请专科医生给予治疗指导。

冠心病也是老年女性患者常见的并发症,术前要重点了解冠心病类型、有无心肌梗死病史、心功能状态、患者既往治疗和用药情况、是否安装起搏器或其他介入治疗措施等。心功能Ⅰ、Ⅱ级时,患者的麻醉和手术耐受力较好;发生心肌梗死的患者手术一般推迟到梗死后 6 个月;另外,率压积(心率×收缩压,RPP)是评估冠心病患者心肌耗氧量的常用指标,RPP<12000 常表明心肌耗氧量正常。

4.凝血功能　近年来,随医疗水平提高,心脏瓣膜置换术后或冠脉搭桥术后行妇科手术的患者也有所增多,因其长期服用抗凝剂,应注意评估患者的出凝血状态,必要时可改用低分子肝素进行抗凝治疗。

5.糖尿病患者的术前准备　糖尿病也是老年妇女患者一个常见并发症,术前应充分了解糖尿病治疗情况。因妇科恶性肿瘤手术大而复杂,维持血糖接近正常水平,增加患者对手术麻醉的耐受性,防止并发症发生非常重要。术前糖尿病控制标准为:无酮血症,尿酮体阴性,尿糖阴性或弱阳性,空腹血糖最佳值应小于8.4mmol/L,最高不宜超过11.2mmol/L。

(四)术前放疗和化疗对患者的影响

1.术前新辅助化疗和放疗的意义　对于某些妇科恶性肿瘤,在手术前进行化疗或放疗,能够有效的阻断肿瘤血供、缩小肿块,并减少淋巴结及血管内的亚临床转移灶、宫旁浸润和血管侵犯的发生率。大量研究表明,术前新辅助化疗(NC 或 PcT,是指在恶性肿瘤局部实施手术或放疗前应用的全身性化疗)或放疗联合手术治疗,可明显提高 3 年无病生存率和 5 年生存率。

2.术前新辅助化疗和放疗对患者身体状况的影响　化疗或放疗不但对肿瘤细胞有杀伤作用,对人体的正常生长细胞,特别是化疗,也会产生损害作用,尤其对那些代谢增生比较活跃的组织,如骨髓、皮肤、消化道、肝肾功能等。例如道诺霉素和多柔比星具有很强的心脏毒性,此类药物化疗后常有心肌缺血和心律失常发生;博来霉素,特别是当与长春新碱和顺铂联合用药时,具有较强的肺毒性。

化疗后患者会不同程度地出现身体衰弱,骨髓抑制,全血细胞下降,肝肾功能降低(如转氨酶升高);心肌损伤,心功能下降,心律失常,心慌气短,头晕,血压升高等临床症状。因此对于术前已行放化疗的患者,要进行更为细致的术前访视。

3.对放、化疗患者的术前访视　术前访视时,要了解术前化疗的疗程、药物、剂量,以及最后一次化疗的时间等。另外,患者放化疗常联合使用肾上腺糖皮质激素,因此围手术期要给予适量糖皮质激素,避免患者因突然中断激素治疗、机体应激能力下降而发生肾上腺危象(如血压下降、心率增快、低钠血症、低血糖,甚至休克)。

另外,询问病史时,要了解患者化疗前后生命体征、主观感觉是否发生特殊变化。阅读病历时,要注意化疗后是否复查了重要化验项目,如肝肾功能、血常规、凝血常规、ECG 等。当出现转氨酶高于正常值 2 倍以上、D-二聚体显著升高、全血细胞显著下降、ECG 发现有严重心律失常或心肌缺血时,要特别给予关注,必要时应待上述异常情况恢复、稳定后再考虑手术。

三、妇科恶性肿瘤手术的麻醉与管理特点

(一)麻醉方法的选择

1.全身麻醉　因女性恶性肿瘤手术的特殊性,如患者情绪焦虑、手术范围广泛、手术复杂等,所以目前临床上大多数此类患者都采用气管内插管机械通气下的全身麻醉的方法。全麻具有诱导快,肌松效果好,易于控制麻醉深度和麻醉维持时间等优点。

麻醉诱导可采用咪达唑仑、舒芬太尼、罗库溴铵、丙泊酚、依托咪酯等药物。术中维持可采用全凭静脉麻醉、吸入麻醉或静吸复合麻醉的方法,用药有丙泊酚、芬太尼、瑞芬太尼、七氟醚、异氟醚及恰当的肌松剂等,均可很好地满足手术需要。

妇科恶性肿瘤常行盆腔淋巴结清扫术,术野深而广。另外,盆腔器官与阴道受交感神经和迷走神经支配,手术牵拉易发生腹肌紧张、鼓肠,不仅影响手术操作,还易导致血流动力学改变,因此为便于盆腔深部和阴道操作,常需要较深的麻醉和充分的肌肉松弛。

2.椎管内麻醉　在一些范围较小的外阴肿瘤手术,也可采用椎管内麻醉的方法。连续硬膜外麻醉,辅以适当镇静、镇痛药物,或者腰-硬联合麻醉的方法,阻滞范围 $T_8 \sim S_4$,能较好的阻滞交感和迷走神经反射,都可取得满意的麻醉效果。另外,硬膜外置管还可用于术后镇痛。

随着喉罩在临床上的广泛应用,此类手术也常采用喉罩通气下的全身麻醉,具有麻醉时间短,用药少,呼吸道刺激小的优点,还避免了椎管内穿刺可能造成的并发症。

3.全麻复合硬膜外阻滞的麻醉方法　随着麻醉技术的不断提高,对于盆腔肿瘤手术的麻醉,特别是一些较复杂的手术,如卵巢癌细胞减灭术、宫颈癌根治术等,也有选择全麻复合硬膜外阻滞的麻醉方法。这种方法可充分发挥全麻和硬膜外麻醉的优点。全麻可控性好,肌肉松弛满意,牵拉反应小,气道管理方便,而硬膜外阻滞因阻断交感神经,减少了术中应激反应,减少全麻药用量,并且硬膜外导管可用于术后镇痛,有利于术后肺功能的早期恢复。

另外,近几年的研究还表明,区域麻醉(神经阻滞,椎管内麻醉等)复合镇静或全麻,可以减轻麻醉对肿瘤患者的免疫抑制情况,降低术后癌细胞转移和复发的发生率,从而提高肿瘤患者3年或5年的生存率。这也是神经阻滞麻醉在肿瘤麻醉中越来越受到关注的一个重要原因。

(二)术中监测与管理

术中保持患者呼吸道通畅,维持循环功能稳定,保证机体氧供需平衡是麻醉监护和管理的目的之一。

麻醉期间,所有患者的氧合、通气、循环状态均应得到连续的监测评估,必要时采取相应措施维持患者呼吸和循环功能正常。术中常规的监测项目包括 ECG、SPO_2、无创血压、通气指标(机械通气)、$P_{ET}CO_2$ 等。

1.氧合状态　脉搏血氧饱和度(SpO_2)是监测患者氧合状态的常规方法。SpO_2 能及时、可靠的反映机体氧合状态,成人 SPO_2 正常值≥95%;当 SPO_2 在 90%～94% 时,机体为失饱和状态;当 $SpO_2 < 90\%$ 时,为低氧血症。吸入氧浓度过低、呼吸道梗阻、通气不足、肺内分流增加、循环功能障碍等均可导致低氧血症。

另外,术中麻醉医生还应观察患者皮肤、指甲或黏膜颜色以及手术野血液的颜色来判断机体氧合状态。

2.循环状态　术中应连续监测患者的心电图(ECG),以此判断心率、心律的变化,以及是否有心肌缺血。麻醉医生应密切观察 ECG 的变化,因宫颈操作或大网膜探查会引起心律失常,所以一旦出现心律的改变,首先要与手术医生沟通,去除手术操作的影响,大多数患者心率、心律会恢复正常。另外,术前已行新辅助化疗的患者,因化疗药物对心肌的损害,常诱发或加重心律失常,因此更要加强对 ECG 的监护。当去除手术操作的影响不能缓解 ECG 变化时,可酌情给予药物治疗,如心率减慢可给予阿托品,频发室性早搏可给予利多卡因。严重病例还要准备好除颤治疗。

术中常规监测无创血压,测量间隔时间不超过 5 分钟。术中低血压通常以收缩压<80mmHg或收缩压下降超过基础值的 30% 为参考值。术中低血压的主要原因可能有:失血、麻醉过深、心律失常、体位变化、缺氧或二氧化碳蓄积、椎管内麻醉阻滞平面过高等。治疗原则是针对原因加以纠正,如加快输液,补足血容量,调整麻醉深度,维持呼吸道通畅和良好通气等。必要时可用麻黄碱、多巴胺等升高血压,维持有效心脏功能。

术中高血压通常以舒张压＞100mmHg或收缩压高于基础值的30％为参考值。术中发生高血压的主要原因有：麻醉过浅；气管插管等引起的应激反应；早期缺氧、二氧化碳蓄积；术前高血压控制不理想；输液、输血过量等。处理上要维持足够的麻醉深度，保持良好通气，避免缺氧和二氧化碳蓄积。药物治疗可选 β_1 受体阻滞剂，如艾司洛尔 $0.25\sim0.5$mg/kg，减慢心率的同时能降低血压，当与血管扩张剂应用时效果更好；乌拉地尔（亚宁定）0.5mg/kg，因其中枢和外周的双重作用，可较好的防治高血压。当经上述处理效果不好时，可酌情给予硝酸甘油或硝普钠。

3.通气状态　非全麻患者和全麻但保留自主呼吸的患者，麻醉医生应观察患者胸廓运动和呼吸频率、呼吸囊动度，听诊呼吸音，以评估气道是否通畅。

全麻机械通气时，除上述临床指征监测外，还必须连续监测通气指标，包括气道压、潮气量、通气频率、呼气末二氧化碳分压（$P_{ET}CO_2$），以及相应指标的趋势图。必要情况下，可行动脉血气分析的检测。

气道压力的变化是通气功能监测的重要内容。妇科恶性肿瘤患者常因肿瘤巨大或大量腹腔积液，膈肌上抬，胸腔受限，引起气道压力显著升高，应予以关注。当导管与回路脱开或半脱开后，除麻醉机报警外，还会出现 $P_{ET}CO_2$、气道压力波形消失，而此时 SpO_2 可能尚未出现下降。另外，当导管打折、阻塞时，机械通气时气道压力增高，并且 CO_2 可出现不同程度蓄积的情况，此时 $P_{ET}CO_2$ 及气道压力波形均会增高，而 SpO_2 也可能尚未变化。因此，$P_{ET}CO_2$ 和气道压力监测意义重大，它们常先于 SpO_2 出现异常，为确保呼吸道通畅和氧供提出了保证。

当患者肿瘤巨大或大量腹腔积液，且病程较长时，因腹压增加、呼吸受限，患者可能存在不同程度肺感染和呼吸道敏感性增高的情况，对这类患者，喉痉挛和支气管痉挛是术中易发生的急性气道阻塞问题。喉痉挛多在浅麻醉下置入喉镜或气管导管，以及拔管时出现，轻中度喉痉挛面罩加压通气多可缓解，重度喉痉挛可静脉注射肌松药，加压通气，并行气管插管。支气管痉挛多见于有哮喘史或过敏体质的患者。一旦发生支气管痉挛，应充分供氧，吸痰排除气道机械梗阻的可能性，加深麻醉（可给予氯胺酮，吸入麻醉药），给予支气道扩张剂，如糖皮质激素、β_2 受体激动剂等。

四、妇科恶性肿瘤手术术中监测与管理

与普通手术相比，妇科恶性肿瘤手术术中监测与管理既有常规内容，也有其特殊性，主要包括下述内容：

1.因盆腔手术复杂、范围深广、时间较长，会造成出血量较多，如宫颈癌、卵巢癌根治术，因此术中除常规监测外，可行有创动脉血压监测和中心静脉压监测，能及时地了解术中出血情况和指导输血补液。

2.对老年、体弱或术前有心肺合并症的患者，麻醉诱导和术中维持时，应保持血压、心率的稳定，防止增加心脏负荷。术中补液既要防止有效血容量低导致的重要器官灌注不足；同时，也要防止过度输液引起的术后恢复延缓。另外，术中补液要随时监测尿量C＞0.5ml/（kg·h），使用胶体液∶晶体液为1∶2或1∶3比单纯晶体液好，以保持出入量平衡，维持血容量稳定。

3.盆腔器官受交感和迷走神经支配,在进行宫颈或大网膜操作时,因牵拉反射,有的患者会出现心率下降、血压降低等血流动力学紊乱的情况,可给予阿托品或麻黄碱纠正,并提醒手术医生操作要轻柔,必要时暂停操作。

4.对合并有慢性阻塞性肺疾病(COPD)或哮喘的患者,要避免用有显著组胺释放的药物,如阿曲库铵;同时术毕时一定要对肌松剂进行拮抗,因为这类患者一旦因残余肌松导致呼吸无力时,很快会出现缺氧和二氧化碳蓄积,严重者出现呼衰。

5.对于有大量腹腔积液或肿瘤巨大的患者,术中探查、放腹腔积液或囊液、搬动肿瘤时,操作要轻柔,放液速度要慢或间断放液,同时可适当加快输液速度以及输入胶体液。此时,麻醉医生要关注手术医生的操作和密切监护患者生命体征变化。当肿瘤搬出或放液后,手术医生可适当腹部加压,避免腹内压骤降后,下腔静脉回流加快,回心血量增加而诱发肺水肿。另外,还可能因为腹主动脉受压解除,心脏后负荷突降,出现血压下降和心率增快。此时应加快输液,同时密切监测,必要时可给予心血管活性药物维持循环的稳定。

6.妇科手术有时需要在截石位下进行,这种情况下要注意体位变化对呼吸和循环功能的影响。由于双腿抬高,使肺的功能残气量减少,患者易出现肺不张和低氧血症,特别是头低脚高大于30°的屈氏位会进一步加重这种影响。对高龄或有严重心肺合并症的患者,在腿抬高时,血压往往升高,因静脉回流增加可诱发充血性心衰;当重新放平腿时,因回心血量减少又易致血压下降。因此,在摆放截石位时,一方面操作要轻柔缓慢;另一方面,两条腿要分别进行,待一条腿摆放体位且无明显影响时,再操作另一条腿。注意周围神经压迫损伤,尤其是膝关节下方的腓总神经压迫麻痹。

7.一些妇科肿瘤手术时间长、创伤大、出血多、输入冷液体和库存血多,因此术中易导致低体温发生,如宫颈癌、子宫内膜癌、卵巢癌根治术等。因此条件允许情况下,术中应采取保温措施,如可用输液加温装置或使用电热毯等,避免术后寒战,耗氧剧增,冠脉供血相对不足,引起心律失常甚至心肌梗死等并发症。围手术期的低体温增加术后感染已经是一个不再争论的临床现象,美国老年健康基金的规定已经和手术收费挂钩,如术后的第一次体温测定高于36℃,即可以加收一定的费用。

8.术前已行化疗的患者,尤其要注意术中的监测和管理,维持血流动力学平稳,保证组织器官氧供充足,避免血压剧烈波动、缺氧和 CO_2 蓄积。术前使用多柔比星行新辅助化疗的患者,因化疗药物对心肌的损害,常诱发或加重心律失常,应加强对 ECG 的监护。术前使用博莱霉素化疗的患者,可能会有潜在的肺损伤,这类患者术中对氧毒性与液体超负荷的敏感性增加,术后易发生肺功能不全与急性呼吸窘迫症的风险增加。所以,术中应限制静脉输液,麻醉中在保持血氧饱和度大于90%的前提下应使用尽可能低的吸入氧浓度,应不高于50%,以低于30%为佳。采用5~10cmH_2O 的呼气末正压通气有助于改善氧合。

五、麻醉后监护和管理

(一)麻醉后即刻监护和管理

多数情况下,妇科恶性肿瘤手术时间长、手术复杂,因此全麻时间也较长。手术结束后,一定要待患者各方面情况恢复满意后才能拔管。如自主呼吸恢复良好,呼吸频率、潮气量、分钟通气量满意;气道通畅,漏气试验阳性;氧合功能良好,能耐受 30％ 的氧吸入;循环功能稳定,血压、心率(心律)平稳;咽喉部保护性反射活跃,如呛咳、吞咽反射等;意识有一定的恢复,呼之能睁眼;肌力完全恢复,能持续仰头 5 秒钟;疼痛控制良好等。在达到上述情况下,方可拔除气管内导管。

拔管后应充分给氧和吸痰,并保持患者的半仰卧位。现在认为,半仰卧位是常规术后体位,此种体位下可以提高患者的各项通气指标,增加 FRC,减少肺不张和低氧血症的发生。待观察一段时间,患者循环、呼吸功能均平稳后,再送回麻醉恢复室或病房监护室,并做进一步的监护。

麻醉恢复室(或病房监护室)的监测主要包括:①术后应密切监测血压、脉搏、呼吸、尿量等,持续鼻导管吸氧或面罩吸氧,直至病情稳定。术后患者有明显恶心、呕吐反应时,可给予地塞米松、小剂量非那根、甲氧氯普胺(胃复安)及格拉司琼等药物。②因手术创伤大,术后应给予镇痛治疗。目前多给予患者自控持续静脉镇痛(PCIA)。采用的药物有芬太尼、舒芬太尼、吗啡和曲马多等。③对于术后出现寒战的患者,除给予保暖外,还可用地塞米松或小量镇静剂(如杜冷丁或杜非合剂)等予以控制。另外,术后出现谵妄、躁动的患者,可给予曲马多 1mg/kg。④术后要及时随访患者,及时发现麻醉相关并发症,根据患者病情和手术情况,可行血常规、电解质、动脉血气分析等检查,给予必要治疗。

(二)妇科恶性肿瘤术后并发症——下肢深静脉血栓的预防

手术是治疗妇科肿瘤的主要方法,由于其手术切除范围大,创伤重,术后易出现多种并发症,如术后肠胀气、尿潴留、尿路感染等,因此术后需要给予严密观察和有效的监护,避免并发症的发生,从而促进患者心理和生理的快速恢复,提高生活质量,按时进行辅助治疗,提高治愈率。

妇科肿瘤手术中老年妇女比例较高,而老年患者并发症多,病情复杂,常存在不同程度的慢性器质性病变,使患者手术耐受性明显降低,且术后易发生多种并发症。其中下肢深静脉血栓(DVT)是老年妇科肿瘤术后的严重并发症之一,应给予高度重视。静脉血栓形成因素包括静脉淤滞、血管损伤及高凝状态等。临床上导致静脉血栓形成的原因往往是综合因素,如肥胖、高血压、糖尿病、心血管疾病、术后长期卧床等,易诱发静脉血栓形成。妇科恶性肿瘤是DVT 高危人群,肿瘤侵犯压迫周围组织和血管,使血流缓慢,恶性肿瘤释放凝血活酶样物质,增加了凝血因子的活性及血小板的黏附性和聚集性。妇科恶性肿瘤手术化疗、放疗及应用粒细胞集落刺激因子 G-CSF 也可以诱发 DVT 发生。妇科恶性肿瘤根治性手术范围大,特别是腹膜后淋巴结清扫,易损伤血管壁及其周围支持组织,启动内源性凝血系统,导致血栓形成。另外,患者术后卧床、活动减少,下肢肌肉长期处于松弛状态,术后各种增加腹压的因素,如腹带加压、腹痛、腹胀、尿潴留以及半坐卧位,受重力影响,下肢血液回流受阻,导致血流缓慢,均促进了血栓的形成。

术前应对有 DVT 高危因素的妇科恶性肿瘤患者,如高龄、肥胖、高血压、糖尿病等尤应警惕 DVT 的发生。对这类患者要做到:①全面和细致的术前准备,如使用感应性抗血栓泵(SCD),术前加用皮下低分子肝素。②术中手术医生操作要轻柔,减少组织损伤和对血管的挤压、挫伤。③术后尽量不用止血药,避免下肢静脉输液,鼓励患者深呼吸,尽早下床活动或床上被动活动,促进下肢静脉回流。实际上,术后尽早下床活动是预防 DVT 最关键和性价比最高的方法。④药物预防非常重要,对于接受大型妇科手术的老年患者,在没有应用抗凝剂禁忌证的情况下,可酌情给予低分子量肝素进行抗凝治疗。⑤老年患者手术时间与术后并发症有明显的相关关系,因此在不影响预后的前提下尽可能缩小手术范围,缩短手术时间,以保证手术的安全性。另外,当术前检查显示有发生下肢静脉血栓的危险时,如 D-二聚体显著升高、B 超示下肢深静脉有泥沙样血流时,应予以放置静脉滤网等预防性措施。

第二节　妊娠期非产科手术的麻醉

妊娠期需进行非产科手术的概率为 0.3%～2.2%,每年美国有 87000 位孕期妇女需行手术治疗并接受麻醉,欧洲联盟此数据为 115000。然而这些数据比真正孕期手术数量要低,因为有些患者在手术时尚未发现已怀孕。最近调查显示,行日间手术的女性患者有 0.3%、行腹腔镜检查的妇女有 2.6%、育龄女性普通手术时有 1.2% 在准备手术时发现早孕检测呈阳性。如果患者的病史或其他一些特定情况提示患者有可能怀孕,则应进行早孕检测。对于单靠病史不能排除怀孕可能的患者,就应该常规进行早孕检测。

孕期的任何时候都有可能需要行手术治疗。在一项对 5405 例孕期行手术治疗的瑞典妇女的调查中发现,孕期前 3 个月行手术治疗的占 42%,中间 3 个月的占 35%,后 3 个月的占 23%。其中前 3 个月最常见的是由于妇产科疾病需行腹腔镜检查(34%),而在其他孕期中最常见的是阑尾切除术。这些需行手术的疾病可能与怀孕有关,也可能与怀孕无关。与怀孕有关的疾病包括:宫颈功能不全和卵巢囊肿。此外,对胎儿实施手术的情况在近几年也有所增多。与怀孕无关的疾病包括急腹症(最常见的是阑尾炎和胆囊炎)、创伤和恶性肿瘤。

当为孕期妇女施行非产科手术时,麻醉医生必须考虑所选择的麻醉方法及药物对母体和胎儿是否都安全。必须调整麻醉方案以适应孕期母体产生的生理改变,并考虑对胎儿的影响。最近英国两项关于母体和胎儿健康的调查显示在怀孕早期,导致母亲死亡的原因包括:出血、脓毒症、血栓栓塞及麻醉。胎儿的风险包括:①胎儿本身的疾病或相关治疗;②围手术期应用的麻醉药及其他药物的致畸性;③手术期间对子宫胎盘血供和(或)胎儿氧合的干扰;④流产或早产的风险。

一、妊娠所致母体的生理改变及麻醉的影响

孕期由于各种激素水平的改变、基础代谢明显增加及低压力胎盘循环造成的血流动力学变化造成了母体生理学上的显著改变。最初 3 个月的变化主要是由于激素水平的变化。在孕期的第二阶段由于子宫增大超出盆腔而使力学效应发生明显改变。

【呼吸系统和酸碱平衡的改变】

孕中期肺泡通气量增加 25%～30% 或更多,造成慢性呼吸性碱中毒,$PaCO_2$ 可达 28～32mmHg,pH 约为 7.44,重碳酸盐和缓冲碱减少。尽管氧耗增加,氧分压通常会轻度增高或

维持在正常范围内。由于子宫增大使功能残气量(FRC)减少约 20%，导致氧储备减少和潜在的气道关闭。当 FRC 进一步减少(如病理性肥胖，围手术期腹胀，仰卧位、垂头仰卧位或截石位，或麻醉诱导)，小气道关闭可能足以造成低氧血症。

孕期体重增加和呼吸道黏膜毛细血管扩张导致面罩通气困难而增加气管插管困难程度。插管困难是麻醉相关的导致母体死亡的主要原因，该风险的程度在孕早期、非产科手术及剖宫产中无明显差异。

FRC 的减少、氧耗的增加和缓冲能力的降低导致在窒息和低通气量时低氧血症和酸中毒迅速恶化。另外，孕期由于肺泡高通气量和 FRC 减少使吸入药物迅速平衡从而使吸入麻醉诱导速度加快。此外，从孕早期就可以使吸入药物 MAC 减少 30%～40%，也促使麻醉诱导加快。麻醉医生须特别警惕孕期患者可能在接受亚麻醉浓度的镇痛药和麻醉药物时，就可能很快地出现非预期的意识丧失。

【心血管系统的改变】

由于孕期心率和每搏量的增加，心排血量可增加 50%；体循环和肺循环血管阻力降低，但心肌收缩力不受影响。孕早期(例如 6 周)会出现非常显著的心血管系统改变。孕 8 周可使心排血量增加达到孕 24 周时的 57%，而每搏量和全身血管阻力增加分别为 24 周时的 78% 和 90%。

孕后期，仰卧时子宫压迫下腔静脉，使静脉回流和心排血量减少 25%～30%。尽管上肢血管代偿性收缩及心率代偿性增加以保持血压稳定，但仰卧位仍能影响子宫胎盘的血供。孕期妇女仰卧位时还可能发生仰卧位低血压，尤其在神经阻滞或全麻时减弱或破坏了正常的代偿机制。基于以上原因，在 18～20 周后施行任何手术时都应该使子宫侧移。腔静脉受压还会导致硬膜外血管丛扩张，这会增加硬膜外麻醉时局麻药入血的风险。且孕期硬膜外隙容量的减少会导致小量局麻药的扩散增加。

【血容量和血液成分的改变】

孕期前 3 个月血容量增加且每期增加 30%～45%。由于血浆容量的增加大于血细胞容量的增加，从而产生稀释性贫血。尽管孕期可以耐受小量的血液丢失，但有明显出血时，患者之前就存在的稀释性贫血使储备降低。孕期会出现良性的白细胞增多，所以白细胞计数不能作为感染的标志。另外，孕期由于纤维蛋白原、Ⅶ、Ⅷ、Ⅹ、Ⅻ因子和纤维蛋白降解物的增加，机体处于高凝状态；孕期血小板的运动、凝集和纤维化都增强，且正常血小板计数的范围加大。有 1% 的孕妇会出现良性的血小板减少，然而这些患者可能仍处于高凝状态。术后，孕期患者发生血栓栓塞等并发症的风险很高；因此推荐采用预防血栓栓塞的措施。

【胃肠道系统的改变】

食管下段括约肌功能不全及胃和幽门解剖结构的变化使胃食管反流风险增加，因此，孕期妇女胃内容物反流和吸入性肺炎的风险增加。目前并不清楚孕期哪个阶段这种风险开始明显增加。尽管孕早期就会出现食管下段括约肌活动的变化(尤其是胸口疼痛的患者)，但一些动力学的影响因素要到孕后期才变得明显。因此，一般将孕 18～24 周之后的患者列为误吸的高风险人群，也有一些麻醉医生认为从孕期第四个月开始误吸的风险就开始升高。

【对麻醉反应的改变】

除了吸入性麻醉药物的 MAC 减少外,在孕早期硫喷妥钠的需要量也开始减少。但孕早期丙泊酚的需要量并未减少。孕期患者与非孕患者相比,当腰麻及硬膜外阻滞采用相同剂量的局麻药时,前者阻滞范围较广。若采用周围神经阻滞,同样剂量的局麻药产生阻滞的效果也较非孕期增强。

从怀孕早期到产后 7 天血浆胆碱酯酶水平降低约 25%。但由于药物分布容量的加大弥补了药物水解的减少,所以很少出现琥珀胆碱神经肌肉阻滞时间延长。然而,还是应该严格控制孕期患者琥珀胆碱的用量,且麻醉医生应该使用肌松监测仪对神经肌肉阻滞进行监测以保证拔管时肌松恢复完全。

孕期蛋白水平降低,使蛋白结合减少而游离药物增多,所以孕期存在潜在的药物毒性增大。孕期手术患者可能需用到一些孕期很少使用的药物,有可能使用经验不足,因为这些药物的药代动力学和药效可能和非孕患者不同,需谨慎使用。

二、麻醉对胎儿的影响

【麻醉药物的致畸风险】

尽管母体的低氧血症或低血压是胎儿的最大风险,但人们更关注的是麻醉药物是否会造成流产及其致畸性。经出生前的治疗而在出生后出现的任何功能或形态的显著异常称为致畸。麻醉药物的潜在危害基于它们对哺乳动物细胞的影响。临床治疗剂量即可出现影响,包括可逆性的细胞活性降低、DNA 合成时间延长和抑制细胞分裂。这些只是理论上的推断,并没有数据表明这些细胞事件与致畸有关。关于麻醉药物致畸性的前瞻性临床研究需要大量患者使用麻醉药物,这是不切实际的。因此,关于麻醉药物致畸性的研究一般是从以下几个方面着手:①研究麻醉药物对小动物生殖的影响;②关于手术室工作人员长期接触亚麻醉剂量的吸入药物的流行病学调查;③研究孕期接受手术治疗患者的预后。

【致畸的机制】

有许多重要因素都影响着某种物质的致畸性,包括易感种类、物质的剂量、暴露的时期和持续的时间、遗传易感性。和其他一些毒理学现象类似,致畸性也是剂量依赖性的。大多数研究畸形学的学者认为只要在正确的时间给予足够的剂量,任何药物都会造成动物的畸形。研究发现一次性给予很大剂量药物或长期低剂量用药有致畸性,而单次、短时间使用(例如一次麻醉)不会有致畸风险。剂量和给予时间的匹配也很关键。早期胚胎易感性高,即使小剂量的致畸药物也可能造成畸形或死亡,胎儿形成后,则需要更大剂量的药物才会致畸。早年药物反应停就是一个这样的例子。大多数研究使用的是小动物(例如鸡胚,小鼠、大鼠),其研究结果不能推论到其他物种,尤其是人类。在 Shepard 致畸药物目录所列的 2200 多种药物中,将近 1200 种药物对动物有致畸性,但只有 30 种药物会引起人类的发育缺陷。

畸形的表现包括:死亡、结构异常、生长受限及功能不全。根据发生的时间不同,死亡分别代表的是流产、死胎或死产。如果结构异常非常严重则可能导致死亡,然而死亡也可能不伴随任何先天异常。生长受限作为畸形的一种表现可能和许多因素有关,包括胎盘功能不全及遗传和环境因素。功能不全包括许多行为学和学习能力的异常,这一研究项目被称为行为畸形学。在怀孕的不同时期接触致畸物质会累及不同的靶器官,会有不同类型的缺陷,损伤的程度也不同。大约在末次月经第一天后的 31～71 天为器官发育阶段,在这个时期使用致畸药物会发生结构异常。功能异常通常和孕晚期接触致畸物质有关,甚至是出生后,因为中枢神经系统(CNS)在出生后继续发育。

研究麻醉药物的致畸性必须考虑到怀孕不良预后的自然发生率也很高。有学者估计多达80％的人类怀孕都是以流产告终;有的甚至在发现怀孕之前就流产了。人类先天异常的发生率为 3％,且大多数是无法解释的。使用药物和环境毒素只占其中的 2％～3％。Shepard 列出了人类致畸药物的许多标准,包括①在发育的关键时期使用这种药物;②两个或更多的高可信度流行病学研究证实;③对临床病例的详细描述,最好是可以定义为一种特定的损害或综合征;④这个联系有“生物学意义”。用实验动物证明其致畸性是很重要但不是必要的。对人类有致畸作用的药物或因素不包括麻醉药物或任何在麻醉过程中使用的药物。麻醉药物被列为无致畸性。

【手术前遇到的非药物因素】

手术和麻醉可以扰乱母体的生理平衡状态,可能导致低氧血症、高碳酸血症、应激、体温异常和糖类代谢异常。这些状态本身就可能致畸,或者加强其他物质的致畸性。严重的低血糖和长期的低氧及高碳酸血症可导致实验动物的先天异常,但没有证据表明在人类出现短暂的上述异常可致畸。母亲严重慢性缺氧会导致新生儿体重低,但并不增加先天缺陷的发生率。在动物中,母体的应激和焦虑有致畸性,但在人类这一结果尚不清楚,还缺乏支持这一结果的流行病学研究。低温不会致畸而高温在人和动物都是致畸因素。先天异常(包括且尤其是中枢神经系统)与母体在怀孕的前半段发热(高于 38.9℃)有关。活性氧自由基对胚胎造成的氧化应激是许多药物致畸的机制之一。

【电离辐射】

潜在效应包括患恶性疾病风险增高、遗传疾病、先天异常和(或)胎儿死亡。这些效应和剂量有关。辐射剂量是胎儿所吸收的剂量,而不是母体吸收的。剂量单位为格瑞(Gy)或豪格瑞(mGy)(1Gy＝100rad),整个孕期的累积剂量造成了潜在的恶性效应(如环境辐射和医学诊断辐射)。孕期的环境辐射大约是 1.3～5.8mGy。低于 50mGy 的辐射不会造成人类或动物畸形。胎儿在所有常规外部腹部和盆部 X 线成像检查中所吸收的辐射剂量是可以忽略不计的,当然也是低于 50mGy。而直接的腹部和盆部 X 线成像检查,包括腹部荧光成像检查(如钡灌肠)会造成胎儿吸收辐射显著增加,可能达到 100mGy。

有观察性研究显示:电离辐射大于或等于 10mGy 会造成幼儿时期癌症风险轻度增高。幼儿时期由于母体曾行腹部 X 线检查而致恶性疾病的相对风险为 2.28(95％可信区间,1.31～3.97)。因此在孕期的任何时候都应该尽量减少暴露于射线的机会。如果母体的病情必须要做射线检查才能诊断,且没有其他的检查方式可以替代时,应该权衡利弊再做决定。如果对于母体的利(包括将来延伸到胎儿的益处)大于对胎儿的风险则应行此项检查。在这种情况下,放射技师应该提供保护使吸收射线剂量减到最小。

孕期诊断性超声检查一直被认为对胚胎无害。超声强度小于 $20W/cm^2$ 在动物是安全的。如果使用高强度的超声,或在孕早期重复暴露于超声则可能在生后出现神经行为学缺陷。超声还可以使胎儿体温升高,而高温的致畸性是肯定的。现代超声诊断设备会造成显著地温度升高,尤其是在显像时间较长时。Miller 等推断:这样的温度升高在致畸的温度范围内。有关超声的人类流行病学数据是可靠的,但必须指出的是,在进行这些流行病学研究时,超声设备的效力比较小,所以温度增高也不明显。

还有一些研究认为 MRI 对大鼠有致畸性。随后一些关于人类胎儿成纤维细胞培养的研究中将细胞暴露于磁场 24 小时却未发现细胞增殖效应。一项关于怀孕患者(n＝26)接触钆的研究未发现任何母体的或新生儿的恶性后果。

【全身用药】

(一)动物研究

早期研究记载,啮齿动物在接受大量的各种嗜神经药物(阿片类,三环抗抑郁药,吩噻嗪类,苯二氮䓬类,丁酰苯类)后发生了畸形。其胎儿表现出一组特征性症状,包括 CNS 畸形、骨骼异常和生长受限。在一项研究中,胎儿异常与海洛因、美沙酮、喷他佐辛(镇痛新)、苯唑星、丙氧芬呈剂量相关,而吗啡、氢吗啡酮、哌替啶在一定剂量水平之上畸形不再进一步加重。阿片类药物的致畸性的真实性值得质疑,因为大量应用阿片类药物造成的呼吸抑制和摄食障碍本身就有致畸作用。一项关于预防畸形的研究,作者通过持续渗透微量泵植入在大鼠的孕期保持吗啡临床浓度。所有吗啡剂量都没有出现结构异常,但是有生长受限且新生幼崽的死亡率增加。Fujinaga 等用同样的方法发现芬太尼、舒芬太尼和阿芬太尼完全没有致畸性。另外一些动物实验证明其他的阿片类药物没有致畸性。

怀孕妇女服用镇痛药和抗焦虑药是否有致畸性,这方面的研究没有阿片类药那样系统。动物实验证明:在使用巴比妥酸盐、吩噻嗪、三环抗抑郁药后,会出现结构和行为学畸形。对于各种药物的致畸标准建议读者参考动物研究数据。

有研究提示未成熟的大脑接触麻醉药物例如丙泊酚、戊硫代巴比妥和氯胺酮可以触发脑细胞凋亡,并引起成长过程中的学习功能缺陷。这是对啮齿动物的研究结果,而对于人类和其他物种的作用尚不清楚。也有一些作者认为这些变化不是麻醉药物直接作用的结果,而可能是间接地反映低氧或低血糖的结果。

(二)人类研究

目前一般认为,麻醉中通常应用的临床剂量的麻醉药物(包括戊硫代巴比妥、氯胺酮和苯二氮䓬类)与致畸无关。同样,没有证据表明阿片类药物对人类有致畸作用,新生儿的先天异常概率没有因为母亲在孕期使用吗啡或美沙酮而增高。

尽管有数据显示长期使用镇痛药物,可能有致畸性,但大多数的研究都是回顾性的,且都有一些方法学上的瑕疵。一些回顾性的研究报告表明母体在孕期的前 3 个月摄入地西泮(安定)与婴儿腭裂有关,这使苯二氮䓬类药物的治疗产生了争议。随后,许多研究,其中包括一项前瞻性研究:854 名孕期前 3 个月服用安定的妇女其致畸风险与苯二氮䓬类药物治疗无关。尽管目前畸形学家一致认为安定不是人类的致畸剂,在孕期前 3 个月采用安定治疗也应该非常慎重,并充分权衡利弊。没有证据表明在麻醉期间单次给予苯二氮䓬类药物(例如咪达唑仑)对胎儿有害。

【局麻药】

在仓鼠成纤维细胞的培养中发现普鲁卡因、利多卡因和布比卡因会引起可逆的细胞毒性反应。但是在大鼠的实验中没有证据表明利多卡因对形态或行为有致畸性，也没有证据表明局麻药在人类的临床应用中与致畸有关。母体滥用可卡因与胎儿畸形有关，包括新生儿行为异常，先天性的泌尿生殖系统和胃肠道系统缺陷的发生率增高。对于胎儿来说最大的风险是母体应用可卡因而造成的胎盘早剥概率增加。

【肌松药】

测试肌松药的致畸性，需要应用活体动物，动物母体呼吸抑制，机械通气（在小鼠和大鼠实施是非常困难的），以及很低的药物剂量，均使研究很复杂。Fujinaga 等应用大鼠全胚胎培养系统来研究大剂量 D 筒箭毒碱、泮库溴铵、阿曲库铵和维库溴铵的生殖毒性。尽管得出的结论是毒性剂量依赖性，但致畸现象在临床使用剂量 30 倍时才出现。这个结论和早期研究小剂量肌松药无毒性的结论是一致的。如果胎儿血肌松药的浓度是母体的 10%～20%，那么在器官发育阶段母体使用这种药物的安全区间很大，而在孕后期使用肌松药是否有害并不清楚。长期用肌松药干扰正常的肌肉活动会引起鸡的轴索和肢体异常，但未在其他实验动物中发现此现象。尽管有个案报道一破伤风女性患者在怀孕 55 天开始使用了 19 天的 D 筒箭毒碱其胎儿出现了关节挛缩，但这个患者还存在低氧且应用了许多其他的药物。在孕后期许多女性患者有长期使用肌松药的历史，但新生儿并未出现任何异常。

【吸入性麻醉药】

（一）动物研究

1.吸入性麻醉药　许多研究证明挥发性卤代麻醉药物在一定条件下会对鸡或一些小啮齿动物产生致畸性。Basford 和 Fink 发现在怀孕第 8 和第 9 天（大鼠 21 天孕期的"关键阶段"）使子宫内胚胎暴露于 0.8% 氟烷 12 小时会出现骨骼异常而流产率并不增加。长期暴露于亚麻醉剂量的氟烷会引起大鼠胚胎生长受限，但是先天畸形的发生率并不增加，而异氟醚没有致畸性。

暴露于大剂量的麻醉药物会出现更显著的畸形。小鼠母体反复或长期暴露于麻醉剂量的吸入性麻醉药物会造成胚胎骨骼异常或死亡。然而这些研究当中的畸形更像是麻醉引起的生理改变（例如深低温、低通气量）而不是由麻醉药物本身引起。然而，有些品种的小鼠会表现为腭裂。Mazze 等在大鼠怀孕的不同时期将大鼠暴露于 0.75MAC 的氟烷、异氟醚或安氟醚，或 0.55MAC 的氧化亚氮连续 3 天，每天 6 小时，在整个实验中大鼠都是清醒的，保留着正常的进食和睡眠。在这样的条件下，任何的挥发性药物都和畸形无关。唯一的阳性发现是胚胎对氧化亚氮的重吸收率增加了 3 倍。没有证据表明临床剂量的七氟醚或地氟醚有生殖毒性。

2.氧化亚氮　在某种特定的情况下，与挥发性卤代药物相比，氧化亚氮在啮齿类动物只是很弱的致畸剂。将大鼠持续暴露于 50%～70% 的氧化亚氮 2～6 天（从怀孕第 8 天开始）会使先天异常概率增加。为了排除麻醉状态致畸的可能性，Lane 等将孕期第 9 天的大鼠暴露于 70% 氧化亚氮或相同浓度的氙气（没有生化效应的麻醉作用略强的麻醉药）24 小时，只有氧化亚氮组出现了异常。除了有一项研究曾证明长期暴露于低浓度的氧化亚氮只有一些很小的效应外，其他研究都证明氧化亚氮的浓度至少达到 50% 才会致畸。至少要暴露 24 小时才会有致畸作用,而实际暴露时间的阈值并未研究清楚。

大鼠的活体和胚胎培养研究都证明氧化亚氮对生殖有很多不良影响,暴露于某些特定的敏感时期就会发生不同的结果。在孕期第8～11天暴露会发生胎儿重吸收,第8～9天暴露会出现骨骼异常,只有在第8天暴露会发生内脏异常(包括内脏转位)。

氧化亚氮的致畸作用起初是人为由于其对维生素 B_{12} 的氧化作用,干扰了维生素 B_{12} 作为蛋氨酸合酶辅酶的功能。蛋氨酸合酶催化甲基四氢叶酸酯转甲基至同型半胱氨酸而产生四氢叶酸酯(THF)和蛋氨酸。因此,抑制蛋氨酸合酶会使 THF 减少从而减少 DNA 的合成,且蛋氨酸水平下降造成甲基化反应受损。氧化亚氮可以使动物和人类的蛋氨酸合酶都迅速失活。人类长期接触氧化亚氮会导致神经和血液系统异常,血液系统的异常可能是由于 DNA 合成的减少。通过同时给予叶酸来恢复 DNA 合成可预防血液系统的异常。

有证据提示蛋氨酸合酶受抑制和 THF 的缺乏,并不是氧化亚氮致畸的唯一原因。首先,蛋氨酸合酶活性受抑制达到最大程度时氧化亚氮的浓度远低于产生致畸反应的浓度。第二,用亚叶酸绕过 THF 形成中蛋氨酸合酶的抑制,只能对氧化亚氮产生的致畸作用中的一种(微小的骨骼缺陷)有部分抑制作用,对其他畸形没有作用。第三,氧化亚氮联合应用异氟醚或氟烷,蛋氨酸合酶活性仍然降低,但致畸反应则基本得到预防。第四,在体的大鼠全胚胎培养研究证明,同时给予氧化亚氮和蛋氨酸,几乎可以完全防止生长受限和其他畸形(内脏转位除外),而氧化亚氮和亚叶酸同时使用,则无效。此外,有研究提示氧化亚氮激活了 α_1 肾上腺素受体而产生内脏转位,其机制可能是交感激活导致了子宫血流减少和 G 蛋白依赖膜信号转导通路的过度激活。还有证据表明氧化亚氮可能引起大鼠神经元细胞凋亡。

总之,氧化亚氮对大鼠致畸的病因学是复杂和多因素的。蛋氨酸缺乏、交感激活或其他相关机制的作用还需进一步研究证实。尽管氧化亚氮在大鼠和小鼠都是一种弱的致畸剂,但只有在长期高浓度暴露时才会出现,这在人类临床麻醉中很少遇到。氧化亚氮是否与人类神经元细胞凋亡和学习能力受损有关还需进一步证实。

(二)人类研究

1.职业原因接触麻醉废气的相关研究　20 世纪 60 年代和 70 年代的流行病学调查认为手术室和牙科手术与生殖风险(例如自然流产、先天异常)有关。这些风险要归因于暴露于微量浓度的麻醉药物,主要是氧化亚氮。仔细回顾这些研究后,对这些论点有了许多质疑:有的反应带有偏见、有的采用了不恰当的对照组、有的缺少医学数据的证明、有些研究暴露因素含多种环境因素,这些都使得过去的研究结论不可信。

最多见的与职业有关的风险是自然流产,相对风险为 1.3。先天异常的比例(1.2)也有显著地统计学意义。这些统计意义处于临界水平,且可以被反应偏见和不可控因素解释。例如,在怀孕中期每天摄入 1～2 杯酒精饮品其流产相对风险为 1.98;如果每天摄入酒精饮品大于 3 次,这个风险就增至 3.53。同样,吸烟造成的自然流产的相对风险为 1.8。随后的研究认为手术室的工作环境与生殖风险无关。从调查问卷及从医院资料调出的关于流产、先天异常的客观数据显示,无论是否在手术室工作的护士其生育预后是相似的。同样,一个关于英国所有女性内科医生的历时 10 年前瞻性研究,结果 Spence 发现麻醉医生和其他女性内科医生相比其生殖结果没有差异。尽管这些研究可能忽略了超早期流产的高发生率,但这些数据还是证明了在手术室接触麻醉药物无生殖风险。

牙医诊所中采用氧化亚氮镇痛使得大量废气的排出可能会导致生殖风险。1980 年 Cohen 等报道牙医的女性助手及男性牙医的妻子的自然流产的发生率是人群的 2 倍。曾有接触史的牙医助手孩子的先天缺陷的发生率比那些无接触史的助手孩子略高些,但这一发现的可靠性是值得怀疑的;无接触史的牙医的新生儿异常发生率与有接触史的助手是相似的。此外,其发生率不存在剂量-反应相关性。总之,目前流行病学数据不支持长期接触氧化亚氮会增加先天异常风险的结论。最近,有报道认为女性牙医助手在无废气排放的氧化亚氮环境中工作每周超过 5 小时其生育率下降。然而,研究组只有 19 名研究对象,我们很难从这些数据得出确定的结论。

2.关于孕期施行手术的相关研究　在 1963 年,Smith 回顾研究了 18493 名孕期妇女的产科记录。有 67 人(0.36%)在孕期接受了手术治疗,只有 10 人的手术是在孕期的前 3 个月。胎儿的死亡率为 11.2%,在阑尾脓肿和宫颈功能不全手术后胎儿的生存率最低。1965 年,Shnider 和 Webster 回顾了 9073 名产科患者的病历记录;147(1.6%)人在孕期接受了手术治疗。在孕期接受手术治疗的患者 8.8% 出现了早产,围生期死亡率和低体重儿(LBW)的发生率也增加了。Brodsky 等调查了 12929 名怀孕的牙医助手和男性牙医的妻子,其中 2% 在孕期接受了手术治疗。手术组的自然流产率高于对照组(前 3 个月分别为 8% 和 5.1%,中间 3 个月为 6.9% 和 1.4%)。这 3 项研究均未得出孕期接受手术治疗的患者其胎儿先天异常发生率增高的结论。另外 2 项研究关注的是在孕早期接触氧化亚氮与生殖风险的关系,结果未发现其先天异常的发生率或自然流产率增加。

Duncan 等利用加拿大马尼托巴省 1971—1978 年所有的健康保险数据作为研究对象,选取了 2565 名妇女分为孕期手术组和具有相同基本条件的未手术组。麻醉方式分为:无麻醉(18%),全身麻醉(57%),腰麻或神经阻滞 c2%),局麻(24%)。结果手术组和对照组先天异常的发生率相似,而在怀孕早期或中期在全麻下行手术治疗的患者其自然流产的发生率较高,这一结果在妇产手术[相对风险(RR),2.00]和非妇科手术(RR,1.58)是相同的。由于手术方式绝大多数选择全麻,流产也大多发生在全麻下,所以难以得出麻醉方式和胎儿死亡关系,此外麻醉和手术本身的风险,也是很难分开的。

至今最大宗的研究是 Mazze 和 Kallen 综合瑞士 1973—1981 年 3 个健康登记中心资料,包括医院出生登记、先天异常登记和医院出院登记。在 720000 例怀孕妇女中有 5405(0.75%)人接受了非产科手术,其中 2252 人是在怀孕前 3 个月接受的手术治疗(宫颈环扎术除外)。在接受手术治疗的妇女中,54% 采用全麻,其中 97% 曾使用氧化亚氮。研究者观察了如下不良结果:①先天异常;②死产;③7 天内新生儿死亡;④LBW 或极低体重儿(VL-BW)。结果手术组和对照组患者死产或先天异常的发生率无显著差异。尽管在孕期前 3 个月接受手术治疗的患者其胎儿异常的总发生率不增高,但这组的神经管畸形发生率确实比期望的要高(发现 6.0 高于期望值 2.5)。在孕期第 4 至 5 周(即神经管发育时期)接受手术的 572 名女性患者中有 6 名患者的胎儿出现神经管畸形;但对这个结果,也有人提出有可能是偶然联系。如果神经管畸形和这个时期的麻醉有关,其发生的风险应增至 8~9 倍(绝对风险约 1%)。另一个阳性发现是手术组 LBW 和 VLBW 新生儿比例增高,主要原因是早产和宫内发育受限。而早产就会导致新生儿出生后 7 天内死亡率增加。目前,尚未发现具体哪一种麻醉或手术方式,与不良结果发生率显著增加有关。

一项关于亚特兰大 1968—1980 年出生婴儿的病例对照研究发现在孕期前 3 个月接受全麻和 2984 名对照组孕期妇女中共有 694 个婴儿有严重的中枢神经系统(CNS)畸形。作者发现全麻和与下丘脑相关的另一种严重畸形(下丘脑和眼畸形密切相关)有关系。这项研究的缺陷是:它是一项回顾性研究且没有关于手术类型及麻醉药物的使用、是否有并发症方面,的信息。作者指出其结果需进一步的研究才能证实。

总之,尽管麻醉和手术与流产率增高、宫内发育受限、围生期死亡率增加有关,这些恶性结果可能归因于疾病、手术部位(例如手术部位在子宫附近)和(或)潜在的母体因素。目前所有证据,并不能证明麻醉会导致先天异常的发生率增高,且没有证据证明麻醉方式和生殖结果有关。

【行为异常】

没有形态异常时,远期行为也可能会有异常。在髓鞘发育时期 CNS 可能对这些影响尤其敏感,在人类这一时期为宫内第四个月直到生后第二个月。大鼠研究证明,宫内的胚胎短暂暴露于氟烷会对生后的学习能力造成不良影响,并引起 CNS 变性且大脑重量下降。在怀孕的中期 3 个月神经系统对氟烷最敏感。在出生前的全身用药包括:巴比妥类,哌替啶和异丙嗪也可导致动物的行为学改变,而应用利多卡因不会造成这种效应。研究发现在生产过程中给母体使用镇痛药物会造成短暂的、剂量依赖的新生儿行为抑制。

目前使用的全麻药主要有 2 种作用机制:①增强 GABA(γ-氨基丁酸)受体(苯二氮䓬类、挥发性卤化药物和巴比妥类);②拮抗 N-甲基 D-门冬氨酸(NMDA)受体(氧化亚氮和氯胺酮)。最近一些研究证明通过这两种作用机制的药物应用于大鼠大脑发育的突触形成期(大脑发育活跃期)会造成广泛的神经元细胞凋亡。Jevtovic-Todorovic 等将出生七天的大鼠用多种药物(咪达唑仑、异氟醚、氧化亚氮)维持在全麻状态 6 小时,导致其正在发育的大脑神经细胞广泛变性,海马区突触功能受损,记忆/学习功能永久受损。他们推断这些损伤微小到甚至可以被忽略,但可能会持续到青少年和成年。Ikonomidou 等描述了使用 NMDA 受体拮抗剂后大鼠幼崽发生的神经变性。这些数据提示在大脑发育的关键时期,如果长期使用麻醉药物就可能使正常的神经细胞变性凋亡过程加速,从而导致行为学异常;因此,在生后早期接受麻醉的安全性曾受质疑。

目前没有任何关于母体孕期接受全麻后胎儿是否有影响的研究,因为人类研究存在方法学上的问题。手术的影响不只是来自麻醉药物,而且还会通过扰乱母体的生理状态(如低氧、应激、低血糖)使神经细胞在发育的关键时期出现凋亡。值得注意的是,在动物实验中,大鼠都是长期暴露于大剂量的麻醉药物。Hayashi 等证明单次给予氯胺酮不会导致细胞凋亡,但是如果在几小时内重复给药则会导致神经细胞变性。还应该注意的是疼痛刺激本身就可以引起长期的行为改变。最后,选用哪个物种作模型也很重要。如 McClain 等对羊胚胎施行全麻未发现任何组织学或功能的异常。Anand 和 Soriano 推断:我们了解围生期疼痛、应激或长时间麻醉对生存率、未成熟的神经元和胶质细胞发育的影响机制,可能会防止人类远期的神经行为异常。同时,临床医生应尽量缩短新生儿或孕期妇女的麻醉药使用时间。在进一步研究得出动物实验的临床意义之前,减轻围生期的疼痛和应激是一个重要的临床目标。

2007 年 3 月在回顾了一些研究数据和社会调查之后,美国食品药品监督委员会下属的麻醉和生命支持药物咨询委员会宣布:目前没有足够的证据表明动物实验的结论可以推论到人类。

三、常见非产科手术的麻醉及处理原则

【保证胎儿健康】

和孕期母体手术有关的最严重的胎儿风险是宫内缺氧。因为母体的氧合决定了胎儿的氧合,保持母体正常动脉氧分压、携氧能力、氧结合力和子宫胎盘血供对胎儿的健康是至关重要的。

(一)母体和胎儿的氧合

胎儿可以耐受母体一过性的轻度至中度的氧分压下降,因为胎儿血红蛋白的氧结合就很高。母体持续地严重低氧可导致胎儿死亡。任何引起母体严重低氧的并发症(如插管困难、插管误入食管、误吸、全脊髓麻醉、全身性的局麻药中毒)都会威胁胎儿的健康。

一项关于人类胎盘血管的研究认为高氧可能导致子宫胎盘血管收缩,还会引起胎儿氧运输障碍。但是一项关于孕期妇女的研究发现母体氧分压增加会给胎儿提供更好的氧供,推翻了以上的结论。母体-胎儿的氧分压差大,即使母体氧分压达到 600mmHg,胎儿的氧分压也不会超过 60mmHg。所以母体高氧分压不会造成宫内晶状体后纤维化和动脉导管未闭。McClain 等研究发现:对怀孕母羊实施 4 小时的全麻,会造成胚胎一过性全身氧合增加,同时伴有持续性的胚胎脑氧合增加,可能是脑供血增加和(或)脑代谢率降低的结果。组织学检查也未发现任何神经毒性的迹象。

(二)母体的二氧化碳和酸碱状态

母体高碳酸血症会引起胎儿酸中毒,因为胎儿的二氧化碳分压与母体的二氧化碳分压直接相关。轻度的胎儿呼吸性酸中毒不会造成不良后果,但是严重的酸中毒会导致胎儿心肌抑制和低血压。母体过度通气造成的低二氧化碳分压和 pH 增高可以通过多种机制对胎儿氧合造成不良影响。呼吸性或代谢性碱中毒会引起脐动脉收缩并使母体的氧合血红蛋白曲线左移,从而危害母体-胎儿氧的输送。此外,过度通气本身会减少子宫血供,这可能是由于机械通气使胸内压增高,静脉回流和心排血量减少,从而使子宫胎盘血供减少。

因此,应避免怀孕患者在接受手术时过度通气。二氧化碳分压应该维持在孕期的正常范围。

(三)子宫胎盘血供

任何原因造成的母体低血压都会危害子宫胎盘血供并引起胎儿窒息。造成手术中怀孕患者低血压的最常见原因包括:①全麻程度过深;②腰麻平面过高或硬膜外麻醉的交感阻滞作用;③主动脉受压;④出血;⑤低血容量。用猴研究发现,由于氟烷麻醉深度过深造成长时间低血压(收缩压低于 75mmHg)使胚胎出现低氧血症、酸中毒、低血压。如果在宫内严重窒息 5 小时(pH<7.0 时间至少 1 小时),新生猴会受抑制,存活率很低,大脑的病理性改变包括水肿、

坏死和出血。临床过程和动物的神经病理学也证明,宫内严重窒息的胎儿几天就会死亡。但也有一些报道认为谨慎地维持在一定程度的低血压通常对孕妇神经科手术有利,且不会造成不良后果。母体的收缩压在 70~80mmHg 时,胚胎和新生儿不受任何影响,甚至允许母体血压短暂低于 50mmHg。因此,必须在胎儿风险和母体不可控制的出血及脑卒中风险之间权衡利弊。

怀孕患者手术中的特殊因素是有些药物会造成子宫血管收缩:术前焦虑和浅麻醉使循环中儿茶酚胺增多,从而影响子宫血供。引起子宫肌张力过高的药物(如孕早期氯胺酮药量大于 2mg/kg,局麻药的中毒剂量)可能会使子宫血管的阻力增加,从而减少子宫胎盘血供。

有些研究认为混合肾上腺素受体激动剂麻黄碱比 α 肾上腺素受体激动剂去氧肾上腺素在治疗怀孕患者神经阻滞中的低血压更有优势。一项随机对照研究对比了麻黄碱和去氧肾上腺素在治疗腰麻剖宫产术中低血压的疗效,结论如下:①在预防和治疗母体低血压方面去氧肾上腺素和麻黄碱没有差异;②使用去氧肾上腺素时母体更容易出现心动过缓;③去氧肾上腺素组新生儿脐动脉 pH 高于麻黄碱组;④使用这两种血管收缩药物在胎儿酸中毒(脐动脉血 pH<7.20)的发生率无显著差异。Cooper 等随机抽取腰麻下行择期剖宫产术患者 147 名,分别使用去氧肾上腺素、麻黄碱或两种都用来维持母体的血压;麻黄碱组胎儿酸中毒的发生率较高。研究者推测:继发于麻黄碱激活 β 受体肾上腺素受体的胎儿代谢率增加是麻黄碱组胎儿酸中毒发生率升高的主要机制。显然,孕期使用去氧肾上腺素是公认的,且在治疗母体低血压方面去氧肾上腺素优于麻黄碱。

【胎儿对吸入麻醉药物的反应】

挥发性卤代麻醉药物可以直接(通过抑制胎儿的心血管系统或中枢神经系统)或间接(通过引起母体低氧或低血压)对胎儿造成影响。研究发现:给予怀孕母羊适当浓度的挥发性药物对胚胎造成的影响极小。在氟烷或异氟醚的吸入浓度为 1.0 和 1.5MAC 时对子宫血供没有影响,因为子宫血管的扩张代偿了母体血压的轻度下降。更高浓度(例如:MAC2.0)更长时间的吸入会导致母体血压明显下降,从而造成子宫胎盘血流减少导致胎儿低氧、胎儿心排血量减少、胎儿酸中毒。

麻醉对于应激状态下羊胚胎的作用尚不明确。有一项研究给予怀有窒息羊胚胎的母羊 1%氟烷,造成胚胎严重的低血压、酸中毒加重、脑血流和氧输送减少。在其他的研究中,只要维持了胚胎的心排血量和氧供需平衡,酸中毒就不会太严重,且持续时间短。高浓度的吸入麻醉药会破坏窒息的代偿保护机制。

这些数据和人类孕期接受手术的妇女的相关性尚不清楚。临床经验并不反对使用吸入麻醉药,因为它可以预防母体低血压。事实上,这些药物可以抑制子宫肌肉收缩。如果术中胎心监测出现胎儿窘迫的征象,建议停止使用吸入麻醉药直至胎儿情况改善。

【全身用药对胎儿的影响】

阿片类药物和诱导药物会减少胎心变异率,其作用可能要强于吸入麻醉药。这些表现更像是胎儿被麻醉的征象而不是由于母体的低血压或其他异常。只有在外科手术的同时施行剖宫产才会出现胎儿呼吸抑制。即使这样,如果母体需要(对有心脏病的患者实施麻醉),就可以给予大剂量的阿片类药物。儿科医生必须了解母体的用药以准备对新生儿施行呼吸支持。

一些数据显示瑞芬太尼对胎儿的抑制作用较长效的阿片类药物小。

母体使用肌松药或肌松拮抗剂对胎儿没有影响。研究认为:快速静脉注射抗胆碱酯酶药物可能会刺激乙酰胆碱的释放,后者可能使子宫肌张力增加而促使早产。尽管这一推测未被证实,但仍推荐使用抗胆碱酯酶药物(在注射抗胆碱药物之后)时应缓慢静推。阿托品可以快速通过胎盘,如果大剂量使用会导致胎儿心动过速和胎心变异失常。尽管使用常规临床剂量的阿托品或格隆溴铵都不会显著影响胎心,但应该推荐使用格隆溴铵,因为格隆溴铵和阿托品相比,不容易通过胎盘,且其抑制唾液分泌作用更强。尽管新斯的明通过胎盘的通道很有限,但偶尔也可能发生显著地转运。曾有一个病例报道称在一位孕 31 周接受急症全麻手术的患者同时应用格隆溴铵和新斯的明,胎儿出现了轻度的心动过缓;四天后这名患者第二次接受全麻时同时给予阿托品和新斯的明,则没有再出现同样的问题;推测原因是阿托品比格隆溴铵的胎盘通过率高。因为可逆性药物的效应是不可预料的,推荐母体使用这类药物时应行胎心监测。

硝普钠和艾司洛尔都曾用于孕期患者手术时控制血压。标准剂量的硝普钠已被证明对胎儿是安全的,且胎儿出现氰化物中毒的风险很低,但要严格控制药物总量并且不出现快速耐药反应。对于孕期是否可以使用艾司洛尔仍存在争议。Ostman 等观察到对孕期母羊应用艾司洛尔后其胚胎很少出现不良反应,而 Eisenach 和 Castro 却报道用药后出现了显著的胎心及血压下降,且胎儿的血氧分压中度下降。在第一项研究中胎儿的反应很快消失,而在第二项研究中持续的时间却不少于 30 分钟。有两个关于神经科手术同时使用艾司洛尔和硝普钠的病例报道描述在用药后胎心轻度下降,但不增加死亡率。相反的,对孕 38 周室上性心动过速的患者使用艾司洛尔治疗,出现了严重的胎儿窘迫。鉴于胎儿在出现严重的心动过缓之前先出现了心动过速,研究者认为母体心排血量减少是胎儿窘迫的原因,而不是因为阻断了胎儿的 β 肾上腺素受体。

【预防早产】

大多数流行病学调查显示孕期接受非产科手术患者的流产率和早产率增加。但到底是因为手术操作对子宫的影响还是孕妇的基本情况造成的并不清楚。Mazze 和 Kallen 在一项关于 778 名孕期接受阑尾切除术患者的研究中发现 22% 患者在术后一周生产了,孕期为 24～36 周。而那些在术后一周仍继续怀孕的患者其早产率不会再增加。虽然这项研究的数据不适于对孕期小于 24 周患者早产率的研究,但其早产率似乎也会增加。孕中期三个月,且手术操作不干扰子宫,其早产风险最低。

尽管吸入麻醉药可以抑制子宫肌的兴奋性,且理论上对腹部手术的操作有利,但事实证明任何一种麻醉药物或技术都不会影响早产的风险。研究结果并不支持常规预防性使用子宫松弛药物,但应该在术中和术后数天测定子宫张力(如果技术上可行),在适当的情况下进行子宫松弛治疗。术后使用镇痛药的患者,可能不能感觉到轻微的子宫收缩,其监测应更严密。在普通怀孕人群中可以用许多方法来预测早产和生产,如检测子宫颈和阴道分泌物中胎儿的纤连蛋白,还可以通过经阴道超声来测量宫颈管长度。现在有一种新研制出的子宫松弛药物——缩宫素受体拮抗剂阿托西班,可选择性减少子宫肌的钙内流从而抑制子宫肌的收缩。严密的监测和早期的子宫松弛治疗是否可以减少孕期手术后早产,仍然不十分清楚。

手术实施过程中的注意事项如下：

1.手术时机　孕期应尽可能不行择期手术。如果允许,避免在孕期前 3 个月实施手术,尤其是在器官形成阶段。孕中期是实施手术的理想时间,因为这一时期早产的风险最低。急腹症、一些恶性疾病、神经科手术或心脏疾病需急诊手术。急诊手术的处理原则和手术时机与非孕患者相似。如果母体患严重的阑尾炎则胎儿早产和流产风险就会增加。孕期患者阑尾穿孔的发生率高于非孕患者,因其诊断困难往往延误了手术时间。全腹腹膜炎的发生率在孕期患者也相对较高,因为孕期类固醇激素水平的增高可能抑制了正常的炎症反应,失去了大网膜对阑尾周围的包围隔离作用。

如果母体患有严重疾病,降低胎儿在麻醉和手术中的风险是次要的,最重要的是保证母体的生命安全。在低温、低血压、体外循环和肝移植的病例中,胎儿也有较好预后的报道。决定是否同时施行剖宫产手术需考虑许多因素,包括:孕周、术后患者生产过程中的风险,腹腔脓毒症。还有一些情况患者需在手术前先接受剖宫产来减少胎儿的风险,这些情况包括:特殊体位(例如坐位或俯卧位),需长时间麻醉,术中可能大量失血,母体过度通气,肯定会出现低血压或体外循环。

2.急腹症　急腹症的孕期发生率为 1/635～1/500。然而孕期急腹症(阑尾炎、胆囊炎)的准确诊断非常困难。正常怀孕和腹部疾病都可能出现恶心、呕吐、便秘和腹胀。腹部压痛可能和宫缩痛无法鉴别。子宫增大使腹部查体非常困难。如阑尾逆时针旋转,位于右肾上方。由于正常怀孕时白细胞计数就可能达到 $15 \times 10^9/L$,所以白细胞计数要明显增加才能作为诊断依据。由于不能进行一些重要的影像学检查也会延误诊断。Mazze 和 Kallen 报道孕期阑尾炎误诊率为 36%,孕期前三个月误诊率较低(23%),而孕后期误诊率增加(43%)。

通常,只有在手术的时候才能得到正确的诊断。手术操作及切口的选择决定于孕周、外科情况、对诊断确定性的把握和外科医生的经验。孕期腹腔镜手术作为诊断和治疗手段在逐渐增多。在孕晚期许多腹部疾病还是行开腹手术治疗。

3.腹腔镜　腹腔镜可能影响胎儿的健康,其风险包括:①子宫或胎儿损伤;②由于二氧化碳吸收造成的胎儿酸中毒;③由于医源性的腹内压力增加使母体心排血量和子宫胎盘血流减少。在一些动物实验中,在向腹内注气时出现母体和胚胎的酸中毒和心动过速,可能是因为母体通气量的调整是根据呼气末二氧化碳而不是动脉血二氧化碳的水平。有一项研究显示:在孕母羊二氧化碳气腹压力 20mmHg 时子宫胎盘血流减少 61%(对胚胎无不良影响)。酸中毒的程度和子宫胎盘血供的减少是否与注气压力有关尚不清楚。

许多研究者认为腹腔镜手术与开腹手术相比,利大于弊。优点包括:①住院时间短;②术后疼痛轻;③血栓栓塞和伤口并发症风险低;④更快地恢复正常活动,包括更早的恢复正常孕期的功能,子宫激惹少,胎儿窘迫发生率低。尽管还没有关于孕期腹腔镜手术和开腹手术对比的大宗研究,孕期妇女的腹腔镜手术已经越来越多了。Reedy 等的一项关于腹腔镜手术的研究,得到了 413 名孕期行腹腔镜手术患者的数据及回顾 55 例曾报道过的病例;在这些病例中 48% 是胆囊切除术,28% 是附件手术,16% 是阑尾切除术,8% 是诊断性手术;32% 是孕早期手术,54% 是孕中期,13% 是孕晚期。

临床研究和临床经验均表明二氧化碳气腹和腹内压力增加对胎儿的影响很小。在一项临床研究中,腹腔镜手术气腹前、中、后母体 pH、$PaCO_2$ 和呼气末二氧化碳无明显差异。Steinbrook 和 Bhavani-Shankar 利用胸部生物电阻抗心电描记法检测了 4 名孕期患者腹腔镜下行胆囊切除术时心排血量的变化。他们发现其血流动力学变化与非孕患者行腹腔镜手术时的变化很相似(例如:心指数下降的同时平均动脉压增高、全身血管阻力增加)。

临床经验报道认为孕期患者腹腔镜手术是可行的;类似气腹针造成术中子宫穿孔的情况非常罕见。此外,大多数研究者认为腹腔镜手术和开腹手术对母体和胎儿的预后的影响无明显差异,所以认为孕期行腹腔镜手术是安全的。相反的,Amos 等报道了 7 例腹腔镜手术患者 4 例胎儿死亡。因此,鉴于二氧化碳气腹对胎儿的影响,一些医生建议使用无气腹腔镜技术。

谨慎地手术和麻醉操作对于防止孕期腹腔镜手术的并发症是非常关键的。手术医生必须技术熟练,麻醉医生必须严密监测患者呼吸循环的改变。2007 年美国胃肠内镜手术医师协会发表了"孕期用腹腔镜技术诊断和治疗外科疾病的指南"。这个指南对于孕期可接受腹腔镜手术的适应证的规定与非孕患者相同,且在孕期的任何时间都可行腹腔镜手术。

尽管有腹腔镜手术使用硬膜外麻醉的报道,大多数腹腔镜手术还是在全麻下进行。Steinbrook 等报道了 10 例孕期行腹腔镜胆囊切除术的病例的麻醉方式。他们使用快速诱导插管,正压通气维持呼气末二氧化碳分压 32～36mmHg。麻醉维持使用的是非去极化肌松药、阿片类镇痛药、卤化吸入药物,但是避免使用氧化亚氮以防止肠胀气且可以使用更高的吸入氧浓度。手术中气腹使气道峰压增加,肺总顺应性下降,随着孕周的增加这些变化更加明显。头低位使这些变化更明显,肺功能残气量进一步减少,这种体位还会由于小气道关闭造成低氧。为了保持母体正常的 $PaCO_2$ 而使用过度通气可能会减少子宫胎盘血流并影响胎儿氧合。由于气腹或主动脉腔静脉受压造成的低血压需改变头低位并使用血管收缩药物来维持腹腔镜术中母体血压。与传统手术一样,维持母体氧合、酸碱平衡和血流动力学指标在一个正常的孕期指标内,最益于保证胎儿的健康。术前和术后都应监测胎心和子宫收缩。

4.电休克治疗　精神疾病是引起孕期母体患病和死亡的一个重要原因。孕期精神疾病的最佳治疗方案始终存有争议。治疗中要平衡精神病药物对宫内胎儿造成的先天畸形风险和母体停药造成孕期妇女精神症状复发之间的利弊。因为治疗精神病的药物有致畸风险,美国精神病协会规定在整个孕期对于抑郁症和精神分裂症都采用电休克治疗(ECT)。

关于孕期电休克治疗的效果只有一些临床报道。Miller 回顾了 1924—1991 年报道的 300 例孕期接受电休克治疗的病例。在孕早期开始电休克治疗的有 14 例(4.7%),在孕中期开始的有 36 例(12%),孕后期开始的 31 例(10%),还有 219(73%)例未提到治疗时间。有 28 例(9.3%)发生了并发症。主要的并发症包括:自限性的胎心异常(5 例),阴道出血(5 例)、宫缩(2 例)、腹痛(3 例)。所有病例的婴儿都是健康的。其他的并发症还有早产(4 例,但没有一例是在电休克之后立即生产的),自然生产(5 例),死产和新生儿死亡(3 例)。生产的总的发生率为 1.6%,它比人群中总的发生率低很多。电休克不是引发生产的主要危险因素。电休克也不是死产和新生儿死亡的原因。有 5 例发生了先天异常,但无论从形式和数量上来说电休克都不是其决定因素。

尽管 Miller 回顾研究的结果比较确切,但还是缺乏前瞻性或对照研究。Pinette 等报道了一例新生儿脑梗死的病例,其母亲在孕期重复接受电休克治疗。基于这个病例和一些少数病例资料的回顾(目前缺乏设计严密的研究),该文作者以及编者认为在孕期传统的药物治疗失败时才应该采用电休克治疗。

电休克治疗时使用的麻醉药物为巴比妥类、琥珀胆碱和抗胆碱药物(例如格隆溴铵);这些药物长期以来在孕期患者的应用都是安全的。Ishikawa等报道了一例孕期妇女在第三次接受电休克治疗时出现了持续的宫缩(胎儿心动过速),且对抗分娩治疗没有反应。在第六次电休克治疗时,采用了七氟醚来维持全麻,就没有出现宫缩。

5.直流心脏电复律和母体复苏　　心悸症状在孕期很常见。此外,患有先天性心脏病的女性患者存活至育龄并怀孕的概率越来越高。所以孕期有可能会用到直流心脏电复律。直流心脏电复律在整个孕期都安全。达到胎儿的电流很小。治疗过程中必须严密监测胎心,且使子宫处于左侧以防止主动脉腔静脉受压。如果在孕中期或孕后期施行此治疗建议行气管插管。

如果母体在心脏复律时或孕期任何时候发生心脏骤停,都需按非孕患者的治疗方式开始复苏。复苏过程中子宫应处于左侧。如果复苏失败,则考虑尽快施行剖宫产术,这样不只是为了胎儿的存活,且可以增加母体复苏成功的可能性。

6.术中胎儿监测　　孕18～20周可以通过经腹多普勒超声技术持续监测胎心。然而一些技术问题限制了胎心的持续监测。当行腹部手术或母体过于肥胖时则不能进行经腹胎心监测,可考虑使用经阴道多普勒超声技术。美国妇产科医生协会指出:术中胎儿监测应个体化,每一个病例都要以团队方式,共同获得母婴最佳安全状态。

孕25～27周出现的胎心变异是胎儿健康的表现。胎心基线的变化和由麻醉药物或其他药物引起的胎心变异,应与胎儿缺氧造成的变化相鉴别。持续严重的胎心心动过缓提示出现了胎儿窘迫。

术中胎心监测需有一名产科医生在场。此外,对于胎心长时间不稳定,应有应急计划,包括随时可进行急症剖宫产。术中胎心监测的最大价值是在发生胎儿窘迫时可以调整母体到最佳状态。如果胎心变异减少和母体缺氧有关,当母体氧合状态改善了,胎心就正常了。如果胎心出现不可解释的改变时,就应该评价母体的体位、血压、氧合状态、酸碱平衡状态,并检查手术部位,保证没有外科医生或拉钩影响了子宫的血供。

【麻醉方案】

(一)术前处理

必须给予术前药以缓解母体焦虑。孕18～20周后,怀孕妇女呼吸性酸中毒的风险增加。拮抗呼吸性酸中毒的药物治疗包括术前服用H_2受体拮抗剂、甲氧氯普胺(胃复安)和非特异性抗酸药如枸橼酸钠。

应根据母体情况以及手术的部位和性质来决定麻醉方式。没有研究证明哪种麻醉方式对胎儿预后更为有利,但有一项回顾性研究认为,全麻使同样孕周出生的胎儿体重偏低。如果可能,最好采用局麻或区域阻滞麻醉(除了宫颈旁阻滞),因为临床和实验研究都证明局麻药的使用没有致畸性。此外,局麻和区域阻滞麻醉时母体呼吸系统并发症减少,适用于宫颈环扎术和泌尿系或四肢手术。大多数腹部手术需在全麻下进行,因为切口会延至上腹部。如果不控制气道,患者误吸风险极高。

（二）防止主动脉、下腔静脉受压

从孕 18～20 周开始,孕妇需侧卧位,在手术床上需将子宫置于左侧。

母体监测包括无创或直接动脉压监测、心电图、脉搏血氧、二氧化碳图、体温监测和周围神经刺激器。术前和术后还需进行胎心和子宫收缩监测。如果技术上可行,且容易监测,手术部位和方式及孕周也合适,则需术中胎心监测。

（三）麻醉技术

孕 18～20 周后的全麻必须气管插管,或孕周小于 18 周但胃肠功能不正常时也需要气管插管。去氮时须压迫环状软骨,行快速诱导气管内插管。孕期可安全使用的药物包括戊硫代巴比妥、吗啡、芬太尼、琥珀胆碱和非去极化肌松药。许多产科麻醉医生目前认为丙泊酚也是安全的。

麻醉维持通常在高浓度的氧气吸入下复合使用肌松药、阿片类药物和（或）适当浓度的吸入性卤代药物。研究证明孕期避免使用氧化亚氮,尤其是孕 6 周后。不使用氧化亚氮可能因为麻醉深度不足或使用大剂量吸入药物可造成母体低血压从而增加胎儿风险。可以谨慎地使用氧化亚氮并限制其浓度低于 50％,并避免在较长时间的手术中应用。应避免过度通气;呼气末二氧化碳也应该维持在孕期正常范围。

在腰麻或硬膜外麻醉前及麻醉后快速静脉输入 100ml 晶体液似乎是有益的,但麻醉医生不要误认为仅这一措施就可以预防低血压。一些麻醉医生认为胶体液在预防母体低血压方面比晶体液有效。如果发生低血压需使用血管活性药物,需积极处理母体低血压,应谨慎防止发生高位阻滞和局麻药中毒。

除了麻醉技术外,预防低氧、低血压、酸中毒和过度通气都非常关键。

术后处理:麻醉复苏时须监测胎心和宫缩。充分镇痛,可全身或椎管内使用阿片类药物,对乙酰氨基酚或神经阻滞。孕后期才可以谨慎应用非甾体类抗炎药。应预防静脉血栓形成,尤其是制动的患者。

第三节　高危妊娠患者剖宫产麻醉

一、前置胎盘与胎盘早剥的麻醉

妊娠过程中前置胎盘的发生率为 0.5％,多发生于既往剖宫产或子宫肌瘤切除术等;麻醉医师应于术前了解前置胎盘植入深度,以便积极准备应对植入达肌层近浆膜的前置胎盘手术时引起的大量出血。

胎盘早剥发生率为 1％～2％,其高危因素有高血压和脐带过短等;子宫破裂多见于瘢痕子宫。产前产妇失血过多可致胎儿宫内缺氧,甚至死亡。若大量出血或保守疗法效果不佳,必须紧急手术治疗。

（一）麻醉前准备

产前出血发生出血性休克;妊娠 37 周后反复出血或一次性出血量大于 200ml;临产后出

血较多,均需立即终止妊娠,一旦出现胎儿窘迫的征象需立即行剖宫产。该类患者麻醉前应注意评估循环功能状态和贫血程度。除检查血、尿常规、生物化学检查外,应重视血小板计数、纤维蛋白原定量、凝血酶原时间和凝血酶原激活时间检查,DIC过筛试验,并进行交叉配血试验。警惕DIC的发生和多脏器受累。

胎盘早剥是妊娠期发生凝血障碍最常见的原因,尤其是胎死宫内后。凝血功能异常的机制是循环内纤溶酶原的激活,也可由胎盘凝血活酶触发外源性凝血途径激活,发生弥散性血管内凝血与凝血功能障碍。其进展迅速时需立即行剖宫产术,同时需要立即大量输血,补充凝血因子和血小板。

(二)麻醉选择

产前出血多属急诊麻醉,准备时间有限,病情轻重不一,禁食禁饮时间不定。麻醉选择应按病情轻重,胎心情况等综合考虑。凡母体有活动性出血,低血容量休克,有明确的凝血功能异常或DIC,全身麻醉是唯一安全的选择,如母体和胎儿的安全要求在5~10min内进行剖宫产,全麻亦是最佳选择。母体情况尚好而胎儿宫内窘迫时,应将产妇迅速送入手术室,经吸纯氧行胎儿监护,如胎心恢复稳定,可选用椎管内麻醉;如胎心更加恶化应选立即扩容及在全身麻醉下行剖宫产手术。如行分娩镇痛的产妇,术前已放置硬膜外导管,如病情允许,可在硬膜外加药,也可很快实施麻醉,继而尽快手术。

(三)麻醉操作和管理

1.全麻诱导　充分评估产妇气管插管困难程度,产妇气道解剖改变如短颈、下颌短等、较肥胖,诱导插管体位难以调整等。临床上应采取必要的措施,如有效的器械准备,包括口咽通气道,各种类型的喉镜片,纤维支气管镜,以及用枕垫高产妇头和肩部,使不易插管的气道变为易插管气道,避免头部过度后仰位,保持气道通畅。遇有困难应请有经验的医师帮助。盲探插管可做一次尝试,但不可多次试用,$P_{ET}CO_2$是判断插管成功的最好指标,避免导管误入食管。预防反流误吸,急诊剖宫产均应按饱胃患者处理,调整好压迫环状软骨的力度和方向使导管易于通过,气囊充气后方可放松压迫,以防胃液反流误吸。

2.做好快速扩容的准备　大量失血被定义为3h内失去超过1/2血容量或进行性失血超过150ml/min。输入1:1:1红细胞、新鲜冰冻血浆和血小板可以改善预后。如果晶体液替代,术前血细胞比容正常情况下,丢失30%~40%的血容量,则需要输注红细胞。产前出血剖宫产应开放两路静脉或行中心静脉穿刺置入单腔或双腔导管,监测中心静脉压,准备血液回收机和血液加温器。

3.维持循环稳定,预防急性肾衰竭　维持灌注血压。记录尿量,如每小时少于30ml,应补充血容量,如少于17ml/h应考虑有肾衰的可能。除给予呋塞米外,应即时检查尿素氮和肌酐,以便于相应处理。

4.及早防治DIC　胎盘早剥时剥离处的坏死组织、胎盘绒毛和蜕膜组织可大量释放组织凝血活酶进入母体循环,激活凝血系统导致DIC。麻醉前、中、后应严密监测。怀疑有DIC倾向的产妇,在完成相关检查的同时,可预防性的给予小剂量肝素,必要时输入红细胞、血小板、新鲜冰冻血浆和冷沉淀等。同时注意加温输液,保持体温正常、纠正低钙血症,维持内环境稳定。

二、妊娠期高血压疾病的麻醉

妊娠期高血压疾病是妊娠期特有的疾病,发生于妊娠 20 周以后。临床上以高血压、蛋白尿为主要表现,可伴有水肿,严重者出现抽搐、昏迷,甚至死亡。依据对终末器官的影响可分为几个亚型,包括子痫前期、重度子痫前期、子痫和 HELLP 综合征。

妊娠期高血压疾病的基本病理生理改变为全身小动脉痉挛。血管内皮素、血管紧张素均可直接作用于血管使其收缩,导致血管内物质如血小板,纤维蛋白等通过损伤的血管内皮而沉积,进一步使小动脉管腔狭小,外周血管阻力增加。小动脉痉挛必导致心、脑、肾、肝重等要脏器相应变化和凝血功能的改变。妊娠期高血压疾病常有血液浓缩,血容量不足,全血及血浆黏度增高及高脂血症,可明显影响微循环灌流,促使血管内凝血的发生。妊娠期高血压疾病还可导致胎盘早剥、胎死宫内、脑出血、肝损害和 HELLP 综合征、急性肾衰等,麻醉医师应充分了解产妇相应脏器功能情况,并作为麻醉和围术期处理的依据。

(一)重度子痫前期的麻醉

重度子痫前期的定义为出现以下任一情况:①收缩压≥160mmHg,和(或)舒张压≥110mmHg;②24h 尿蛋白≥2g/24h 或随机尿蛋白≥(H);③肾脏功能异常:少尿(24h 尿<400ml 或每小时尿量<17ml)或血肌酐>106μmol/L;④脑水肿症状(持续性头痛、视力模糊);⑤低白蛋白血症伴腹水或胸腔积液;⑥持续性上腹痛(肝包膜下血肿或肝破裂);⑦肝酶异常:血 ALT 或 AST 升高;⑧血液系统异常:血小板低于 100×10^9/L;DIC、贫血、黄疸;⑨心力衰竭、肺水肿;⑩胎儿生长受限或羊水过少;B11孕 34 周前发病。重度子痫前期一经诊断均应给予适当解痉、镇静、降压等综合治疗。

1.麻醉前准备

(1)详细了解治疗用药:包括药物种类和剂量,最后一次应用镇痛药和降压药的时间,以掌握药物对母胎的作用和不良反应,便于麻醉方法的选择和对可能发生不良反应的处理。

(2)控制惊厥:硫酸镁是重度子痫前期的首选药,应常规观察用药后的尿量,有无呼吸抑制,检查膝反射、心率和心电图,有无房室传导阻滞,如有异常应查血镁离子浓度。监测血镁离子浓度(治疗浓度为 6～8mg/L)。一旦有中毒表现应给予钙剂拮抗治疗。

(3)控制严重高血压:应注意血管扩张药与椎管内麻醉的协同作用,避免发生低血压。

(4)了解麻醉前患者 24h 的出入量:便于调控麻醉手术期间的液体平衡。

(5)实施全身麻醉诱导前,必需评估气道。正常产妇上呼吸道水肿发生率增加,而子痫前期患者则通常进一步加重。如果出现发声困难,烦躁不安或呼吸衰弱,可考虑备纤维喉镜气管插管或行气管切开术。

2.麻醉选择　对于非常严重的子痫前期、子痫和 HELLP 综合征,为稳定母体病情,应迅速娩出胎儿,而不计胎儿的成熟与大小。麻醉选择的原则应按相关脏器损害的情况而定,依据妊娠期高血压疾病的病理生理改变及母婴安全的考虑,对无凝血异常、无 DIC、无休克和昏迷的产妇应首选椎管内麻醉。椎管内麻醉禁忌者,为保障母体安全为主,胎儿安全为次的情况下,考虑选择全身麻醉,有利于受损脏器功能保护,积极治疗原发病,尽快去除病因,使患者转危为安。

3.麻醉管理

(1)麻醉力求平稳:减轻应激反应,麻醉期间对呼吸、循环功能尽力调控在生理安全范围内。血压不应降至过低,控制在 140～150/90mmHg 对母婴最有利。预防发生仰卧位低血压综合征。多种抗高血压药如拉贝洛尔、硝酸甘油和硝普钠可用于预防和治疗产妇全身麻醉时特别是在诱导和插管时的急性高血压反应。

(2)维护心、肾、肺功能;适度扩容,以血红蛋白、血细胞比容、中心静脉压、尿量、血气分析、电解质检查为依据,调整血容量,维持电解质和酸碱平衡。

(3)积极处理并发症:凡并发心力衰竭、肺水肿、脑出血、DIC、肾衰竭、HELLP 综合征时,应按相关疾病的治疗原则积极处理。

(4)基本监护:包括 ECG、SpO_2、NIBP、ABP、CVP、尿量、血气分析,保证及时发现问题和及时处理。

(5)镁与肌肉松弛药:镁离子可抑制神经肌接头处乙酰胆碱的释放,降低接头对乙酰胆碱的敏感度,减少肌肉膜的兴奋性。镁可缩短非去极化肌松药的起效时间和延长作用时间,特别是维库溴铵、罗库溴铵和米库氯铵。对接受硫酸镁治疗的患者应减低非去极化肌松药的剂量并在复苏期间加强肌松监测,避免肌松残余。

(二)妊娠期高血压疾病合并心力衰竭的麻醉

1.麻醉前准备　重度妊娠期高血压疾病多伴有贫血,心脏处于低排高阻状态,当有严重高血压或上呼吸道感染时,极易发生心力衰竭。麻醉前应积极治疗急性左心衰竭与肺水肿,控制血压的同时快速洋地黄化,脱水利尿,酌情使用吗啡,使心力衰竭控制 24～48h,待机选择剖宫产。

2.麻醉选择　硬膜外阻滞为首选,因为该麻醉可降低外围血管阻力和心脏后负荷,改善心功能。全身麻醉应选用对心脏无明显抑制作用的药物,麻醉诱导平稳,预防强烈的应激反应,同时选用药物应避免对胎儿抑制作用。

3.麻醉管理　麻醉前根据心力衰竭控制程度,给予毛花苷丙 0.4～0.6mg,呋塞米 20～40mg 静注以减轻心脏负荷。同时常规吸氧,维护呼吸和循环功能平稳。行有创动脉压监测和中心静脉压监测,对于病情特别严重患者根据需要行肺动脉监测。定时记录尿量和尿比重,监测肾功能,预防感染,促使病情稳定和好转。

三、妊娠合并心血管疾病的麻醉

(一)妊娠、分娩期对心脏病的影响

由于胎儿代谢的需求,妊娠期循环血量从 6 周起逐渐增加达 30%～50%,至 32～34 周时达高峰。心输出量亦相应增加,心率增快较非孕期平均 10 次/min,多数妊娠妇女可出现轻度的收缩中期杂音。体循环阻力随孕期呈进行性下降,可达 30%。妊娠期水钠潴留,胎盘循环建立,体重增加,随子宫增大膈肌上升心脏呈横位,因而妊娠期心脏负荷加重。因上述变化,心脏病的产妇可能发生心力衰竭。此外,妊娠期血液处于高凝状态,增加了血栓的危险,可能需

要抗凝治疗,尤其是瓣膜置换术后的患者。

分娩期由于疼痛、焦虑和强而规律的宫缩,增加了氧和能量的消耗;每次宫缩可使300～500ml血容量注入全身循环,每搏量估计增加约50%,同时外周循环阻力增加,使心脏前、后负荷进一步加重;产程时间长进一步增加心脏病产妇的风险。

胎儿娩出后由于下腔静脉压迫解除和子宫内血液转移,心输出量在产后即刻增加60%～80%。产褥期体内蓄积的液体经体循环排出,加重心脏负担,是发生心力衰竭和肺水肿最危险的时期。因此,心脏病产妇在产后的风险更大,并发症发生率也更高。

(二)妊娠合并心脏病种类

风湿性心脏病仍然是妊娠期间最常见的心脏病。主要是瓣膜性心脏病,大部分先天性心脏病在妊娠前都已实施了心脏手术,只有少部分患者未进行手术。先天性心脏病主要分为:左向右分流(房间隔缺损、室间隔缺损、动脉导管未闭;右向左分流(法洛四联症、艾森曼格综合征);先天性瓣膜或血管损伤(主动脉瓣狭窄、肺动脉狭窄)等。妊娠期或产后6个月内出现不明原因的左室功能衰竭被称为妊娠期心肌病。其他包括:冠状动脉性心脏病、原发性肺动脉高压和不明原因性心律失常。

(三)麻醉前评估

对妊娠合并心脏病的妊娠妇女实施麻醉前进行充分的评估,包括心脏病的类型、心脏病的解剖和病理生理改变特点,重点评估心功能状态以及对手术、麻醉的耐受程度。必要时联合心血管专家和产科专家会诊,以便作出正确的判断和充分准备。

(四)先天性心脏病产妇的麻醉

1.左向右分流型　轻度房间隔缺损,室间隔缺损和肺动脉导管未闭等先天性心脏病,心功能Ⅰ～Ⅱ级,一般完全能耐受妊娠期心血管系统的变化,剖宫产麻醉处理同正常人。

2.双向分流或右向左分流型　法洛四联症:畸形包括室间隔缺损、右心室肥厚、肺动脉狭窄和主动脉骑跨。多数患有法洛四联症的孕产妇已经做过纠治手术,包括室缺修补和右心室流出道增宽手术。妊娠后血容量和心输出量的增加,外周循环阻力的降低可能导致纠正术后的患者再次出现纠正术前的症状。症状的严重程度取决于室缺的大小、右室流出道梗阻的程度及右室收缩力。因此,增强右室收缩力在维持肺动脉血流和外周血氧饱和度方面起非常重要的作用。但对于存在有动脉圆锥高压者,增加心肌收缩力可加重梗阻。另外,体循环血压下降可加重右向左分流及发绀。

(1)麻醉选择:剖宫产麻醉应优先选择全身麻醉,小剂量低浓度的硬膜外麻醉也可谨慎使用。慎用单次腰麻,因为外周血管阻力的骤然降低可导致分流逆转和低氧血症。

(2)麻醉管理:法洛四联症的麻醉应注重:①实施有创动脉压和CVP监测,保持血流动力学稳定,避免任何可能导致体循环阻力下降的因素,PVR/SVR比率失调,加重右向左分流;②右心功能不全时,应提高充盈量增强右心射血,以保证肺动脉血流,因此需维持足够的血容量,避免回心血量减少。应用右心漂浮导管测定右心室舒张期末容量可以准确反映前负荷,且不受心脏顺应性的影响,作为容量监测指标优于CVP和PCWP;③避免使用能引起心肌抑制的药物。一旦出现体循环压下降,给予及时处理。

艾森曼格综合征:原发疾病可以是室间隔缺损、房间隔缺损或肺动脉导管未闭,如果原发疾病持续存在,肺动脉高压持续加重发展至器质性肺动脉阻塞性病变,由左向右分流转化为右向左分流,从非发绀型发展为发绀型心脏病,称为艾森曼格综合征。

该疾病的病理生理变化主要为肺动脉压升高致右心室、右心房压力增加,肺动脉逐渐出现器质性狭窄或闭塞性病变,出现右向左分流和发绀。患者可同时出现继发性肺动脉瓣和三尖瓣关闭不全。妊娠后外周血管阻力降低可导致右向左分流增加,同时妊娠后功能残气量减少导致母体氧供减少出现低氧血症,致胎儿宫内发育迟缓和死亡的发生率明显增高。艾森曼格综合征产妇的死亡率可高达 30%～50%,且多数发生在产后。

(1)麻醉选择:首选全身麻醉,椎管内麻醉尤其是腰麻可引起交感神经阻断致血管扩张,加重右向左分流,不宜选用。

(2)麻醉处理:麻醉处理原则包括:①维持足够的外周循环阻力;②维持相对稳定的血容量和回心血量;③充分镇痛,避免低氧血症、高碳酸血症和酸中毒,以防肺循环阻力进一步增加;④避免使用抑制心肌的药物。麻醉期间要保证充分氧供,建立有创动脉血压和中心静脉压监测。全麻正压通气期间应避免气道压过高,以免影响静脉回流,使心输出量减少。产妇在术后仍处于高危状态,应继续监护治疗。

(五)心脏瓣膜疾病产妇的麻醉

瓣膜性心脏病可分为先天性和后天性,风湿热是后天性瓣膜病的主要原因。由于妊娠期血容量增加、外周循环阻力降低使心输出量增加,因此,反流性心脏瓣膜病的孕产妇在孕期耐受性较好。相反,狭窄性心脏瓣膜病由于妊娠期血容量增加而导致耐受性较差。

1.二尖瓣狭窄　最主要的病理生理改变是二尖瓣口面积减小致左室血流充盈受阻。早期左室尚能代偿,但随病程进展,左室充盈不足,同时左房容量和压力增加,导致肺静脉压和肺小动脉楔压升高,最终可发展至肺动脉高压、右心室肥厚扩张、右心衰竭。妊娠能加重二尖瓣狭窄,解剖上的中度狭窄可能成为功能性重度狭窄。

(1)麻醉选择:剖宫产的麻醉选择要综合考虑麻醉技术、术中失血和产后液体转移所引起的血流动力学变化带来的潜在风险,极大多数患者可选择硬膜外阻滞,少数病情危重的产妇,施行剖宫产应用全身麻醉。

(2)麻醉管理:麻醉技术应个体化,处理原则包括:①避免心动过速,导致心室充盈减少;②保持体循环压力稳定,避免心率过快,以利于组织器官的灌注;③保持适当的循环血容量;血容量的突然增加可能导致产妇并发房颤、肺水肿和右心衰等;④避免加重肺动脉高压,尤其是前列腺素类子宫收缩剂的应用。⑤硬膜外给药应分次、小量;⑥在血流动力学监测的指导下,谨慎管理麻醉并进行合理输液。⑦由于术前禁食和 β-受体阻滞剂以及利尿剂的使用,硬膜外麻醉易导致低血压的发生,麻黄碱可能导致心动过速,此时应避免使用。小剂量的去氧肾上腺素提升产妇血压同时,对胎盘血流无明显影响。⑧对需要行全身麻醉的产妇,麻醉诱导期避免使用引起心动过速和心肌抑制的药物。

2.主动脉瓣狭窄　主动脉瓣狭窄是罕见的妊娠合并心脏病,妊娠合并主动脉狭窄多为先天性。继发于风湿性心脏病的主动脉瓣膜狭窄往往在 30～40 年后才会出现严重症状,对妊娠的影响较小。重度主动脉瓣狭窄(瓣口面积小于 $1.0cm^2$)时,跨瓣膜压差可达 50mmHg,导致左心室排血受阻,使左心室压力负荷增加、室壁张力增加,最终左室壁肥厚,每搏心输出量受限,妊娠期由于血容量增加及外周阻力下降可增加跨瓣膜压差。

(1)麻醉选择:硬膜外阻滞或全身麻醉均可谨慎选用。全身麻醉可避免不良反应,提供完善的镇痛,而且在发生临床突发心脏意外时,保证气道通畅、充足氧供,为紧急心脏手术创造了条件。相对而言,全身麻醉更可取。

(2)麻醉管理:处理原则包括:①避免心动过速和心动过缓;②维持足够的前负荷以保证左心室有充足的每博输出量;③避免血压波动过大。重度主动脉瓣狭窄的患者应建立有创血压监测,跨瓣压>50mmHg时需行肺动脉压监测。硬膜外麻醉给药时要逐步增加剂量,避免低血压。全身麻醉时应避免使用有心肌抑制的吸入麻醉药,同时尽量避免使用缩宫素,术中低血压可用间羟胺或去氧肾上腺素。

3.二尖瓣关闭不全　二尖瓣关闭不全患者大多能耐受妊娠。二尖瓣关闭不全的并发症包括房颤、细菌性心内膜炎、全身栓塞和妊娠期肺充血。其主要的病理生理改变是慢性容量超负荷和左心室扩大,随着妊娠期血容量的进行性增加可能导致肺淤血。

(1)麻醉选择:首选连续硬膜外或腰硬联合阻滞麻醉,因为该种麻醉阻滞交感神经,降低阻滞区域的外周血管阻力,增加前向性血流,有助于预防肺充血。有椎管内麻醉禁忌证的可选用全身麻醉。

(2)麻醉管理:处理原则包括:①保持轻度的心动过缓,因为较快的心率可使二尖瓣反流口相对缩小;②维持较低的外周体循环阻力,降低后负荷可有效降低反流量;③避免应用能心肌抑制的药物。其他术中监测和注意事项同二尖瓣狭窄。

4.主动脉瓣关闭不全　主动脉瓣关闭不全主要病理生理改变是左心室容量超负荷产生的扩张和心肌肥厚,导致左室舒张末期容量降低以及射血分数降低等,随着疾病的进展可发生左心衰竭,肺充血及肺水肿等。妊娠期心率轻度增加,可相对缓解主动脉关闭不全的症状。

(1)麻醉选择:首选硬膜外阻滞,此种麻醉可降低外周循环阻力,降低后负荷,并预防急性左心室容量超负荷。

(2)麻醉管理:麻醉处理原则包括:①避免心动过缓,应维持心率在80～100次/分之间;②维持适当前负荷;③避免增加外周循环阻力;④避免使用加重心肌抑制的药物。合并有充血性心衰的产妇需进行有创监测。其他注意事项和术中监测同二尖瓣狭窄。

5.瓣膜置换术后的患者　随着医学科学的发展,妊娠合并瓣膜性心脏病有许多患者在产前施行了瓣膜置换术。对于此类患者应了解以下情况。

(1)心功能改善程度:换瓣术后心功能如为Ⅰ～Ⅱ级,其心脏储备能力可耐受分娩麻醉。术后心功能仍为Ⅲ～Ⅳ级者,随时都可发生心力衰竭或血栓栓塞的危险。

(2)是否有血栓形成、瓣膜流出口大小、有否心内膜炎及溶血等情况。

(3)抗凝剂的使用情况。为了避免华法林的致畸作用,妊娠早期可停用华法林,在中后期仍然可服用。原则上在临产前1周停用华法林,用低分子肝素替代。如遇提早启动临产,可停用华法林,用新鲜冰冻血浆或基因重组Ⅶ因子。抗凝治疗期间患者禁用椎管内麻醉,以免硬膜外血肿、蛛网膜下腔出血等并发症的发生。近年来也有人应用低分子肝素来抗凝,术前需停药12～24小时,并排除出血倾向,否则不可使用硬膜外或蛛网膜下腔阻滞。术后12小时方可恢复使用肝素。

(4)如瓣膜病变严重,术后心肺功能不全,应继续呼吸和循环支持,有利产妇恢复。

四、妊娠糖尿病的麻醉

（一）妊娠、糖尿病的相互影响

1.妊娠对糖代谢的影响　妊娠期胎盘催乳素、雌激素、孕激素和皮质醇分泌增加，且胰岛素抵抗增加，如果产妇不能分泌足够的胰岛素来补偿胰岛素抵抗，就会导致妊娠期血糖增高。

2.糖尿病对孕产妇的影响　妊娠糖尿病使产妇的并发症发生率增高，包括高血压、子痫前期、羊水过多、尿道感染和肾盂肾炎等。在妊娠期糖尿病酮症酸中毒（DKA）发生率增加，且更容易在血糖水平较低时即发生。

3.糖尿病对胎儿的影响　糖尿病孕产妇胎儿的先天缺陷风险增加，其中心血管系统和中枢神经系统畸形最为常见。巨大儿在糖尿病产妇中很常见，会使肩难产和剖宫产率增加。另一方面，有血管病变或合并子痫前期的糖尿病产妇患胎儿宫内生长迟缓的危险性也增加，此类新生儿即使足月出生也应按照早产儿予以监护和喂养。

（二）麻醉前准备

1.详细了解妊娠糖尿病的类型、持续时间、治疗方案和效果，控制患者空腹血糖≤5.6mmol/L，餐后2h血糖≤6.7mmol/L。择期剖宫产术者应尽量选择早晨手术，以利于控制围术期血糖，手术前一晚使用常量胰岛素，术晨禁食、停用胰岛素。

2.充分术前评估：有无伴发子痫前期、肾功能不全及病态肥胖、心功能是否受损等。严格的体格检查还包括气道评估及神经系统检查以排除自主神经及外周神经病变。

3.实验室检查：包括血糖、糖化血红蛋白、血清电解质、尿素氮、肌酐水平。子痫前期的患者必须检查凝血功能，伴有心功能不全的患者需有近期心电图检查、心超检查及BNP数值。

（三）麻醉处理

1.麻醉选择　首选椎管内阻滞，其次全身麻醉。

2.麻醉管理

（1）麻醉诱导前用无葡萄糖液体进行输液。含糖液体使产妇出现高血糖危险的同时，新生儿低血糖的危险也增加。

（2）糖尿病产妇的胎儿比非糖尿病产妇的胎儿更易患低氧血症和低血压。积极处理的办法是快速输注液体、给予升压药和将子宫向左侧移位。

（3）对于合并有关节强硬综合征的患者，应注意可能出现的插管困难。

第四节　产科手术的麻醉

一、妊娠期母体的生理改变

（一）循环系统的改变

1.心脏的变化　妊娠期间，抬高的膈肌使心脏在胸腔的位置发生改变，心脏向上、向左并向前方移位,沿纵轴逆时针方向轻度扭转,加之心肌肥厚、心脏容量增加,导致胸部平片显示心脏扩大以及在心电图上表现为电轴左偏和 T 波改变,可能出现房性或室性期前收缩等心律失常。听诊可闻及收缩期喷射样杂音(1~2 级)以及明显的第一心音分裂(S_1);也可闻及第三心音(S_2)。少数患者会出现无症状的心包积液。

2.血容量的变化 妊娠期母体的血容量增加用以满足母体及胎儿生长的代谢需要,至足月时,妊娠妇女血容量可增加 35%~40%,但血红蛋白可减少 20%左右,这是因为血浆容量的增长速度明显高于红细胞的生长,可导致稀释性贫血及血黏度的下降,然而母体的平均血红蛋白数值一般都大于 110g/L。孕期由于血红蛋白的减少而引起的组织氧供的减少可通过心输出量的增加和血红蛋白氧离曲线右移得以补偿。

孕足月时,大多数妊娠妇女血容量会增加 1000~1500ml,总血容量可达到 90ml/kg,这使得妊娠妇女更易耐受分娩过程中的失血。平均阴道分娩丢失的血液为 100~500ml,而剖宫产丧失约 200~800ml,直到分娩结束后 1~2 周血容量将恢复至孕前。

孕中晚期,母体下腔静脉受压易导致下半身远端静脉淤血、静脉炎、水肿。而且,膈以下的下腔静脉受压扩张并且通过侧支循环血管增加血液回流,例如通过椎旁静脉丛(包括硬膜外静脉),另有小部分通过腹壁静脉回流。椎旁静脉丛血流增加使硬膜外间隙和蛛网膜下腔静脉丛扩张而椎管容积相对缩小,使得妊娠妇女椎管内用药剂量比非妊娠妇女减少 1/3,同时硬膜外穿刺出血或血肿形成的发生率亦相应增加。

血容量增加的具体机制尚未完全阐明,妊娠期升高的醛固酮、雌激素、黄体酮均与此有关。妊娠子宫需额外血流、胎儿额外的代谢需求及其他器官(尤其是肾)灌注增加,使血容量必须增加。皮肤亦需额外的血流,以散发因代谢率升高产生的热量。

3.血流动力学的改变 妊娠期间心率和每搏输出量都有增加,心率增快 15%~30%,每搏量增加 30%左右,可使心输出量相应增加,至孕足月心输出量增加可达到 40%。孕期超声心动图检测常可显示心腔扩大和心肌肥大;肺动脉压、中心静脉压、肺动脉楔压保持不变。在孕 7~9 个月时,心输出量不再明显升高,心输出量最大的增长是在产程中并且在产后会突然增加,直到分娩结束两周后心输出量才会恢复正常。

自然分娩时,第一产程中子宫强烈收缩可使回心血量明显增加,心输出量可暂时增加 20%,第二产程中产妇的屏气动作可使腹内压显著升高,增加回心血量,心输出量可暂时增加 40%,每次子宫收缩可额外增加 15%~25%,第三产程增加 25%,心输出量的增加最多达 50%~80%,因而加重心脏负担。同样,剖宫产的产妇循环系统也会发生明显的波动。胎儿取出后子宫收缩使大量的血液被挤回心脏,使心脏负荷加重。心血管功能良好的产妇一般可耐受这种循环负荷增加的剧烈波动,但对于原本就有心脏病的妊娠妇女,各种并发症发生的几率明显增加,如心力衰竭,肺水肿等。因此不管无痛分娩或是剖宫产时,麻醉医师应严密监测血流动力学的改变,积极处理。

4.血压的变化 妊娠第 4~6 个月时母体全身血管阻力的下降使收缩压和舒张压均降低,收缩压降低幅度要小一些,对肾上腺素能及血管收缩药物的反应是迟钝的。孕晚期血压轻度升高,脉压稍增大。

5.静脉压的变化 妊娠晚期增大的子宫压迫下腔静脉和腹主动脉导致回心血量减少,有超过 20％的足月妊娠妇女会发生仰卧位低血压综合征,出现低血压、面色苍白、出汗、恶心、呕吐、神志改变等临床表现,同时子宫静脉压力增加、子宫动脉严重的低灌注等因素共同作用会累及子宫和胎盘血流,对胎儿不利。产妇左侧卧位或半卧位后可解除压迫,缓解仰卧位低血压综合征。

需强调的是,硬膜外麻醉和腰硬联合麻醉,可以扩张下肢血管,降低血管阻力,同时因盆腔肌肉松弛使增大的妊娠子宫失去支撑作用更倾向于向后压迫下腔静脉,成为产妇仰卧位低血压综合征的重要促发因素。

(二)呼吸系统的改变

1.解剖学的改变　妊娠 3 个月后,胸腔前后径的增加代偿了膈肌抬高导致的胸腔容积改变,膈肌运动并未受限,胸式呼吸大于腹式呼吸,肺活量和肺闭合容量均很少受影响。但功能残气量的减少使妊娠妇女的氧储备能力明显降低。近足月时生理无效腔下降,肺血容量增加和膈肌抬高使胸片中肺血管纹理更加明显。

在妊娠期间,妊娠妇女呼吸道黏膜的毛细血管都处于充血状态,气管插管时易引起损伤。同时声带水肿,鼻腔黏膜水肿、鼻塞,可导致声音变化。

2.肺功能的改变　妊娠期氧耗量和分钟通气量渐进性增加。到足月时,氧耗量大约增加 20％～50％,分钟通气量增加 50％。$PaCO_2$ 降低至 28～32mmHg;血浆碳酸氢盐的代偿性降低避免了明显的呼吸性碱中毒。高通气所致的 2,3-二磷酸甘油升高提高了血红蛋白与氧的结合力;加上后期心输出量的增加,提高了向组织的输氧能力。

孕足月时功能残气量(FRC)下降 20％,潮气量(TV)增加 40％,分钟通气量增加 50％。通气量增多使妊娠妇女动脉血氧分压(PaO_2)减少 15％左右,HCO^3 减少 15％左右,PaO_2 轻度增高,氧合血红蛋白离解曲线右移,这有利于氧在组织的释放。

储氧能力的减少和氧耗的增加使妊娠妇女更容易发生缺氧,因此麻醉时应保证产妇充足的氧供。在分娩期间,特别是第一和第二产程,由于疼痛难忍,产妇的每分通气量和氧耗剧增,导致产妇低碳酸血症,pH 升高,引起呼吸性碱中毒,可使血管收缩,影响胎儿血供。另外,在宫缩的间歇期,由于疼痛缓解,血中低 $PaCO_2$ 可使产妇呼吸减弱,导致缺氧。硬膜外镇痛可有效地消除分娩疼痛,消除过度通气,降低氧耗,有利于妊娠妇女和胎儿。

(三)消化系统的改变

1.口腔的变化　妊娠期妇女牙龈肥大、充血、松脆,因而易出血,且易出现牙齿松动及龋齿,这与全身雌激素水平增加有关。

2.胃肠道平滑肌张力降低　妊娠期母体黄体酮分泌增加,抑制胃肠道对乙酰胆碱和促胃液素的收缩反应,胃肠道平滑肌张力降低,贲门括约肌松弛。

孕期由于胎盘分泌的促胃液素的水平升高,妊娠妇女胃酸的分泌增加,加上胃肠运动减弱,食物在胃肠道停留的时间延长,胃排空时间延长,且胃内压增高、贲门括约肌松弛,所有这些改变都增加呕吐、反流、误吸的危险性,全麻时易出现吸入性肺炎。因此,对于择期剖宫产手术,应严格要求禁食,而对于急症手术,麻醉前都应按饱胃进行准备。

(四)血液系统变化

1.红细胞的变化　妊娠期血浆及红细胞两者均增加使血容量的增加,并可一直持续到足月。孕早期血浆容量增加,继之红细胞量在孕期可增加约33%。无论是否补铁,红细胞体积均增大,补铁时增大更明显。血浆容量的增加超过红细胞的增加,出现贫血现象。

2.白细胞的变化 正常妊娠期白细胞总数上升,由孕前的$(4.3\sim4.5)\times10^9/L$上升至孕晚期的$(5\sim12)\times10^9/L$,主要是多形核细胞,可持续到产后2周以后。妊娠期淋巴细胞和单核细胞数无变化。

3.血小板的变化 妊娠期血小板产生明显增加,与之相伴的是血小板消耗进行性增加;血小板凝集抑制因子前列环素(PGI_2)和血小板凝集刺激因子、血管收缩因子TXA_2均升高。

4.凝血功能的变化 妊娠期几种主要的凝血因子水平都升高,纤维蛋白原、因子Ⅷ显著增加,因子Ⅱ、Ⅴ、Ⅶ、Ⅸ及Ⅹ轻度升高。血浆纤维蛋白原浓度自孕三月开始,从正常非孕水平的$2\sim4g/L$逐步上升到孕晚期的$4\sim6g/L$,由此使血沉加快。纤维蛋白原合成增加与子宫胎盘循环的利用及激素变化(如高雌激素水平)有关。接近妊娠末期,因子Ⅺ略下降,因子Ⅻ明显下降。妊娠期及产时纤溶活性受到抑制,其确切机制不清,可能与胎盘有关,与纤维蛋白原水平对应,纤溶酶原升高,使凝血和纤溶活性平衡。

(五)泌尿系统变化

肾小球滤过率可上升30%～50%,并于孕16～24周达到峰值,持续至足月时。有时增大的妊娠子宫压迫下腔静脉,使肾小球滤过率有所下降。孕期肾血流量也相应增加。因此,孕期血中的尿素氮含量是下降的,通常$<10mg/dl(<3.6mmol/L)$,肌酐的含量可下降至$<0.7mg/dl$($<62\mu mol/L$),输尿管在孕激素的作用下明显扩张,而孕晚期,由于增大的子宫压迫输尿管,可使之狭窄。

二、胎儿生理

(一)胎儿的血液循环

1.解剖学特点 脐静脉一条,来自胎盘的血流经脐静脉进入肝及下腔静脉,出生后胎盘循环停止,脐静脉闭锁为肝圆韧带,脐静脉的末支静脉导管闭锁为静脉韧带;脐动脉两条,来自胎儿的血液经脐动脉注入胎盘与母体进行物质交换,出生后闭锁为腹下韧带;动脉导管:位于肺动脉与主动脉之间,出生后肺循环建立,肺动脉的血液不再流入,闭合成动脉韧带(出生后10～14d);卵圆孔:出生后,建立了正常的肺循环,由于左心房内压力的增加,迫使原发房间隔的薄片压在卵圆孔的表面,而使卵圆孔开始关闭,6～8周完全闭锁。

2.血液循环特点

(1)来自胎盘的血液进入胎儿体内分为3支:一支直接入肝;一支与门静脉汇合入肝;一支经静脉导管入下腔静脉。

(2)卵圆孔:位于左右心房之间的一个开放区,出生前,由于血流是从右到左,使卵圆孔持续开放。

(3)肺循环阻力大,肺动脉内血流大部分经动脉导管分流入主动脉,首先供应心脏、头部和上肢,仅三分之一经肺静脉流入左心房。

（二）胎儿的气体交换

胎儿的气体交换在胎盘进行,气体交换的效率仅为肺的 1/50,故分娩时母体发生仰卧位综合征、胎盘血流受阻,或母体患肺炎、哮喘、充血性心衰、抽搐、麻醉性呼吸抑制、低血压等情况下都可引起母体低氧血症,继而导致胎儿供氧不足,引起胎儿窘迫。

三、麻醉对母体和胎儿的影响

（一）妊娠生理对麻醉的影响

妊娠妇女对全麻药和局麻药的敏感性都增高,对麻药的需求比非妊娠妇女要低。对于腰麻或硬膜外麻醉,局麻药的用量可减少 30%～50%,就可以达到理想的平面。一般认为,由于妊娠妇女腹腔压力增大,硬膜外静脉怒张,从而使硬膜外和蛛网膜下腔的间隙减小,导致局麻药的用量减少,但也有认为局麻药用量的减少是由于妊娠妇女的神经纤维对局麻药的敏感性增加所致。

妊娠期妇女对吸入麻醉药的需要量也减低到正常量的 40%左右,但其机制尚不清楚。研究证明妊娠妇女吸入全麻药的最低肺泡有效浓度(MAC)明显减低,最低只相当于正常妊娠妇女 60%。通常认为此因妊娠期间妊娠妇女体内激素水平的改变所导致,但也有认为可能是由于妊娠妇女内啡肽和强啡肽的浓度增高导致机体对疼痛的忍受力增加,而使其吸入全麻药的 MAC 明显降低。

总之,无论是硬膜外或全麻,妊娠妇女对各种麻醉药的敏感性增加,应适当减少药量,预防各种并发症的发生。

（二）麻醉药的子宫胎盘血流效应

1.静脉用麻醉药　静脉用麻醉药对子宫胎盘血流影响的差别很大。

(1)巴比妥类和丙泊酚一般对子宫胎盘血流影响较小,因为其对母体血压下降的影响是缓和并呈剂量依赖性的。较小的诱导剂量,不会导致明显的子宫血流减少。

(2)氯胺酮:当剂量小于 1.5mg/kg 时不产生明显的子宫胎盘血流改变;其高血压效应一般会抵消任何的血管舒张作用。氯胺酮剂量大于 2mg/kg 时则可能发生子宫压力过高。

(3)与硫喷妥钠和丙泊酚相比,咪达唑仑作为诱导药物更容易产生全身性低血压。

(4)依托咪酯对血压影响较小,但对子宫胎盘血流的影响并无定论。

2.吸入麻醉药　吸入麻醉药降低血压的同时潜在的减少子宫胎盘的血流。当吸入性麻醉药浓度低于最低肺泡有效浓度时,这一作用较小,形成轻度的子宫松弛和轻微的子宫血流减少。氧化亚氮对子宫胎盘血流影响小,在动物研究中显示,单用氧化亚氮亦可使子宫动脉收缩。

3.局麻药　如果能避免低血压,脊麻和硬膜外阻滞一般不降低子宫血流,而且,子痫前期的患者在硬膜外阻滞后实际上子宫血流是改善的。在局麻药中加入稀释后低浓度的肾上腺素不会改变胎盘血流,从硬膜外间隙吸收入血管中的肾上腺素可能仅产生轻微的 β-肾上腺素能作用。

（三）胎盘对麻醉药的转运

胎儿脐静脉与母体静脉的血药浓度比值（UV/MV）反映了药物子宫胎盘转运情况，反之，脐动脉与脐静脉血药浓度的比值反映了药物被胎儿吸收的情况。母体给药产生的胎儿作用与多因素相关，包括给药途径、剂量、给药时机（与分娩及宫缩均有关），以及胎儿器官的成熟度（脑和肝脏）。

药物对胎儿作用可以用产时胎心率变化或酸-碱状态评估，也可以用产后 Apgar 评分或神经行为检查来评估。幸运的是，尽管麻醉药和添加剂能通过胎盘，运用于整个产程和分娩时的现代麻醉技术对胎儿产生的效应却很小。

1.吸入麻醉药和静脉麻醉药　所有吸入麻醉药和大部分静脉麻醉药均能自由通过胎盘。吸入性麻醉药在给予限定的剂量时（小于 1MAC）和诱导后 10min 内即娩出一般不导致胎儿抑制。硫喷妥钠、氯胺酮、丙泊酚、苯二氮䓬类药均容易通过胎盘并在胎儿血液循环中检测到上述药物。除了苯二氮䓬类药以外，其他药物用常规诱导剂量时对胎儿的影响很小。

2.肌肉松弛药　肌松药物由于其不易通过胎盘，可安全用于剖宫产麻醉。美国药品和食品管理局（FDA）公布的妊娠用药安全性分级中，琥珀胆碱、阿曲库铵、泮库溴铵和维库溴铵被列为 C 级。使用顺阿曲库铵影响很小，若反复使用琥珀胆碱或者胎儿假胆碱酯酶先天不足，则有可能导致新生儿神经肌肉阻滞。

3.阿片类药　大部分阿片类药易通过胎盘，但在分娩时对胎儿的影响有很大差别。新生儿表现为对吗啡的呼吸抑制作用最为敏感，哌替啶给药后 1～3h 呼吸抑制也很明显，但仍不如吗啡作用强。布托啡诺和纳布啡产生的呼吸抑制效应更小，但仍可能产生明显的神经行为抑制作用。

尽管芬太尼易通过胎盘，但除非娩出前即刻静脉给予较大剂量（>1ug/kg），否则不会对新生儿产生明显影响。硬膜外或鞘内给予芬太尼、舒芬太尼，甚至较小剂量的吗啡，对新生儿产生的作用很小。瑞芬太尼也容易通过胎盘，并且有可能导致新生儿的呼吸抑制。

4.局麻药　局麻药的胎盘转运受三种因素影响：pKa、母体和胎儿 pH 以及蛋白结合率。胎儿酸中毒可导致较高的胎儿-母体药物比，这是因为局麻药与氢离子结合导致非离子化而滞留于胎儿血液循环中。高蛋白结合率的药物很少能弥散通过胎盘，因此，大量的与蛋白结合的布比卡因和罗哌卡因一般表现为较低的胎儿血药水平。氯普鲁卡因的胎盘通过是最低的，因为能迅速的被母体血液循环中的胆碱酯酶所分解。

四、剖宫产手术麻醉

（一）麻醉前准备

虽然常规剖宫产为择期手术，但大多数产科手术属急症性质，麻醉医师首先应了解既往病史，药物过敏史及术前禁食、禁饮情况，抗凝药使用与停止情况，同时与产科医生沟通，详细了解产程经过，对母胎情况做出全面估计。

围术期发生呕吐误吸，将给母胎造成致命后果。呕吐误吸最好发的阶段是全麻诱导期；镇痛药或镇静药过量或椎管内麻醉阻滞范围过广。麻醉前应严格禁食 6h，临产前给予中和胃酸药,如雷尼替丁,同时应用甲氧氯普胺,可增强食管下段括约肌张力和增加胃蠕动,有利于胃排空。对饱胃者应插胃管排空胃内容物。如有困难,应避免采用全麻;必须施行者,应首先施行清醒气管内插管,确保导管套囊良好充气以防止呕吐误吸。

对妊娠期高血压疾病、先兆子痫、子痫、多胎妊娠及引产期产妇或有大出血可能的产妇,麻醉前应总结术前用药情况,包括药物种类、剂量和给药时间,以避免重复用药的错误,并做好新生儿急救及异常出血处理的准备。

麻醉方法的选择应依据母胎情况、设备条件以及麻醉者技术掌握情况而定。为保证安全,麻醉前麻醉医师必须亲自检查麻醉机、氧气、吸引器、急救设备和药物,以便随手取用。麻醉前要常规静脉补液,做好输血准备。麻醉时必须充分供氧,并尽力维持循环稳定,注意并纠正仰卧位低血压综合征。

(二)麻醉方法选择

目前临床上比较常用的剖宫产手术的麻醉方式包括:硬膜外阻滞、脊麻、硬膜外/脊麻复合技术(腰-硬联合麻醉)、全身麻醉。近年来以 Apgar 评分法为主,结合母儿血气分析、酸碱平衡和新生儿神经行为测验等作为依据评价各种麻醉方法对新生儿的影响,多数认为脊麻,硬膜外阻滞与全麻之间无统计学差异。但是剖宫产手术的麻醉如无禁忌证主张常规选用椎管内麻醉。

1.硬膜外阻滞 硬膜外阻滞为国内外施行剖宫产术的首选麻醉方法。止痛效果可靠,麻醉平面和血压的控制较容易,宫缩无明显抑制,腹壁肌肉松弛,对胎儿呼吸循环无抑制。硬膜外阻滞用于剖宫产术,穿刺点多选用 $L_{3\sim4}$ 或 $L_{2\sim3}$ 间隙,向头或向尾侧置管 3cm。麻醉药可选用 1.5%～2%利多卡因、0.5%布比卡因或 0.75%罗哌卡因。局麻药加肾上腺素目前尚存在争议。由于产妇腹腔压力增高,下腔静脉受压导致硬膜外静脉扩张,蛛网膜下间隙变窄,阻滞使用的局麻药剂量略小于普通的妇女。

硬膜外阻滞的缺点为操作时间稍长,技术要求较高,偶尔平面扩散较慢,阻滞不全。为预防仰卧位低血压综合征,产妇最好采用左侧倾斜 30°体位,或垫高产妇右髋部,使之左侧倾斜 20°～30°,这样可减轻巨大子宫对腹后壁大血管的压迫。

2.脊麻 剖宫产手术选择脊麻也有诸多优点,该方法起效迅速,阻滞效果良好,并且由于局麻药使用剂量小,因而发生局麻药中毒的几率小,通过胎盘进入胎儿的剂量也相应减少。脊麻缺点包括麻醉时间有限,易发生低血压。在剖宫产施行脊麻时,常用的药物布比卡因。布比卡因的有效时间为 1.5～2h,和大多数剖宫产手术所需时间相当。增加脊麻用药量可以升高阻滞平面,但是超过 15mg 会显著增加引起并发症的危险,包括平面过高。罗哌卡因目前也可用于脊麻,常用的浓度为 0.5%～0.75%,单次给药 12～15mg。

3.硬膜外/脊麻复合技术 近年来已较普遍应用于剖宫产手术的麻醉。该技术既有脊麻用药量小,潜伏期短,效果确切的优点,又可继续用连续硬膜外阻滞的灵活性,还可用于术后镇痛的优点。由于脊麻穿刺针细(25G),前端为笔尖式,对硬脊膜损伤少,故脊麻后头痛的发生率大大减少。产妇脊麻用药量为非妊娠妇女的 2/3 即可达到满意的神经阻滞平面($T_8\sim S_5$)。

4.全身麻醉 全麻可消除产妇紧张恐惧心理,麻醉诱导迅速,低血压发生率低,能保持良好的通气,适用于精神高度紧张的产妇或合并精神病、凝血障碍、腰椎疾病或感染的产妇。其最大缺点为容易呕吐或反流而致误吸,甚至死亡。根据 ASA 产科麻醉指南,当产妇存在大出血的情况时,应优先考虑全身麻醉。麻醉前应仔细评估产妇的气道。

(1)预防全麻引起呕吐反流和误吸的措施包括:①禁食;②麻醉前常规肌注阿托品 0.5mg,或静注格隆溴铵 0.2mg,以增强食管括约肌张力,使用中和胃酸药,如雷尼替丁,同时应用甲氧氯普胺,可增强食管下段括约肌张力和增加胃蠕动,有利于胃排空;③如用琥珀胆碱快速诱导插管时,先给维库溴铵 1mg 或顺阿曲库铵以消除琥珀胆碱引起的肌颤;④诱导期避免面罩过度正压通气,面罩通气压力<20cmH$_2$O;⑤对饱胃者应插胃管排空胃内容物,必要时施行清醒气管内插管,确保导管套囊良好充气以防止呕吐误吸;施行环状软骨压迫以闭锁食管,压力应作用于正中线环状软骨处,要有适当压力,加压低不能起到封闭食管的作用。术后待产妇完全清醒后再拔除气管插管。

(2)全麻诱导和维持:以往常用硫喷妥钠(2~3mg/kg)、琥珀胆碱(1~1.5mg/kg)静脉注射,施行快速诱导插管,继以<1.0MAC 七氟烷或异氟烷维持浅麻醉。目前丙泊酚诱导较为常用,美国麻省总医院推荐产科全麻诱导药物为异丙酚 2.0~2.5mg/kg 与琥珀胆碱 1.0~1.5mg/kg 静脉注射。经典的快速诱导不用麻醉性镇痛药,因为阿片类药可能对新生儿产生呼吸抑制作用。一般在胎儿娩出后使用以加强镇痛。进行快速诱导气管插管时,琥珀胆碱的最佳剂量为 1~1.5mg。非去极化肌松药可选用罗库溴铵,0.6mg/kg 可在 1 分钟内进行气管插管。

第九章　五官科麻醉

第一节　眼科手术麻醉

一、眼科手术概述

【眼的解剖基础】

（一）神经阻滞的解剖基础

眶深度是视神经管前缘至眶下缘中点的距离,约为 26.0～55.0mm。眶上裂常在其中部且宽度最大,在其前部两侧缘逐渐汇合,可形成梭尖形、圆顶形或窄裂隙形的前端。眼与神经系统的解剖生理关系非常密切,球后麻醉一般采用眶下缘中外 1/3 交界处穿刺向眶尖方向进针的方法,常规进针深度为 25.0～35.0mm。眼神经阻滞是由眶上缘外侧(眶上裂前端前方)穿刺至眶上裂前部阻滞眼神经,一般进针36.0mm 以上即可达到眶上裂。如果眶上裂前端为窄裂隙形(宽 1～2mm),当穿刺针头达到眶上裂后仍不容易探触到眶上裂。筛前神经麻醉是在眶上内角处穿刺向后进针至筛前孔处阻滞筛前神经,筛前孔至眶内缘距离约为 15.6mm,可作为进针深度参考。眶下神经阻滞麻醉常用方法是由眶下孔向眶下管进针。

（二）眼肌及神经支配

眼肌有上直肌、下直肌、内直肌和外直肌,眼肌与其他骨骼肌不同,一个眼肌有数个神经肌接头,使用琥珀胆碱使眼肌痉挛性收缩持续时间较一般骨骼肌长。眼的神经是睫状长神经和睫状短神经,位于视神经外侧的睫状神经节内,形成神经丛后支配虹膜、睫状体、巩膜感觉,由三叉神经的眼支终末支睫状神经支配角膜感素,以及瞳孔开大肌、瞳孔括约肌和睫状肌的运动。动眼神经支配上直肌、下直肌、内直肌和下斜肌的运动。滑车神经支配上斜肌的运动。展神经支配眼外展肌的运动。面神经支配眼轮匝肌(眨眼动作)。在拇内收肌和眼裂肌群对比研究中,多数结果显示拇内收肌比眼轮匝肌和皱眉肌对非去极化肌肉松弛药更敏感。临床监测拇内收肌反应尚未完全恢复时,患者即可出现闭眼和皱眉的动作。因此,在进行眼部精细手术时,非去极化肌肉松弛药的用量要达到拇内收肌的 PTC＝1,才能防止眼球运动。

【眼心反射】

眼心反射(OCR)是由于眼部受到刺激引起的心动过缓,心律失常或心脏停搏。在眼科手术中牵拉眼外肌时,90％的患者可出现眼心反射,心律失常发生率可达 32％～82％。在儿童手术中发生率较高。因手术牵拉眼外肌、眼球操作、眼内压增高,最多发生于眼肌手术(斜视矫正),视网膜剥离修复及眼球摘除术,球后阻滞麻醉及球后出血时亦可诱发。眼心反射常见的心律失常为心动过缓,亦有出现房性期前收缩或室性期前收缩二联律、结性节律、房室传导阻滞甚至心脏停搏。只要持续存在相关刺激,心律失常可反复发生。导致眼心反射发生率增高的因素有:术前焦虑,麻醉减浅,缺氧,低血压和眼肌张力增高等。兴奋传入径路为:睫状神经节三叉神经的眼支-三叉神经节-第四脑室的三叉神经核。迷走神经是唯一的传出神经,因此眼心反射常同时伴有恶心、呕吐。

术中连续监测心电图,根据反射的严重程度进行治疗,如心动过缓或偶有异位节律而血压稳定可不需治疗,出现严重心律失常应暂停手术刺激,如不能自行消失则需静注抗胆碱能药(阿托品 15μg/kg),阿托品剂量不宜太大以免诱发快速心律失常。

【眼内压】

(一)正常眼内压

眼内压(IOP)是眼内容物对眼球角膜和巩膜产生的压力,巩膜无伸缩性,使眼球顺应性(弹性)差。眼内容积的细微变化可明显影响眼内压。正常眼内压波动在 10~20mmHg 范围内。眼内压取决于房水产生和排出的平衡,其影响因素有脉络膜血流量变化、玻璃体体积和眼外肌张力。眼内小梁阻止房水外流的阻力可能是保持眼内压于正常范围的因素,但其调控机制尚不明确。生理范围的动脉血压波动对眼内压的影响十分微弱,但持续性的高血压会导致眼内压增高,低血压的发生也会使眼内压明显下降。另一方面,静脉压的变化对眼内压会产生较大的影响。眼内小血管扭曲致静脉阻塞,可影响房水外流和吸收,增加了脉络膜血管容量,从而使眼内压增加。低氧血症通过舒张脉络膜血管使眼内压增加。脉络膜动脉在高碳酸血症时舒张,在低碳酸血症时收缩,从而调节眼容积和压力。下列因素使眼内压在正常范围内略有波动:体位,仰卧位时升高 1mmHg;昼夜节律变化,2~3mmHg;血压波动、低血压使眼内压降低,而高血压时眼内压增高 1~2mmHg;呼吸深吸气时眼内压降低达 5mmHg。

(二)房水循环与房水循环异常

房水是一种充满眼球前房和后房的澄清液体,总量约 0.3mL。房水主要由睫状体中睫状突毛细血管的非色素上皮细胞分泌产生,平均分泌速率约 2μl/min。房水通过扩散及分泌进入后房,越过瞳孔到达前房,再从前房的小梁网进入 Schlemm 管,然后通过集液管和房水静脉汇入巩膜表面的睫状前静脉,排入海绵窦及颈静脉,回流到血液循环。另有少部分从房角的睫状带经由葡萄膜巩膜途径引流和通过虹膜表面隐窝吸收。房水引流取决于流动的阻力和巩膜外静脉的压力。

眼内容积变化主要取决于房水及眼球血管(尤其是脉络膜血管),房水的生成与引流决定其容积。房水循环的改变可致眼内压增高,称为青光眼。房水引流通道的阻塞是青光眼常见原因,青光眼极少因房水生成异常增多所致。急性青光眼系因引流房水的前房角突然堵塞,常伴有前房角解剖学狭窄。慢性青光眼常隐性发病,尽管在疾病早期周边视野渐进性消失,但前房角仍保持开放同时小梁功能亦正常,慢性青光眼可能是先天性,有家族史或随年龄发病增多。眼内压剧增时有碍脉络膜和视网膜血供及角膜的代谢,可发生视网膜缺血和角膜透光度减退的危险。对重症闭角型青光眼控制眼内压尤其重要,眼内压增高时可使视盘血流减少导致失明。术中"眼球开放"时,前房压力与大气压相等,后房压力占优势,当二者压差过大,伴晶体屏障的破坏,可产生玻璃体挤出,甚至严重出血。

脉络膜血管构成眼内容可变异的重要部分,在眼球内的作用酷似颅内血管。如同后者一样,麻醉药通过颅内血管影响颅内压亦会左右眼内压。过度通气(低碳酸血症)引起脉络膜血管收缩并降低眼内压,通气不足(高碳酸血症)使脉络膜血管扩张并致眼内压增高。低氧血症使眼球血管扩张而增高眼内压。急性静脉淤血影响房水回流常引起眼内压剧增。中枢神经系统可通过改变眼外肌张力、内分泌激素水平及血流动力学状态影响眼内压。

(三)麻醉与眼内压

许多药物改变房水生成与引流进而影响眼内压,眼内压变化的程度又与给药途径和速度有关。

1.全身麻醉药　吸入麻醉与静脉麻醉药对眼内压作用迅速而明显。肌注、口服或直肠给药对眼内压影响较小。多数药物显示剂量与眼内压相关,药物起始效应最小,然后迅速呈线性出现平台效应,此时再增加剂量对眼内压影响减弱或不增强效应。

吸入麻醉药降低眼内压的机制包括减少房水产生,促进房水排出,中枢神经抑制及动脉血压降低。正常二氧化碳分压下异氟烷、七氟烷麻醉使眼内压降低约40%,用恩氟烷时降低约35%。氧化亚氮能使体内气泡体积增大,如果在存在眼内气泡的情况下使用了氧化亚氮,可导致眼内压极度升高以及视网膜中动脉闭塞而引起永久性失明。根据气体的类型,浓度还有体积的不同,眼内的气泡可能会存在2~3个月。因此,在使用氧化亚氮麻醉前,一定确保眼内气泡已经完全被吸收或者确保在玻璃体视网膜手术过程中气泡不会注入眼内。这需要在手术前、手术中与眼科医生密切沟通。

较深的吸入麻醉或硫喷妥钠麻醉,出现剂量相关的眼内压降低30%~40%。阿托品如静脉或眼内用药使瞳孔散大,眼内压升高,故青光眼患者不用。而阿托品常用剂量0.4mg肌注后,仅小剂量0.0004mg被眼内吸收,对闭角型青光眼眼内压影响不大。氯胺酮有中度以至明显增高眼内压作用,多数认为与其增高血压有关。氯胺酮会造成眼球和眼睑震颤,因此应谨慎应用于眼科手术中。在一些研究中发现,使用地西泮或哌替啶肌注,注射氯胺酮后成人的眼内压几乎没有变化。氯胺酮麻醉,有20%可发生不同程度呼吸抑制或低氧血症,麻醉过程中应吸氧,常规监测血氧饱和度,密切监测呼吸,在区域麻醉中这些监测很重要。

2.肌松药　在眼球开放处伤手术中应用琥珀胆碱一直是存在争议的。在眼部正常的手术中,使用琥珀胆碱诱导1~4分钟后常会使眼内压升高6~8mmHg。而气管插管会进一步增高眼内压。一般在操作结束后5~7分钟眼内压会降至正常。在开放性眼球损伤中,由于琥珀胆碱会使眼外肌痉挛收缩致眼内压升高,甚至可能致眼内容脱出,尽管眼内压升高的现象出现在肌肉痉挛之后,但琥珀胆碱的应用还是被认为会影响眼内容物。另一方面,琥珀胆碱会造成脉络膜血流增加,中心静脉压升高,房水流出阻力增高。预先用适量非去极化肌松药,辅用地西泮和利多卡因不能完全消除琥珀胆碱增高眼内压的反应。尽管如此,对眼球穿透伤预先用非去极化肌松药的患者,未见有应用琥珀胆碱引起玻璃体脱出的报告,眼球穿透伤患者麻醉诱导中是否用琥珀胆碱尚有争议。总的说来,对眼球穿透伤与青光眼应忌用琥珀胆碱。

非去极化肌松药阻滞眼外肌张力使眼内压降低,对眼穿透伤患者气管内麻醉前经评估无气道困难可能时,可单选中短效非去极化肌松药。

情绪激动、屏气或在全麻诱导不平稳时都使球内静脉淤血而增高眼内压,咳嗽、恶心呕吐、Valsalva 试验(压迫颈内静脉)或激动可使眼内压增高至 30～40mmHg。

3.麻醉操作　麻醉面罩或手指压迫、眼眶肿瘤等外力压迫、眼外肌牵拉或球后出血等亦使眼内压增高。置入喉镜和气管插管会对眼内压产生较大的影响。在眼部正常的手术中,该操作约可使眼内压瞬间增高 10～15mmHg,合并琥珀胆碱眼内压会进一步升高。在术前预防性应用硝苯地平,或加深麻醉可以减弱气管插管对眼内压的升高作用。

应用喉罩在置管和拔管时对眼内压变化较气管插管和拔管时影响小,但对头面部的眼科手术喉罩控制气道并不妥善。用纤维支气管镜经喉罩观察,9％的患者可清晰地发现食管开放,提示麻醉过程有胃内容反流可能,而且眼部手术开始后麻醉医师不易对呼吸道进行管理。故对眼科手术,特别是急诊饱胃的患者不主张采用喉罩。

动脉血二氧化碳分压对眼内压有很大影响,过度通气造成低碳酸血症,通过影响脉络膜血流使眼内压降低。

4.手术操作　当眼球开放伤时,眼内压会降低,甚至降到大气压力水平。这时需要关注的是脉络膜和玻璃体的相对体积。如果在眼球开放时该体积增加,那玻璃体有可能损毁。但外界对眼球的压力导致玻璃体变形亦会导致眼内压增加。注意眼科手术中,开放眼球过程应避免眼内压升高。眼内压极低时又妨碍白内障手术时人工晶体植入,对角膜移植手术操作亦产生困难,所以维持正常的眼内压在眼科手术中很重要。

【眼科用药的全身作用】

眼科局部用药,药物经眼结膜吸收缓慢,但经鼻泪管以至鼻黏膜表面吸收犹如静脉用药会更快出现作用。麻醉医师应了解围术期眼科用药药理特点,尤其是全身作用和不良反应,术中行相应的监测和治疗。

围术期眼科局部运用扩瞳药如去氧肾上腺素、肾上腺素、β肾上腺素能拮抗药如噻吗心安、α₂ 肾上腺素能激动药如阿泊拉、可乐定,抗胆碱酯酶药(如碘化二乙氧磷酰硫胆碱碘磷灵)、毒蕈碱激动药如阿托品与东莨菪碱、碳酸酐酶抑制药如乙酰唑胺等。药物经迅速吸收可很快出现相应的全身不良反应,可诱发心血管系统症状。

去氧肾上腺素扩瞳药浓度超过 5％时扩瞳作用不再增强,该药 10％ 1 滴含 5mg(100mg/mL ÷20 滴/mL)可引起严重并发症如心肌梗死,其他如高血压、反射性心动过缓及心律失常。

局部用 2％肾上腺素可减少房水分泌并改善其引流,降低开角型青光眼眼内压。1 滴溶液含肾上腺素 0.5～1.0mg,吸收后引起高血压、心动过速、室性期前收缩和面色苍白。

β肾上腺素能拮抗药噻吗心安减少房水分泌,不影响瞳孔大小,患者可感头晕目眩、疲乏、定向障碍,对中枢神经系统有抑制作用。因β受体阻滞作用引起心血管功能失调,包括心动过缓、心悸、心脏传导阻滞及心衰。个别有加重哮喘作用。尤需注意有用于新生儿引起呼吸暂停的报道。

阿泊拉、可乐定用于治疗青光眼使房水分泌减少改善引流,吸收后全身作用有明显镇静及嗜睡,长期用药可能发生高血压反跳。

碘磷灵是长效抗胆碱酯酶药,用于治疗青光眼,使瞳孔缩小促进房水引流,作用持续达

4～6周,停药后三周血浆胆碱酯酶活力仅维持正常值的50%。如使用琥珀胆碱可致相对过量,作用时间延长2～3倍。酯类局麻药(普鲁卡因、氯普鲁卡因)亦使肌松药作用明显延长,宜选用酰胺类局麻药(利多卡因、布比卡因、哕哌卡因)。

毒蕈碱激动药有长效扩瞳作用。1%阿托品1滴含0.2～0.5mg;0.5%东莨菪碱1滴含0.2mg,对小儿及老年患者都可出现全身症状,如心动过速、面色潮红、口渴及皮肤干燥。东莨菪碱可使老年患者出现激动不安。

碳酸酐酶抑制药乙酰醋胺干扰房水生成、降低眼内压,静注3分钟起效,20～30分钟达最大效应,持续5～6小时,除了可致代谢性酸中毒及排钠、排钾外,长时期用药可发生消化不良,对肾脏疾病,脱水及血钠、钾失衡患者应慎用或忌用。

控制眼科局部用药浓度与剂量,眼内给药后压迫眼内眦阻止药液进入鼻泪管,可减少鼻黏膜对药物的吸收,预防眼内用药所致的全身不良反应。

二、眼科手术的麻醉处理

【麻醉前准备】

(一)术前访视

眼科手术患者年龄分布有两个极端,成人以60岁以上老年白内障患者为主,随社会老龄化80岁以上高龄患者亦趋增多,由于老年组常伴各种系统性疾病:高血压、冠心病、糖尿病、慢性阻塞性肺部疾患、关节炎、骨质疏松、脑血管病、帕金森病、老年痴呆症、肾功能不全、前列腺肥大及肝脏疾患,心血管病与糖尿病常需长期治疗,因高龄及视力障碍又使有关系统性疾病未能实施正规治疗,全身情况不佳,给手术麻醉增加了风险。小儿组以婴幼儿先天性白内障及青光眼为主。不少婴幼儿先天性眼病常伴其他系统性先天性畸形,先天性心脏病发病率高,先天性斜视时肌病发病率增高,亦易发生恶性高热。这两组患者的并存疾病无疑都要求麻醉医师在手术前对病情认真评估,制定个体的麻醉方案。

术前评估应包括:了解眼病诊断、内科系统疾病史、化验、检查资料,不能自理的老年人和小儿,其家属常能补充提供更完善资料。对并存症应评估病情是否处于最稳定状态以及近期药疗剂量与用法,将患者手术前情况调节到尽可能佳的状态,如血压、血糖、电解质等。注意糖尿病患者控制血糖,避免严重高血糖或低血糖。收缩压大于180mmHg和(或)舒张压大于110mmHg的高血压患者,建议延迟择期手术。口服抗血小板或抗凝药物,如阿司匹林、华法林等的患者,应该根据患者的具体情况来决定是否停药。对非住院手术患者可记录术前评估、围术期和术前用药;根据患者情况和麻醉方法的不同补充相应检查项目,如心电图、胸部X线片、肺功能、心脏超声等。有高危系统性疾病但又必须接受眼科手术患者,充分评估心肺功能,术前对家属详细阐述可能发生的高危或意外情况,如心衰、心肌梗死、严重心律失常等。同时应取得患者理解和配合;根据术前评估决定术中监测和麻醉处理方案。

(二)麻醉前用药

用药目的是镇静、镇吐、减少分泌和稳定眼内压,根据患者病情、年龄、体重决定用药并辅用必要的内科药物。

阿托品、东莨菪碱和格隆溴铵都可减少呼吸道分泌,有镇吐作用。阿托品并有防治眼心反射效果。斜视手术等术后恶心呕吐发生率高,呕吐又影响眼内压,对眼内手术中及术毕不利,东莨菪碱不宜用于老年患者。吩噻嗪类药和氟哌利多神经安定类药有镇静镇吐作用,氟哌利多、甲氧氯普胺还可用于治疗术后恶心呕吐。术前用药选择应权衡药理作用利弊得失,如吗啡、哌替啶有镇静作用,但尤其对女性易致恶心呕吐,对眼科手术不利,宜与镇吐药辅用,非住院手术患者应忌用该镇痛药。青光眼术前滴注 20% 甘露醇可减少房水生成并降低眼内压。

【麻醉选择和处理】

眼科手术根据患者年龄、心理状态(合作程度及对手术和麻醉的焦虑)、手术特点、住院或非住院手术分别选用区域阻滞麻醉或全麻。按惯例局麻都由手术医师实施,即使在麻醉技术设施较好的综合性医院及眼科中心,对成年人而言局麻是眼科手术首选方法。

(一)区域阻滞麻醉

区域阻滞麻醉分为结膜囊表面麻醉和球后神经阻滞两种。

1.结膜囊表面麻醉　滴注法表面麻醉用 1% 丁卡因、0.75% 布比卡因或 4% 利多卡因。每 5～10 分钟结膜囊滴注 1 次,共 3 次,必要时辅用 1% 利多卡因 1～2mL 结膜下注射。

2.球后神经阻滞

(1)方法:注射法局麻已成为老年多发病-白内障手术(白内障超声乳化摘除及人工晶体植入术)的主选方法。球后阻滞是将总量大于 10～12mL 的局麻药(2% 利多卡因＋0.5% 或 0.75% 布比卡因 1:1 混合液＋1:200000 肾上腺素＋5μ/mL 透明质酸酶)注入球后锥形眼眶内。通过 CT 研究观察局麻穿刺针定位及局麻药扩散范围,在眼球固定向前凝视位经颞下球后穿刺注药(用专用短斜面 25G 长 36mm 眼科局麻针),局麻药扩散至球后及球周围间隙并向前可进入眼睑,球后阻滞可麻痹第Ⅲ、Ⅳ及Ⅵ脑神经。睫状神经节及睫状神经、眼外肌均同时阻滞。

在视神经眼眶入口处硬膜分为二层,壁层硬膜融合为(眼)眶骨膜,脏层硬膜披覆视神经成为视神经鞘向前延续为 Tenon 包膜。因此球后阻滞注药部位介于眶尖(锥形眼眶的顶部)和眶隔(沿整个眶缘附着的纤维膜,与上睑的提上睑肌和下眼睑的睑板相连)二者之间,实质是眶硬膜外阻滞麻醉。球后阻滞只需局麻针超过眼球中纬线(相当于眼球赤道线),局麻药就能直接浸润到球后间隙,达到足够的眼科手术麻醉要求,注药后 10 分钟出现麻醉作用,少数患者(约 10%)可能需重复注药阻滞一次。

(2)并发症:如熟悉解剖与麻醉方法谨慎操作球后阻滞并发症罕见,但可能出现严重并发症如:眼心反射、巩膜穿孔、眼球刺破、视神经损伤、球后血肿、局麻药误入脑脊液阻滞脑干(球后呼吸暂停综合征),后者需急救支持呼吸循环至麻醉作用消失。对解剖异常的眼球应特别警惕,如眼轴长度大于 26～27mm 的近视眼。在眼球后麻醉期间,麻醉药进入上颌窦可以是自然的、医源性或外伤缺陷性的。眼球后麻醉并发症可能是严重的甚至是致命的。所以,出现问题应及时发现并积极治疗,避免产生不良后果。文献记述眼球后麻醉引起的中枢神经系统并发症,可能导致精神状态的变化,以及颤抖、呼吸暂停、癫痫发作、昏迷、恶心、呕吐,甚至心跳呼吸骤停。根据报道,眼球后麻醉引起呼吸停止的发病率在 0.09%～0.79%,或占更高的比例。脑干阻滞的发病率在 1:350 和 1:500。大多数情况下,中枢神经系统并发症的发病机制认为是麻醉药的直接扩散;但在某些情况下,发生的原因可能是麻醉药误入血管内,特别是注药几秒后相关症状立即出现。

解剖学与放射学的研究表明,在眼球后麻醉期间,麻醉药可沿硬膜外下腔扩散到视神经中枢。有个案报道,患者麻醉后在脑脊液中发现麻醉药的代谢产物。眼球后麻醉的 $2\sim40$ 分钟出现相关症状,严重的并发症是无可预计的,所以,缓慢注药,注药前回抽,生命体征的维持与监测是必要的。

(二)麻醉监控镇静的管理

麻醉监控镇静(MAC)是指患者接受局部麻醉或无局部麻醉的情况下,由麻醉医生对患者进行镇静、镇痛并对其进行生命体征监测。MAC 对眼科手术极为有效。眼科手术特点和非住院手术的麻醉对质量和效率已成为首要问题,对此麻醉医师已探索出有效、快速、平稳、良好的麻醉用药方法,即可控、恢复迅速且不良反应少,并在严密监测下实施麻醉处理,为手术创造了良好的条件。

局部麻醉药神经阻滞操作时间短,但进针时的疼痛或作用欠佳时,可发生焦虑不安、心动过速及血压升高,有时可致其他并发症或意外。据 2217 例白内障序贯手术患者比较其全麻与区域阻滞麻醉死亡率与重大并发症发病率二者无明显差异。关键是根据患者的个体情况选择最适合的麻醉方法。局麻术中很少出现氧饱和度降低、血流动力学波动,术后恶心呕吐较少,术后有镇痛作用。全麻辅用局麻对眼科手术无明显应激反应。但对有严重心肺疾患的患者,应尽可能避免采用全麻,这些患者更易发生术后恶心呕吐,可考虑选择"监测下的麻醉处理"。监测下的麻醉处理的首要目的是镇痛、镇静并稳定血流动力学,使患者安静不动。

监测下的麻醉处理选用镇痛、镇静、抗焦虑药以及催眠剂量的丙泊酚,使患者安静嗜睡,全程(以至苏醒)监测心电图、无创血压、动脉血氧饱和度并吸氧。丙泊酚和短效阿片类药联合用药,可达到眼科手术监测下麻醉处理的要求。

瑞芬太尼(或芬太尼)镇痛时效短,血流动力学稳定,二者伍用使小剂量用药作用互补并避免不良反应,丙泊酚并有镇吐作用,同时拮抗阿片类药的恶心呕吐作用。通常停药后 10 分钟内可恢复至原有神志状态,撤离手术室时就可准备离院。亦适应非住院手术和连台手术要求。该方法因手术中未行气管插管,呼吸监测很重要,最好能利用一种非气管插管呼气末二氧化碳监测吸氧装置,在吸氧的同时监测呼末二氧化碳,可根据呼末二氧化碳曲线,及时发现呼吸抑制,该方法比血氧饱和度监测更早反映呼吸抑制情况。

(三)全身麻醉

1.全身麻醉 适应证包括:①婴幼儿及不能合作的小儿手术;②成人长时间视网膜手术(大于 $3\sim4h$);③不能合作(智力障碍)或运动障碍患者(震颤、帕金森综合征);④不能平卧的患者;⑤要求眼肌完全松弛制动的手术;⑥颌面损伤伴眼球穿透伤不能实施区域阻滞的患者;⑦深度近视(眼球前后径增大),凝血障碍等。

2.选择气管插管 全身麻醉时,需关注老年患者并存心肺疾病,肝肾功能下降,应选择对循环和肝肾功能影响小的麻醉药,如咪达唑仑、芬太尼、依托咪酯、丙泊酚、顺阿曲库铵,吸入麻醉药异氟烷和七氟烷均能降低眼内压,也是麻醉维持的选择药物。麻醉维持中如常规辅用区域阻滞麻醉,则可以减少全麻药的用量,又可起到手术后镇痛的效果。丙泊酚可明显降低术后恶心呕吐发生率。右旋美托嘧啶(DEX)是一种新型的高选择性 α_2 肾上腺素能受体激动剂,可产生剂量依赖性的镇静、镇痛和抗焦虑作用。因其具有稳定血流动力学、抑制交感神经和减少麻醉剂与阿片类药量的作用,已在临床实践中显示出一定的优越性和应用价值。不给予负荷剂量持续输注右美托咪定可避免循环波动,尤其适合危重或老年患者,但对血压偏低、心率偏慢的患者应慎用。眼内及显微手术时即使发生轻微活动或躁动可能发生眼内组织损伤的灾难性后果,所以应维持良好的肌松,有条件时监测肌肉松弛药的阻滞效果,维持 PTC 为零的较深肌松状态。眼科全麻手术应在适当深麻醉条件下拔管,所谓适当深麻醉指患者在清醒前即予拔除气管导管。应避免用传统拔管术——全麻减浅、吸痰诱发呛咳、挣扎、苏醒、完成拔管,该过程增加眼内压,甚至诱发眼内解剖异位影响手术效果。吸痰应在肌松药作用未消失时进行,在肌松作用消失后,自主呼吸恢复,潮气量、呼吸频率接近正常,血氧饱和度在脱机状态下能维持正常范围,维持一定深度的镇静镇痛,在平静状态下拔管,避免吸痰拔管引起的挣扎、呛咳反应,对循环的干扰小。"适当深度麻醉"时患者处于记忆缺失、镇痛及镇静状态,胸腹式呼吸慢而规律,此时拔管对气管刺激反应最小,因气管反射未恢复,应警惕有误吸可能,拔管后应在麻醉恢复室继续严密监测生命体征,直至患者意识完全清醒,方可送回病房。对饱腹的急诊患者不宜选择"适当深度麻醉拔管术"。

三、常见眼科手术的麻醉

【开放性眼外伤】

开放性眼外伤的患者多伴有饱胃,因此反流误吸的风险增加。建议使用快速顺序诱导或改良的快速顺序诱导来实施麻醉。但要注意喉镜和插管时的心血管抑制和眼心反射。拔管时宜保持患者侧卧位,尽量清醒拔管,但围术期应避免眼内压突然升高,以免眼内容物膨出造成失明。小儿以及因颌面损伤伴眼球穿透伤不能实施区域阻滞的患者需实施全麻。全麻诱导气管插管和术毕拔管可能发生呕吐、反流误吸意外,全麻处理不当使眼内压升高,可能导致眼内容玻璃体脱位的危险。应警惕有无其他重要脏器损伤。全麻宜选快诱导气管内插管,尽管琥珀胆碱辅助气管插管暴露满意,但使眼内压与胃内压增高。对眼球穿透伤避免使用琥珀胆碱,为此可先用非去极化肌松药预处理方案,再用琥珀胆碱不引起眼内压升高,适用于眼球穿透伤/饱胃急诊手术并为麻醉界普遍接受并认可,此后未见有因该预处理方案引起眼内容脱位的有关报道。非去极化肌松药起效快速的罗库溴铵是较理想药物,剂量 1.2mg/kg 静注后约 1 分钟(0.6mg/kg 药后约需 60~90s)可供插管,不增高眼内压,缺点是该剂量肌松作用维持时间长,约 45~60 分钟。

【斜视手术】

斜视手术患者发生恶性高热的风险以及术后恶心呕吐的发生率增加,术中容易发生眼心反射。多数斜视患者会合并其他先天性疾病。避免使用氯琥珀胆碱。非去极化肌松药,不会诱发恶性高热,更适用于这类患儿的麻醉。

【白内障和青光眼手术麻醉】

(一)白内障摘除术麻醉

患者常合并心血管疾病、糖尿病以及肺部疾病等其他疾病。小儿多为先天性白内障,术中可能发生眼心反射,应注意监测血压、心率,并酌情给予相应处理。白内障摘除术时间短和微创,多数在球后神经阻滞下完成,但老年心血管疾病等患者术中应吸氧并加强监测。对于先天性白内障的小儿或不能合作的患者,可以选择全身麻醉。

(二)青光眼手术患者麻醉

青光眼分为开角型(慢性)和闭角型(急性),后者需急症手术,开放房角,降低IOP,挽救病眼视力。围术期需用降低眼内压药物。处理要点:围术期持续缩瞳,避免静脉充血,警惕抗青光眼的药物和麻醉药物之间的相互作用。避免咳嗽,恶心呕吐。一般剂量阿托品因瞳孔扩大对开角型和闭角型青光眼IOP影响较小,但东莨菪碱作用较阿托品强,闭角型青光眼患者不可使用。禁用肾上腺素、胆碱能阻滞药、氯胺酮、琥珀胆碱和安定类镇静药。

【视网膜手术】

视网膜手术通常时间较长,可以在局麻或全麻下完成。可能诱发眼心反射,应立即停止手术刺激直到患者心率恢复正常。可以使用阿托品或格隆溴铵抑制迷走反射。全麻过程中使用氧化亚氮,应在眼球注气前15~20分钟,停止吸入。如果没有及时停用,氧化亚氮可快速进入六氟化硫气泡,眼球内气体小泡会迅速膨胀,增加IOP;同样停用后,氧化亚氮快速地弥散出六氟化硫气泡,导致气体小泡快速缩小而失去支撑视网膜的作用。一般气泡在眼内存留时间为10~28天不等,这段时间内如要进行全麻仍应避免使用氧化亚氮。手术过程应控制好IOP,以免产生脉络膜出血等并发症。

【小儿眼科手术麻醉】

小儿最常施行的眼科手术包括眼附属器(斜视、睑下垂)、眼前段(急性异物)手术。除手术外,还有各种常需反复进行的检查,如测眼内压、眼科检查等。小儿年龄不应作为手术禁忌证,有手术指征时都应根据小儿年龄、解剖、生理、病理特点选择麻醉方法和麻醉用药。

(一)麻醉前准备

1.麻醉前访视　应向最了解小儿体质、喂养、过去史的家属获取有关病史。特别注意小儿体质情况,有些眼病是少见的先天性综合征并发多种畸形,如斜视手术眼心反射及恶性高热发生率增高(后者小儿1:15000,成人1:50000)。Lowe眼脑肾综合征可与白内障或青光眼并存,肾损害后可致水电解质紊乱和药物排泄障碍。先天性白内障可与先天性心脏病并发。访视时尤需全面收集多项资料或建议补充特殊检查。特别注意的是,小儿手术前应避免上呼吸道感染,哪怕是卡他症状,也不可小视。因为小儿呼吸道的解剖特点,少量的分泌物也会导致麻醉后呼吸道阻塞。特别是不作气管插管的静脉或肌内注射麻醉,更易发生呼吸道不通畅,血氧饱和度下降,如处理不及时,导致生命危险。

2.禁饮禁食　小儿禁食的时间:在麻醉诱导前2~3小时,可饮用清液体;母乳禁食4小时;奶制品禁食6小时;固体食物禁食8小时。应尽量避免由于长时间禁食带来的不利影响。小儿禁食的时间与年龄、体重、营养状况有关。

（二）麻醉前用药

抗胆碱能药：阿托品 $20\mu g/kg$，口服、静注、肌注都不影响血药浓度。镇静药：咪达唑仑口服糖浆溶液，国内某医院采用咪达唑仑针剂和甜味糖浆混合液作为手术前口服用药，常用剂量 $0.25\sim0.5mg/kg$，最大剂量为 $15mg$，达到很好的镇静效果，小儿也容易接受。氯胺酮 $3\sim5mg/kg$ 但应注意氯胺酮可升高眼内压的影响。

（三）麻醉方法和管理

与头部手术一样，小儿的头侧交给了眼科医生，所以麻醉医师应根据手术时间的长短、呼吸道是否能有效的控制选择麻醉方法。无论选择何种麻醉方法，麻醉前都应仔细检查麻醉机呼吸回路、气源、吸引设备、监测仪器并设定报警上下限及报警音量。准备气管插管用具。

1.对短时间小手术不需气管插管　可选用氯胺酮静脉 $1\sim2mg/kg$ 或肌注 $4\sim6mg/kg$，联合咪达唑仑 $0.05\sim0.1mg/kg$。注意氯胺酮可致呼吸道分泌物增加，术前用药应常规使用阿托品。虽然氯胺酮有轻微升高眼内压的作用，但在临床工作中，小儿眼部手术仍在应用，必须在用药前了解患儿眼内压的情况并与眼科医生沟通，注意眼内压的轻微变化是否对手术有影响。手术中要保持呼吸道通畅。监测脉搏血氧饱和度、血压，常规吸氧。因未行气管插管，呼吸道的管理很重要，可采用非气管插管 $P_{ET}CO_2$ 监测吸氧装置，在吸氧的同时监测呼末二氧化碳，根据呼末二氧化碳曲线，可及时发现呼吸的变化，该方法比血氧饱和度监测更早反映呼吸抑制情况。这对小儿不插管的麻醉更有价值。

2.时间较长的手术考虑气管插管全麻　在一般的小儿麻醉均会选择氯胺酮，因其有眼内压增高的作用，较长时间的眼科手术慎重选择。麻醉诱导可选用咪达唑仑 $0.2\sim0.3mg/kg$、芬太尼 $2\sim3\mu g/kg$、肌松药罗库溴铵 $0.6\sim1.2mg/kg$ 行气管插管，也可采取复合吸入七氟烷完成诱导。麻醉维持可用静吸复合麻醉。3 岁以上小儿可用丙泊酚诱导 $2mg/kg$，$12\sim18mg/(kg \cdot h)$ 维持。小儿七氟烷麻醉中注射右美托咪定 $0.5\mu g/kg$（输注时间大于 $10min$），可明显减少麻醉后躁动及麻醉苏醒期间的血流动力学变化，并不增加不良反应。右美托咪定具有镇静、镇痛和抗焦虑作用，麻醉中应用可减少麻醉性镇静药的用量，没有呼吸抑制作用。全麻手术常规辅用球后阻滞为主的区域麻醉，可减少全麻药用量。小儿手术中应输注含糖平衡液每 $4\sim5mL/(kg \cdot h)$。

压力调节容量控制模式（PRVC）适用于没有自主呼吸的婴幼儿患者，小儿潮气量一般为 $5\sim7mL/kg$，呼吸频率 $30\sim40$ 次/分。通气量儿童为 $120\sim130mL/kg$，婴儿为 $130\sim150mL/kg$。通气量还应以呼气末二氧化碳在正常范围进行适当调节。

注意固定好气管导管，检查导管与麻醉机的各连接口是否接紧，防止脱落。手术中监测心电图、无创血压、动脉血氧饱和度、呼气末二氧化碳分压、直肠或鼻咽温度、避免低氧血症、高碳酸血症，以尽量减少眼内血管容量的变化对眼内压的影响。如果手术时间长，还应监测尿量。

3.术后管理　眼科手术应避免拔管时的呛咳导致眼内压增高，所以应注意：①拔管指征：肌松药作用消失（可以应用新斯的明与阿托品拮抗非去极化肌松药的作用，不会引起眼内压增高），自主呼吸恢复，潮气量接近正常，吸氧浓度降低的情况下，血氧饱和度维持正常，在"适当深度麻醉"状态下拔管。②恶心呕吐的处理：3 岁以下患儿恶心、呕吐发生率较高。吸入麻醉药是发生恶心呕吐的高危因素，丙泊酚的使用则可有效降低术后恶心呕吐。还可使用药物预防恶心呕吐的发生,氟哌利多有很好的止吐作用,但使非住院手术小儿离院时间可能延迟。③镇痛:充分的镇痛对于控制眼内压和预防出血也是很重要的。④恢复摄食:完全苏醒可以少量饮水,2h后可进少量易消化的食物。根据恶心呕吐的情况决定是否停止输液,一般在第一次进食后方可停止输液。

【手术室外操作和日间手术麻醉】

理想的手术室外操作和日间手术麻醉应具备以下特点:①手术时间短,1h以内;②麻醉过程平稳;③手术后患儿恢复快而完全;④无麻醉后并发症;⑤很好的术后镇痛。对于一些小儿有时不能很好地配合眼部的检查,如眼内压测定、眼部拆线等,需要在麻醉下完成。日间手术多数患儿往往手术当日才到医院,需进行必要的麻醉前评估,了解既往病史,发育情况,特别要向家属说明小儿麻醉前禁食的重要性。大多数手术室外操作仅需适当镇静就可,但有时手术时间延长或刺激加大,术中需加深麻醉,所以不论手术时间长短,均需准备必要的抢救药物和设备,如氧气、吸引器、面罩、人工呼吸器、插管用具、血氧饱和度监测仪等。咪达唑仑、氯胺酮、丙泊酚都是可选的麻醉药物。麻醉结束小儿离院时的状况也应关注,小儿应完全清醒方可离院,并向家属交代相关注意事项,如要避免呕吐、发生呕吐时的体位及可进食的时间等。

【其他眼科手术麻醉】

(一)角膜移植手术

角膜移植手术分为全层和板层角膜移植,仰卧位手术时间较长。成人合作患者可在局麻下完成。紧张不能耐受长时间手术或有咳嗽症状以及小儿应实施喉罩通气全身麻醉。

(二)眼肿瘤手术

良性肿瘤可在局麻或麻醉监控镇静的管理下完成。复杂及小儿眼肿瘤手术需实施全身麻醉。恶性脉络膜黑色素瘤在全麻下进行手术,估计手术出血多,必要时行控制性降压。术中严格制动,维持血流动力学稳定确保手术顺利完成。

四、眼科手术的并发症

【眼科手术的并发症】

(一)出血

多发生于既往有血管疾病的患者。预防出血的措施包括:高血压患者术前应经过内科的正规治疗并将血压控制在理想状态;需行局部神经阻滞的患者,应尽量选择球周神经阻滞;对需行球后神经阻滞的患者,应在穿刺后手指压迫眼球一段时间;术中避免患者眼球的活动。

(二)眼球穿孔

多见于高度近视、既往有视网膜粘连,或眼眶狭窄凹陷的患者。

(三)视神经损伤

多是由于视网膜中央动脉阻塞引起,IOP升高压迫视网膜,是造成视网膜中央动脉阻塞的常见原因。早期发现和及时治疗是关键,包括静脉给予乙酰唑胺、呋塞米、甘露醇、激素类药物,或经视神经外科减压等。

（四）麻醉过程中的眼损伤

主要表现为术后眼痛。暴露在外的角膜特别容易磨损。可采用涂抹眼膏,麻醉中用胶带闭合眼睑,麻醉苏醒期不让患者揉眼等措施以减少角膜磨损。急性青光眼可能由于散瞳药物的使用造成。当患者俯卧,外在压力作用于眼球时易引起缺血性眼损伤。手术及麻醉过程中使用合适的头圈以避免外来压力对眼球的压迫。眼科手术过程中患者意外的活动多由于咳嗽或对气管导管的反应所引起,易造成眼的损伤。

【非眼科手术的眼部并发症】

围术期视力丧失是一种罕见的、潜在性的和灾难性的并发症。

（一）肾移植后眼部并发症

主要与年龄、引起肾衰竭的原发病、体内毒性物质的长期累积及激素和免疫抑制剂的长期应用有关。血液透析可造成自发性脉络膜上腔出血造成眼压的急性升高,由于慢性肾衰竭患者需长期血液透析,一旦存在浅前房和房角窄等解剖特点,每次透析后均可能出现眼压升高。肾移植后患者可发生开角型青光眼。

（二）俯卧位的眼部并发症

脊柱手术和颅后窝患者因手术需要常被安置于俯卧位,因摆放不当或忽视对患者眼部的保护,术后常引起眼部并发症。应正确放置头架,并注意术中体位,用海绵垫条保护,避免压迫眼球和摩擦误伤眼部。危险因素可能与作用于眼球直接压力,导致眼内压的升高,超过了视网膜的灌注压有关。另外,高血压、糖尿病、神经外科手术时间、麻醉药品的肌肉松弛作用等均可能导致脊柱外科手术患者术后出现眼部并发症甚至失明。

（三）鼻窦内镜手术眼部并发症

发生率为 $5.7\%\sim6.5\%$,其中大部分为眼部并发症,包括纸样板损伤、内直肌损伤、鼻泪管损伤、眼眶血肿、视力丧失等。错误辨认解剖结构或术中出血较多,术野不清楚,操作时带有一定盲目性,容易导致并发症的发生。在内镜蝶窦手术时发生的视神经损伤,往往导致严重的后果;眼部并发症多为手术过程中的误伤所致,但有部分眼部并发症的发生,如中央眼动脉痉挛,可能与局部麻醉用药有关。局部麻醉用药不当造成眼部并发症的可能原因是:①在局部麻醉剂中加入过量的血管收缩剂,有可能造成眼部血管的痉挛;②局部麻醉剂中加入的血管收缩剂不足引起术中出血过多、视野不清导致手术误伤;③局部麻醉效果欠佳时,患者常因疼痛不能良好配合手术而造成误伤。因此,选择合适的麻醉方法对于眼部并发症的预防具有重要意义。

（四）麻醉手术后失明

1.暂时性失明　氯胺酮引起的暂时性失明虽较少见,且不留后遗症,但仍会给患者带来一些不良影响,有关其具体机制,目前尚无定论。有人认为与丘脑特异投射系统受抑制有关,氯胺酮选择性的直接作用于外侧膝状体,视辐射和皮质视觉区,而产生所谓的皮质盲。也有人认为应从微循环的角度来解释,可能与氯胺酮所致视网膜微动脉收缩,血细胞聚集,血液淤滞有关。这种情况可随着氯胺酮代谢排出,低血容量纠正或趋于正常后消失,患者视力亦随之恢复。因此,对于明确的青光眼或其他眼病史患者,应尽可能的选择其他的麻醉药和麻醉方法。

2.缺血性失明　文献报通,麻醉手术后可并发缺血性失明,主要原因为较长时间失血性低血压休克,使眼动脉血流灌注不足。另外也可由于体位使眼部受压,中心静脉压过高,以及体外循环后,眼中央静脉栓塞致失明。术后缺血性失明的预后较差,如缺血性视神经病变是脊柱手术后视力丧失的最常见原因,大部分患者是相对健康的。96%的病例失血量在 1000mL 以上、麻醉持续时间超过 6 小时。对接受长时间俯卧位脊柱手术以及心脏手术的患者,应在术前告知其视力丧失的风险。应提高警惕,加强防护。

第二节　耳鼻喉科手术麻醉

一、耳鼻喉科手术和麻醉的特点

【解剖特点】

1.咽喉部是吸入空气与摄入食物的共同通道,会厌到声带的感觉神经来自迷走神经的分支喉上神经,声带以下的感觉神经来自喉返神经。

2.由于耳鼻喉疾病本身及手术操作常可影响气道通畅,如血、分泌物、切除的组织碎片和咽喉部手术本身都可影响气道通畅。

3.耳鼻喉科手术时术者和麻醉医生经常要共享同一气道,且麻醉医生常距患者的头部较远,因此在未能控制气道之前,严禁贸然使用肌松剂,在病理情况未明确之前,不应做清醒盲探插管。

4.耳鼻喉手术时要仔细观察患者的血压、脉搏和呼吸等生命体征,同时进行血气分析、呼气末 CO_2、脉搏血氧饱和度和心电图的监测,使患者的安全更有保障。

【困难气道】

病变累及气道时,影响气道通畅,增加气管插管的困难。

1.已有气道梗阻的患者,如喉癌、会厌癌,患者在麻醉前即有明显呼吸困难时,不应给抑制呼吸的麻醉前用药,应在局麻下气管造口插管后再行全身麻醉。

2.气管内插管虽能防止误吸,但是应注意手术操作时头颈位置变化(如垂头位或抬头位)容易使气管导管折曲、阻塞、脱出声门或插入过深。因此,对气管导管要妥善固定。

3.如用无套囊导管时,需用纱条填塞导管周围防漏,有时血液及分泌物仍可能沿导管流入气管,在术中经胸部听诊监测或从螺纹管听取痰鸣声响,随时吸除血液及分泌物,手术结束时更应充分吸引,去除填塞纱条时要清点纱条数目,万一遗漏,拔管后可引起窒息。

4.鼻咽部纤维血管瘤有时呈分叶状,可有部分瘤组织脱落至咽喉部,应在拔管前用喉镜明视下检查咽喉部,清除异物确保气道通畅。

【术中出血的处理】

1.头颈部血运极其丰富,耳内及鼻咽部术野小,显露困难,操作深,不便止血,因此出血量较多。为减少出血可局部用肾上腺素,但在并用氟烷麻醉时,容易出现严重心律失常。

2.表面麻醉加肾上腺素引起心动过速时,可静脉注射普萘洛尔 0.008mg/kg,局部改用苯福林。另外,为减少手术出血可采取颈外动脉结扎或控制性低血压等方法。

3.如鼻咽纤维血管瘤手术时出血很多且急,控制性低血压可收到良好效果。中耳手术视野极小,特别是耳硬化症镫骨手术或手术切除镫骨换用修补物等。术野内极小量的出血也会影响手术操作。抬高头部可增加静脉回流,减少出血。现认为更满意的方法是行控制性降压。健康的年轻人的平均动脉压降到 8～10kPa,老年人至 10～12kPa 即可。

【颈动脉窦反射的预防】

在耳鼻喉科领域,进行颈外动脉结扎术、因恶性肿瘤施行颈廓清术、颈部淋巴结转移瘤摘除术,以及喉癌等手术,常因刺激颈动脉窦而引起颈动脉窦反射,出现血压急剧下降和心动过缓。该反射个体差异较大,老年人、动脉硬化的患者容易发生。甚至因结扎颈外动脉引起此反射,导致术后意识未恢复而死亡,应引起严密注意。一旦发生颈动脉窦反射可暂停手术,静脉注射阿托品或以局麻药阻滞颈动脉分叉部等处理。

二、常见耳鼻喉手术的麻醉处理

【耳手术】

耳部常行的手术是乳突切开术,鼓膜切开术或鼓室重建术。多为年轻,健康的患者。镫骨切除术常见于老年人,常在局麻下进行。显微耳科手术要求患者安静不动,选择静脉注射催眠药及短效的肌松药而不需要完全的肌松。吸入麻醉药具有良好的镇痛、镇静作用,并可产生一定程度的肌松。因术野狭小,即使一滴血也会使手术操作困难,头高 10°～15°体位、使用吸入麻醉药时实施控制性低压,可有效减少渗血。中耳及内耳手术时间长,应在全麻下进行。常用静吸复合全麻,对某些原因造成咽鼓管阻塞者应注意吸入氧化亚氮的浓度不超过 50%。在关闭中耳前应停止吸入氧化亚氮 15 分钟以上,并用空气冲洗耳腔。

【鼻和鼻窦手术】

慢性鼻窦炎行引流术的患者常为健康成人,可在局麻下进行。但要注意这样的患者通常有反应性气道疾病,使用某些可增加迷走神经兴奋性的药物可引起气管和支气管痉挛。恶性肿瘤的患者常伴有老年人其他系统的疾患,同时肿瘤可侵袭口腔和鼻腔,给全麻插管造成困难,必要时可行气管切开。鼻黏膜富含血管,术中出血量较大,且不易止血。头抬高 15°～20°,使用控制性降压有一定的帮助。还可向鼻黏膜滴用可卡因减少出血。鼻窦手术结束时必须去掉咽后壁填塞的纱布,应在彻底清理咽部,患者清醒,气道反射完全恢复后拔管。

【喉镜和支气管镜等检查的麻醉】

1.局部麻醉

(1)多数的声带息肉切除、声带活检、声带剥离和其他咽喉部的小手术可在局麻和表面麻醉下完成,可行喉上神经阻滞、舌咽神经阻滞和气管内注射局麻药。但要注意此部位黏膜的血管丰富,局麻药容易吸收入血,用量过大容易引起中毒。

(2)临床上常用支气管镜检查来诊断和治疗支气管和气管病变。在成人进行支气管镜检查时,一般表面麻醉即能满足检查要求。即使有呼吸困难,只要检查过程中尽快缩短操作时间,并给予适当供氧,亦能顺利完成。

2.全凭静脉麻醉　常用于气管内异物取出:小儿常发生气管内异物,由于小儿常不能很好配合,多采用全凭静脉麻醉,经硬纤支镜通气孔高频喷射通气维持氧供。

（1）手术中占用呼吸道，气道控制难度大。麻醉诱导前应充分给氧，完善表面麻醉，常用 1％丁卡因 1mL 环甲膜注射。

（2）氯胺酮有防止支气管痉挛作用又加深麻醉；异丙酚苏醒快，副作用小，均可酌情用于麻醉的诱导和维持。总之，麻醉不宜过浅，以利于放入支气管镜和减少心血管反应。

（3）在保留自主呼吸的情况下将支气管镜进入一侧肺或叶支气管后，将喷射通气的塑料导管接在支气管镜的侧孔持续给氧，此时应防止呛咳、屏气，同时严密监测 SPO_2、BP 和 ECG，若出现 SpO_2 下降、心率减慢，应迅速将支气管镜退到主气管供氧，待平稳后再重新插入。

（4）取异物时应"快、稳、化整为零"，尽量在气管镜下吸净深部气道分泌物，确认异物取出后将气管镜退至主气管吸氧，必要时换插气管导管，维持呼吸。由于机械刺激，术后较长时间呛咳，严重者影响通气，应给予持续吸氧。

（5）为防止小儿气管镜检后发生喉水肿，镜检结束后静脉注射地塞米松 5～10mg，并要密切观察、及时发现和处理喉水肿。

【扁桃体摘除术的麻醉】

扁桃体摘除术是耳鼻喉科常见的手术，手术虽小但出血和气道梗阻是对患者的严重威胁，应予以足够重视。

1.成人扁桃体摘除术　可在局部浸润麻醉下完成。因局部血运丰富，局麻药内应加入少许肾上腺素，但切勿注入血管内。局麻后喉反射受到抑制，因出血急剧、量多，也有发生误吸窒息的危险。因此，麻醉前用药必须减少剂量。成人全身麻醉机会较少。

2.小儿扁桃体摘除术

（1）如果腺体较大又无粘连，可采取挤切方法，挤切法速度快，但痛刺激强，患者难免恐惧。使用氯胺酮 0.2～0.3mg/kg 静脉注射可起到良好的镇痛作用。在此之前止吐药物如托烷司琼等可预防呕吐，术中应注意不要抑制保护性反射。

（2）若腺体小，粘连重时，必须在全麻下进行。应采取一般气管插管全身麻醉，导管以加强型气管导管为主，不易打折，易固定，麻醉多以静吸复合麻醉维持，也可选择全凭静脉麻醉。总之导管固定十分重要，因操作经常将导管拔出，所以要严密监测通气情况。

3.梗阻性睡眠呼吸暂停

（1）长期上呼吸道梗阻可引起缺氧，导致肺动脉高压。

（2）扁桃体切除术可治疗该症，以减少上呼吸道的梗阻。伴有这种综合征的成人常较肥胖，喉部软组织肥厚，增加了窥喉的困难。

（3）即使术前患者呼吸道通畅，也应考虑进行清醒插管。在特殊情况下可能要行气管造口，以彻底解除梗阻。

（4）小儿梗阻性睡眠呼吸暂停常同时伴有先天性疾病，如下颌骨发育不良（如 Pierre-Robin 或 Treacher-Collins 综合征），增加了维持气道通畅和插管的困难。

（5）气管导管易被开口器压住或扭曲，因此在放置开口器后要听呼吸音，观察气道峰压。在放置开口器时还可能发生脱管等意外。

（6）扁桃体切除中出血量较大，平均为 4mL/kg。必须认真进行监测，尤其是小儿。

（7）在手术结束时必须彻底清理喉部，拔管时患者应完全清醒。拔管后应将患者置于"扁桃体位"，即一侧头部低于臀部。这有利于血和分泌物从口腔引流，而不进入声门，引起气道梗阻和喉痉挛。

(8)扁桃体切除后的出血常是渗血不是快速出血。这些患者在发现出血前可能已吞入大量的血。行再次手术止血时可引起恶心呕吐、反流和误吸的发生。应选择清醒或快速插管，并有气管切开的准备。备好吸引器，随时清理咽喉部。患者麻醉后应插入胃管吸出胃内的血液或凝块，以减少术后恶心呕吐的发生。

【全喉或部分喉切除麻醉】

喉切除创伤大，范围广。部分患者伴有气道梗阻和喉解剖上的异常，给气管插管带来困难。全麻前先在局麻下气管造口，经造口气管插管，静吸复合麻醉，导管妥善固定，深浅应适宜，防止插入过深。术后更换气管造口专用导管。因这种导管不能与呼吸机相连，故必须拮抗残余肌松，自主呼吸恢复好，并吸尽周围的渗血和分泌物后行换管。

【阻塞性睡眠呼吸暂停综合征(OSAHS)麻醉】

阻塞性睡眠呼吸暂停综合征(OSAHS)指患者睡眠时周期性地出现部分或完全的上呼吸道梗阻，而部分的上呼吸道梗阻导致的低通气状态。由于此类患者围手术期潜在有发生上呼吸道梗阻的危险，且多伴有肥胖、高血压或心脏病，故不论所施行的手术是否与矫正OSAHS有关，该类患者应被列为麻醉的高危患者。

(一)OSAHS的病理生理

1.成人睡眠时由于肌肉松弛，舌后坠，可不同程度地使咽腔变窄。如果咽腔显著变窄，则吸气时因气流迅速通过腭垂、舌根和会厌，而产生鼾声和低通气状态。当咽腔壁肌肉完全失去张力时，咽腔塌陷，由于舌后坠，形成上呼吸道完全梗阻，出现虽用力通气、但无气流通过、无声音的窒息状态。

2.窒息时间如超过10秒，就将引起低氧和高碳酸血症。睡眠结构的紊乱和反复发生的憋醒可致中枢神经系统的损害及自主神经系统功能紊乱，造成深睡不足，白天困倦嗜睡，晨起头痛，记忆力减退，个性和认知改变。

3.睡眠时反复出现不同程度的低氧和高碳酸血症，可引起肺动脉高压、肺心病、高血压(晨起高血压、晚上临睡前血压较低，单纯的抗高血压药物疗效差，血压波动大)、心绞痛、心律失常，甚至夜间猝死。窒息时呼吸道负压增加，可引起轻度负压性肺水肿。缺氧刺激促红细胞生成素增高，可产生继发性红细胞增多症，使血液黏滞性增高，促发或加重血栓形成。

(二)OSAHS的诊断标准

1.在睡眠过程中，间断的上呼吸道部分或完全阻塞，周期性发生的睡眠觉醒和低氧血症、高碳酸血症，心血管功能紊乱，白天嗜睡。

具体定义：成人于7h的夜间睡眠过程中，在努力通气的情况下，如呼吸气流停止(较基线水平下降≥90%)，持续时间≥10秒/次；或者呼吸气流较基线水平下降≥30%，并伴有脉搏血氧饱和度(SpO_2)下降≥4%且持续时间≥10秒；或者呼吸气流较基线水平下降≥50%并伴有SpO_2下降≥3%或微觉醒，且持续时间≥10秒。当睡眠期间以上呼吸暂停和低通气每小时发作≥5次，即可以诊断OSAHS。

2.目前多以多导睡眠记录(PSG)的结果作为OSAHS的诊断金标准，尤其是其中的指标：

呼吸暂停-低通气指数(AHI),即睡眠中平均每小时呼吸暂停+低通气次数。

(三)OSAHS患者的术前准备

1.对OSAHS的严重性和其围手术期风险的评估　应根据临床印象(夜间打鼾、频繁体动、多次憋醒、白天嗜睡)和睡眠研究确定存在OSAHS的严重程度、致病原因,以及手术部位、创伤程度和术后镇痛等情况,来确定其围手术期风险,制定详细的麻醉、监测和术后镇痛方案。重度OSAHS患者接受手术,术后若需有效镇痛,必须明确告知患者、家属及手术医师,术后镇痛可能出现呼吸抑制,加重病情。

对于手术当日才进行的术前评估,并做出临床诊断或疑似的高危OSAHS患者,病情允许尽量推迟手术进行睡眠呼吸监测分析,以及接受必要的术前干预治疗。

2.困难气道的评估

(1)OSAHS患者围手术期的最主要危险:

1)麻醉诱导后:插管困难、通气困难,甚至不能维持有效通气。

2)拔管后:腭咽成形术后咽喉部水肿,立即出现呼吸道部分或完全梗阻。

3)术后镇痛:镇痛药和(或)镇静药可加重原有的OSAHS,导致严重缺氧和高碳酸血症、脑缺氧性损害,甚至死亡。

(2)麻醉前需对OSAHS患者评估:了解有无困难气道;有无颜面部畸形,如小下颌畸形、下颌后缩畸形、舌骨位置异常等;有无上呼吸道解剖异常,如口咽腔狭小、扁桃体腺样体肥大、舌体肥大等,并注意结合Mallampati分级、直接或间接喉镜检查、影像学检查等结果综合判断。

(3)麻醉前准备:

1)精心设计气道处理方案。

2)了解双侧鼻腔的通畅情况。

3)准备好相应的气道管理器具(经鼻异型气管导管、视频喉镜、纤维喉镜、喉罩、特殊气管插管设备、紧急气管切开装置等)。

4)术前会诊充分的解释,让患者理解和配合可能要在清醒镇静状态下完成气管内插管。

3.重要脏器功能评估　OSAHS患者病情越重,心、脑、肾等重要脏器受累的可能性与严重程度越大,围手术期的潜在危险也越大。应注意对心、脑血管系统(合并高血压、心律失常、冠心病及脑血管疾病等)、呼吸系统(呼吸储备功能下降,右心室肥厚、肺动脉高压等)和肾脏功能等受累的严重程度进行评估,同时进行相应的治疗,使受损器官达到较好的功能状态。

4.术前用药　OSAHS患者对各类中枢抑制药均较敏感,术前应慎用。成人麻醉前用药可考虑静脉注射东莨菪碱0.3mg或长托宁0.5mg。应在已做好气管插管准备后应用镇静剂(如咪达唑仑或右美托咪定),可给予小剂量且需密切监测SpO_2和通气状态。

(四)OSAHS患者的麻醉

1.OSAHS患者行非OSAHS相关的矫治术　若病情允许可首选区域阻滞(包括局部浸润、外周神经阻滞或椎管内阻滞)如需合并给予镇静药,应严密监测患者的通气和氧合状态。注意区域阻滞复合深度镇静对OSAHS患者带来的危险远高于气管内插管全身麻醉。对于手术创伤大、操作复杂、出血多、伴有大量体液丢失及转移的手术以及对患者呼吸、循环功能影响大的手术(如心、胸和神经外科手术),仍以选择气管内插管全身麻醉为宜。

2.OSAHS患者行腭垂腭咽成形手术(UPPP)　应首选气管内插管全身麻醉。OSAHS患者均应考虑存在困难气道。

(1)清醒镇静经鼻插管:清醒镇静下经鼻气管插管,更安全且术野暴露清除。

1)选择患者感觉通气较好一侧的鼻腔(如两侧通气相同则以左侧为首选),实施完善的表面麻醉(鼻腔、口咽和气管内表面麻醉)。

2)导管应使用管径较细、质地较软的经鼻异型导管。

3)适时的伸屈颈部,旋转导管使导管斜面朝向咽后壁有利于其通过鼻道及减少组织损伤。

4)导管通过后鼻孔后,嘱患者闭口用鼻深呼吸,根据导管内的气流声,分次推进以接近声门,当气流声最大时,表明导管口已对准声门口,随即在吸气期顺势将导管送入气管内。

5)气管导管进入气管内的重要标志之一是导管末端骤然增大的呼气气流,以及患者可能伴随的呛咳反应。此时应立即推注丙泊酚使患者意识消失,连接麻醉机的呼吸回路和$P_{ET}CO_2$监测,如有肺泡平台压力波形出现,即可肯定气管导管位置在气管内,然后方可根据手术需要使用非去极化肌松药。

6)遇经鼻气管插管困难时,应尽早使用纤维光导喉镜或气管镜引导。

7)清醒镇静:建议咪达唑仑(0.5～1mg)分次给药,保持清醒镇静水平,同时可辅助适量芬太尼(1mg/kg)或舒芬太尼($0.1\mu g/kg$)。如患者使用镇静药后出现缺氧、挣扎、牙关紧闭,应立即给予丙泊酚、非去极化肌松药控制患者,同时使用视频喉镜或喉罩引导插管,尽快建立人工通气道,必要时应及时行快速气管造口(切开)术。切忌犹豫不决、抱侥幸心理等待患者苏醒。

(2)快速诱导经口插管:对行非OSAHS矫正手术、且无通气困难和插管困难的OSAHS患者,可行快速诱导经口插管,必要时配合使用先进的辅助插管设备,以确保患者麻醉诱导过程中的安全和舒适。

(3)快速诱导经鼻插管:在有条件且技术熟练的单位,对于行OSAHS矫正术,确保无通气困难的OSAHS患者,在借助纤维支气管镜下可行快速诱导经鼻气管内插管,以保证患者麻醉诱导过程中更安全和舒适。

(五)麻醉管理

1.麻醉药物　全身麻醉时可选用起效迅速、作用时间短的强效吸入麻醉药(如七氟烷、地氟烷),静脉麻醉药(丙泊酚)和麻醉性镇痛药(瑞芬太尼),辅助中作用时间的非去极化肌松药维持麻醉。手术结束时,要确保患者及时清醒,各项反射恢复正常。

2.呼吸道管理

(1)深度镇静需要确保呼吸道通畅,潮气量满意。OSAHS患者行OSAHS矫正术时可选择钢丝加强气管导管,但需注意开口器可能挤压气管导管,头部的移位也可能导致气管导管扭曲、移位。特别是气管导管出鼻孔处极易打折梗阻,表现为气道压明显升高,须及时与术者沟通,调整导管位置,共同管理好气道。手术中应持续监测$P_{ET}CO_2$。

(2)OSAHS患者矫正术后,因麻醉药的残留作用、口腔内的分泌物、创面渗出、出血和水肿,导致拔管后发生气道阻塞的危险性很高,尤其是鼻部手术后局部包裹的患者,更应注意。必要时转ICU待过水肿期后拔管。

(3)拔管指征:①定向力完全恢复、对指令有反应(不可将患者不自主的活动如反射性地抓气管内导管、突然要坐起等误认为患者已完全意识恢复);②呛咳和吞咽反射恢复;③神经肌肉传导功能完全恢复($T_4/T_1>0.9$、抬头试验>5秒、$VT>8mL/kg$、最大吸气峰压$<-625pxH_2O$和$P_{ET}CO_2<45mmHg$)。以采用头高位,吸尽咽喉部的分泌物和残留血,且确保手术野无活动性出血后拔管;拔管时应准备好合适的口咽或鼻咽通气道,并做好面罩通气的准备。

3.循环管理

(1)咽喉部的刺激和手术对交感神经系统影响最大,极易引起血压升高、心率增快及各种心律失常,术前高血压患者更为明显。

(2)气管内插管和咽喉部手术过程中,须保证足够的麻醉深度,必要时给予压宁定或尼卡地平、艾司洛尔等药控制血压和心率。

(3)瑞芬太尼能够有效控制手术创伤诱发的交感兴奋,有利于麻醉和术中血压和心率的平稳。但停止使用瑞芬太尼时,须及时给予患者有效镇痛,以防止麻醉恢复期患者躁动、血压升高和心率增快。

(六)术后保留气管内导管患者

1.重症 OSAHS 患者,或轻、中度 OSAHS 患者但具有明显困难气道表现、接受咽颚成形术或联合正颌外科手术以及手术过程不顺利的患者,术后可能出血或发生气道梗阻的患者,均需保留气管内导管。

2.带管在 ICU 或 PACU 治疗,直至患者完全清醒,并确保没有活动性出血、大量分泌物和上呼吸道水肿等情况下,在侧卧位、半卧位或其他非仰卧位下拔管。拔管后若有可能,应保持半直立体位。

3.OSAHS 患者拔管后在 PACU 平均应停留 3h 以上。大多数严重并发症发生于术后 2h 内。如果拔管后出现呼吸道梗阻或低氧血症,在 PACU 或转入 ICU 至少应持续监测到最后一个上述不良事件发生后 7h 时。

4.对术后返回病房的患者应常规进行 24h 监测,包括心电图、SpO_2和无创血压等,直至吸空气睡眠时 SpO_2 持续高于 90%。

第三节 口腔颌面外科手术麻醉

一、口腔、颌面与整形外科手术麻醉特点及围手术期管理

【口腔、颌面与整形外科手术麻醉特点】

(一)麻醉医生远离头部操作

由于口腔、颌面部手术操作在头面部进行,麻醉医师无法近距离观察头面部情况,不利于气管插管全麻的管理。

(二)气管导管的固定要牢靠

口腔、颌面外科手术患者常常合并气道结构异常,且术中头位需多次变换,因此气管导管的固定非常重要,要求能够允许头位随意运动而不会使导管扭曲、折叠、滑脱及接口脱落等。

(三)应重视失血及防治失血性休克

整形外科手术历时较长,加上颌面部与颅内静脉均无静脉瓣,故术中渗血较多且又不易彻底止血,加强循环系统监测尤为重要,遇有重大手术和危重患者时,应在无创监测的基础上进行有创监测,如直接动脉压,中心静脉压和心输出量等。

(四)患者年龄跨度大

应熟悉小儿和老年人的解剖生理特点,选择适当的麻醉方法和监测手段,以保证麻醉和手术的安全。

(五)口腔、颌面及整形外科疾病的影响

口腔颌面部手术麻醉管理的关键在于保证气道通畅、维持确切有效的通气及防止术后气管导管拔出后窒息,所以麻醉的首要任务是设法建立通畅的气道。由于先天畸形或病理变化所致的气道解剖变异,常会发生气道梗阻和插管困难,常常需采用清醒气管插管。

1.先天性面颌畸形 如小儿唇裂,腭裂,Pierre-Robin 综合征(腭裂、小颌、舌根下坠);Treacher-Collins 综合征(小颌、颧弓发育不良、小口、后鼻孔闭锁)。

2.颞下颌关节强直 多因 15 岁以下的儿童由于颞下颌关节邻近的急性或慢性炎症扩散,侵袭到下颌关节,以致使上下颌间大量结缔组织增生,最后形成挛缩性瘢痕,导致进行性张口困难,使颞下颌关节强直,最后完全不能开口。

3.颏-胸、颏-颈粘连 头颈部呈固定位置,头部极度前屈,喉头明显向前移位,气管被瘢痕牵拉向左或向右移位。口周瘢痕挛缩口裂缩小,颈部常被坚硬的瘢痕覆盖而无法行气管造口。这些都给麻醉诱导插管造成极大困难。

4.口腔颌面部恶性肿瘤

(1)因肿瘤本身或因肿瘤已侵袭到咽、软腭、口底和翼腭韧带,不仅造成张口困难,麻醉后咽肌松弛可完全阻塞咽部气道。

(2)肿瘤若突起生长并已超过口腔中线,还会使喉镜放置困难,有时还容易损伤瘤体造成出血的危险。有的即使喉镜能放入口腔,也常因视线受阻而不能发挥其正常作用。

(3)当腭部肿物往鼻腔侧生长,或凸向口腔侧较大,舌根及口底肿瘤巨大时,气管导管经口腔、鼻腔均已无法进入声门。

(4)恶性肿瘤术后复发,需再次或多次手术时,前次手术造成颌骨区和面颊颈部软组织的大块缺损畸形和皮瓣转移后的瘢痕挛缩,使气管、喉头明显移位,颈部伸展和头部后仰严重受限。

5.口腔颌面部外伤 由于颌面部血运丰富,伤后出血较多。软腭、咽旁、舌根、口底损伤极易形成血肿。鼻腔损伤血块容易阻塞鼻腔通气道,上颌骨或下颌骨骨折的变形移位可引起脱栓性窒息;口腔内积血及分泌物会流入咽喉腔,被误吸到气管内能继发吸入性窒息;合并颅脑损伤病员,重力关系发生的舌后坠均能堵塞或缩窄咽喉腔,引起气道阻塞窒息。

【麻醉选择及应用注意事项】

随着麻醉药物和技术的发展,大多数口腔、颌面外科手术选择在全身麻醉下进行,全身麻醉安全性高,病患舒适性好。

(一)气管插管困难

1.经鼻盲探气管插管术适应证　经口腔插管有困难的患者,如张口受限、口腔有肿物阻塞,仰头受限,颞下颌关节强直的患者。

经鼻盲探气管插管的方法:

(1)合适的镇静药:过去常用安定、氟哌啶和芬太尼混合液静推,近来常用异丙酚与芬太尼的混合液达到镇静健忘的效果。

(2)完善的表面麻醉:插管前用1%丁卡因1mL加3%麻黄碱1mL混合液麻醉前反复滴鼻,1%丁卡因1mL环甲膜内注射,均可达到较好的表面麻醉的效果,患者可耐受插管不呛咳。

2.经口腔盲探气管插管适应证　要求口腔内插管或只能口腔插管,小口畸形,张口受限,口腔内外伤出血;上颌骨较大肿物或部分气道梗阻的患者;不能快速诱导的患者,常采用经口盲探气管插管。

这种插管方法要求表面麻醉完善,口咽部及环甲膜为重点,不需滴鼻。将插管插入至咽部,凭借呼吸音调整导管的位置至呼吸气流最大时插入声门;若导管尖部上提不够可借助管芯将管尖翘起,对准声门在患者吸气时将气管导管插入气管内。

3.纤维支气管镜辅助气管插管术　适用于绝大多数正常气道和困难气道患者,插管前应进行充分的气道表面麻醉,插管过程中应用纤支镜专用通气管,或助手协助托下颌,能提供更好的视野,有助于提高插管成功率。纤支镜辅助气管插管对操作者要求较高,需要经过充分的训练,才能保证在临床上成功应用。

(二)麻醉中维持气道通畅

1.对6个月以内的婴儿无牙齿,上下颌间缺乏支架,舌体大而肥厚与上腭紧贴,麻醉诱导中按成人常规托下颌,鼻咽部会与舌体贴合使通气受阻。只有根据具体情况轻柔适度托起一侧下颌或适宜深度放置小儿口咽导气管维持通气。

2.口腔颌面部手术在气道或气道附近操作,有时会影响气道通畅。

(1)消毒后用无菌巾包裹头部时抬头前屈;小儿唇、腭裂手术肩下垫枕使头部后仰。

(2)置开口器时极易使气管内导管脱出。

(3)某些手术操作需患者头部转向对侧或取侧卧位时,应注意体位变体造成导管折曲。

(4)唇腭裂手术要及时吸除术野出血及咽后壁腔内残留的血液及分泌物,以防血液沿气管导管进入气管内。

3.保证气道通畅的措施

(1)婴幼儿手术麻醉诱导应力争一次插管成功,并确定双肺呼吸音良好,然后再稳妥固定气管导管。

(2)术中避免反复移动变换头部位置,尽量减少或避免气管内导管对婴幼儿喉头的刺激,因为小儿声门黏膜下组织脆弱疏松,淋巴管丰富,轻微地摩擦损伤即可引起拔管后急性喉水肿。

（3）麻醉期间应密切注意导管脱出或意外割断的情况发生,与术者配合口腔内存留的弧度,使导管在气管内始终保持插入一定深度。脉搏测氧仪和二氧化碳测定仪有助于估计氧合和通气情况。

（三）术后拔管

1.口腔颌面外科患者手术要完全清醒后才能拔除气管内导管,麻醉医师应制定一套策略来保证拔管时的安全。

2.评估所有可能对患者拔管后的通气产生不利影响的危险因素(如不正常的精神状态或气体交换、气道水肿、分泌物不能排出和肌松残余作用)。

3.理想的拔管方法应该是可控的,渐进的,一步一步且可逆的前提下拔除气管导管。对术后颌面部解剖位置改变的患者多需留置口咽通气道,个别需延迟拔管。

二、口腔颌面外科常见手术的麻醉

（一）先天性唇、腭裂手术的麻醉

1.麻醉前准备 做好口腔、鼻腔和全身检查,包括体重,营养状态,有无上呼吸道感染和先天性心脏病。应详细掌握血尿常规,电解质情况及胸部 X 线检查。

唇裂病儿体重＞5kg,血红蛋白＞100g/L,年龄＞10 周,白细胞计数＜$10×10^9$/L,才是手术的良机。腭裂手术多在 2 岁以后,上述各项检查在正常范围内才可实施。

2.麻醉处理

（1）唇裂修复术的麻醉

1）需在全麻下进行,选择经口气管内插管全麻的方法比较安全可靠。因术中创面渗血、分泌物一旦阻塞通气道,就会导致病儿呼吸气流受阻,缺氧、喉痉挛,误吸窒息,甚至心搏骤停。

2）唇裂修复术病儿体重常小于 15kg,术前 30 分钟肌内注射阿托品 0.01～0.03mg/kg,可由父母将患儿抱入手术室行吸入麻醉诱导,入睡后开放静脉,继续静脉给予诱导药物行气管插管。

3）此法的优点:①诱导迅速,病儿可平稳进入睡眠的麻醉状态,镇痛效果好,心律、血压较稳定;②麻醉用药对呼吸道黏膜无刺激,无肺部并发症,安全性好;③年龄＞2 岁的病儿术中可持续泵入异丙酚和瑞芬太尼,术毕拔管后病儿清醒哭闹,各种反射均已恢复,是比较安全可靠的麻醉方法。但偶尔可见体质弱小,用药量偏大,术终尚有呼吸抑制及喉痉挛发生的病例,应予以注意。

（2）腭裂修复术的麻醉

1）小儿气管导管应选择 U 形导管,将导管固定在开口器的凹槽下防止导管外脱,以避免脱管窒息的意外发生。

2）行咽后瓣成形手术操作时,如果麻醉深度不够,容易引起迷走神经反射。故麻醉深度应控制得当,即达到抑制咽喉反射力度。

3）腭裂咽后瓣修复术出血较多,应重视输血补液问题。小儿血容量少,每公斤体重 70～80mL。6 个月婴儿失血 50mL 相当于成人失血 400mL,因此准确判定失血量并予等量补充。

输血补液速度以不超过每公斤体重每小时 20mL 为宜,严防肺水肿。体质好的病儿失血量不超过血容量的 10%～15%,也可根据具体情况输乳酸林格液 10mL/(kg·h)。

(3)唇、腭裂修复术术中管理术中监测心电图、血压、脉搏、体温和两肺呼吸音。还应采取预防喉水肿的措施,必要时静脉注射地塞米松 0.2～0.4mg/kg。

腭裂术后拔管的注意事项:

1)对腭裂同时合并有扁桃体Ⅱ度以上肿大,咽喉腔深而狭窄,瘦小体弱自控调节能力较差的病儿,应在气管导管拔出前先放置口咽通气管,用以支撑明显变小的咽喉腔通道通畅。

2)维持腭裂患者术后的呼吸道通畅,要依靠口腔和鼻腔两个通道,切不可忽视任何一方。有时腭裂同时修复鼻畸形后用碘仿纱条包绕胶管以支撑鼻翼,固定支撑鼻翼的橡皮膏不应封闭鼻腔通气道。

3)随着手术结束时间的临近,麻醉应逐渐减浅,以便确保患者迅速清醒拔管,缩短气管导管留置在气管内的时间。

(二)颞下颌关节强直患者的麻醉

1.麻醉前准备

(1)颞下颌关节强直患者几乎全部需要清醒经鼻气管内插管或行气管造口插管,因此术前必须作好患者细致的解释工作,取得患者的信任与合作,为清醒插管作准备。

(2)对有仰卧位睡眠打鼾甚至憋醒的患者禁用吗啡等抑制呼吸的药物作为麻醉前用药。

(3)选择气管导管内口径大,管壁薄的导管为宜。条件允许时可参考 X 线片气管口径,选适当口径弹性好的附金属螺旋丝的乳胶导管。

(4)备好气管造口的器械,做好应急准备。

2.麻醉处理

(1)颞下颌关节强直患者需实施颞下颌关节成形术同时矫正小颌畸形。须在全麻后下颌松弛,无痛状态下才能顺利进行,因此多采取经鼻插管的气管内全身麻醉。

(2)为保证安全应采用清醒插管,但对完全不能张口的患者表麻很难完善,加上患者紧张,肌肉松弛不佳,咽喉反射敏感,故患者异常痛苦。为此,最好选择浅全麻状态下,配合表面麻醉保留自主呼吸行气管内插管。

(3)由于喉头位置高,下颌后缩畸形,插管时导管不易达到声门高度。因此,在导管接近声门附近时应根据呼吸气流声判断导管位置,调节头位及导管位置,以期接近声门口。如估计导管在声门左侧,可将头转向右侧,导管也往右侧旋转。若想抬高导管前端高度可使患者头极度后仰,导管前端可随之抬高,头低导管可往下后方调整。

(4)如患者喉头过高,多次盲探插导管均入食管,可将导管留置在食管内,经另一侧鼻孔再插入更细的导管,沿留在食管导管的表面滑入声门,即所谓双管盲探气管内插管法。亦可采用纤维支气管镜气管内插管。一旦插管成功,麻醉可用全凭静脉复合麻醉维持。

(5)颞下颌关节成形术虽然缓解了关节强直,但下颌后缩畸形不能立即解除,舌后坠仍可能发生,致使拔管意外。因此,拔管时应遵守几条原则:①麻醉必须完全清醒;②口腔及气管导管内分泌物必须彻底吸净,特别对口内有创口的患者;③拔管前静脉注射地塞米松;④拔管前备好口咽通气道;⑤必要时应备好气管造口设备,以防拔管后气道梗阻行紧急气管造口。

（三）口腔颌面部恶性肿瘤根治术的麻醉

1.麻醉前准备

（1）因患者多为中老年人，所以术前对心肺肝肾等功能应作充分了解，以正确判断患者的全身情况和耐受麻醉及手术的能力。

（2）了解张口程度（正常4～6cm），口内肿瘤大小，所处的位置是否影响喉镜置入和气管导管能否顺利通过声门；恶性肿瘤复发再次手术时还要了解气管是否有移位，颈部伸展和头后仰是否受限，根据上述情况综合分析判断，以选择适宜的麻醉诱导方法及插管途径。

（3）肿瘤已影响气道通畅，麻醉前慎用镇痛、镇静药以免呼吸抑制。

2.麻醉处理

（1）口腔颌面部恶性肿瘤联合根治术范围包括：舌（颊部、口底组织）、上或下颌骨切除和颈部淋巴结根治性清扫。

（2）麻醉不但要确保气道通畅，且要下颌松弛，镇痛完善，麻醉深度足够并保持血流动力学平稳。同时防止颈动脉窦反射和自主神经功能紊乱，术后苏醒快。因此，必须采取气管内全麻。

（3）因手术操作涉及口腔，故经口腔插管不仅会影响手术操作，更不便于导管固定，因而采取经鼻腔气管内插管较稳妥。

（4）舌体，口腔颊部，腭部肿物尚未超过中线，张口属正常，头后仰不受限者可行快速诱导插管；舌根部、口底部，软腭部恶性肿物生长已侵袭或已压迫气道、张口轻度受限或癌肿术后复发需再次手术时气管已有移位、头后仰有受限的患者需行浅全麻下，保留自主呼吸经鼻盲探或明视插管。

（5）如舌根及口底巨大肿瘤已阻挡声门而无法实施插管操作时，应先行气管造口然后再经造口插入气管导管。目前多选用静脉复合麻醉，吸入 $N_2O\text{-}O_2$，安氟醚或异氟烷以补不足。术终能尽快清醒。

3.术中管理

（1）术中监测血压，脉搏，呼吸，心电图，血氧饱和度和尿量。

（2）应注意患者体位和头位变动而影响气管导管通畅和头部血液循环。颌面部和颅内静脉均无静脉瓣，如果头部位置不当，患者头颈、颜面部静脉回流障碍，面部及眼球结膜会发生水肿，颌面部术野渗血增加，血色呈暗红。处理不及时将会使颅内压增高。因此应及时调整头位，使颈部充分舒展，改善头颈部淤血状态。

（3）上、下颌骨病灶切除时，出血多而急剧，为减少出血和维持血流动力平稳，在无禁忌证的情况下可行控制性降压。老年人对低血压耐受性低，因此降压幅度不宜过大，时间不能过长，术野出血要及时补充。

（4）对于双侧颈淋巴结清扫的病例应注意脑静脉血回流及有无颅内压升高，慎防脑水肿引起的昏迷。颈廓清手术偶尔可发生纵隔气肿或胸膜损伤而致张力性气胸，必须予以有效处理。

（5）舌颌颈联合根治术，一侧下颌骨体部切除或下颌骨矩形切除，尤其是下颌骨超半切除术，其口底肌肉组织与颌骨间离断后，舌体会因失去下颌骨的牵拉和支持而容易发生舌后坠，舌及口底组织被切除后损伤的创面水肿及转移皮瓣组织修复部位包扎压迫止血，使舌体的自如活动能力和范围严重受限,咽喉腔间隙明显变窄。临床上观察联合根治术的病例,清醒后拔管仍有窒息发生。而且窒息不一定发生在拔管当时,待数分钟后假道消失就会造成气道梗阻-延迟窒息发生,故可采用延迟拔管方法。

(6)术毕患者清醒并对指令能正确反应,循环稳定,呼吸正常;呼吸频率>14次/分,潮气量>8mL/kg,分钟通气量>90mL/kg可拔除气管导管。

(四)口腔颌面外伤与急症手术患者的麻醉

1.麻醉前准备

(1)全面细致的了解病史和临床检查指标,特别是颌面部创面的范围及损伤程度。

(2)了解有无危及生命的气道梗阻或潜在的危险.及时清除口腔、鼻腔内的积血、凝血块、骨折碎片及分泌物、将舌体牵拉于口腔之外。放置口咽或鼻咽通气管等,并应即刻建立通畅的气道。如上述处理气道梗阻仍不能缓解,可采用自制环甲膜喷射通气套管针做应急处理。

具体操作方法:先行环甲膜穿刺表麻,然后置入长8cm带硬质塑料的套管针,(可用16号静脉穿刺套管针改制弯成135°,适宜总气管走行的弧度)穿刺成功后将其塑料外套管留置于总气管内6cm深度,退出针芯,接通(喷射)呼吸机供氧。喷射通气压力为1.25kg/cm²,常频通气后即可开始麻醉诱导。

(3)对外伤时间较长的病例,应特别注意有无严重出血性休克或休克早期表现,包括口腔急症颌骨中枢血管的突发性大出血,急剧、呈喷射状,处理不及时患者很快进入休克状态,甚至发生大出血性心跳停止。因此尽早建立静脉输液通道补充血容量是抢救成功的关键一环。

(4)注意有无合并颅脑、颈椎骨折或脱位、胸腹脏器损伤等,如果有明确诊断可同步处理。

(5)了解患者进食与外伤的时间,创伤后胃内容排空时间显著延长,麻醉诱导插管时应采取相应措施,防止误吸发生。

2.麻醉处理

(1)对口内及颌面部软组织损伤范围小的,手术可在1小时之内完成,患者合作,呼吸道能保持通畅者,可在局麻下实施。

(2)小儿及成人有严重的口腔颌面部创伤,即下列情况之一的均应采取气管内插管全麻方法:

1)面部挫裂伤合并面神经,腮腺导管断裂;需行显微面神经吻合,腮腺导管吻合。

2)面部挫裂伤合并上或下颌骨骨折,行骨折固定。

3)口腔颌面损伤合并气管、食管或颈部大血管损伤,颅脑、脑腹脏器损伤。

4)头皮及面部器官(耳鼻、口唇)撕脱伤需要行显微血管吻合回植手术者。

(3)麻醉诱导和插管方法选择

1)婴幼儿舌体肥大,口内组织损伤后由于出血、水肿使原来较小的口腔变得更小,而手术恰在口内操作,因此首选经鼻插管。

2)婴幼儿气管细,气管导管过细会影响通气,婴幼儿鼻黏膜脆弱血管丰富容易造成鼻出血。因此对舌前2/3、牙龈、硬腭损伤的病员可经口腔插管并固定于健侧口角部位。

3)对腭垂、软腭口咽腔深部损伤需行经鼻插管或者口腔插管的患者。插管前用2%麻黄碱数滴分次点鼻,收缩鼻黏膜血管以扩大鼻腔通道空间,导管前端应涂滑润剂。

4)只要管径粗细合适,操作动作轻柔,一般不会有鼻黏膜损伤及鼻出血现象。导管选择F16~20号,术中充分供氧,有条件监测血氧饱和度,防止通气不足。

(4)4岁以上患者无异常情况均可采取快速诱导,根据手术操作需要经口或经鼻腔明视插管。估计术毕即刻拔管会发生上呼吸道梗阻窒息者应长时间留置导管,首选经鼻气管内插管。

(5)下列情况应首选清醒插管较为安全:

1)伤后已发生气道梗阻并有呼吸困难。

2)颌骨颏孔部骨折常伴有严重错位,不仅造成张口困难,且有口底变窄,声门被后缩的舌根阻挡。

3)上或下颌骨骨折致口内外相通,致使面罩加压给氧困难。下颌骨骨折连续性中断或有错位时,若经口置入喉镜,骨折断端有切断血管和损伤神经的危险性,应尽量采用盲探经鼻腔插管。

(6)口腔颌面部外伤患者术毕清醒即可拔管。但估计拔管后可能发生急性气道梗阻,又不能强行托下颌骨时,应留置气管导管延迟拔出。

(五)术后常见并发症及预防

1.呼吸道梗阻　常见的术后呼吸道梗阻原因及预防如下:

(1)出血、误吸、喉头水肿或术后解剖位置的改变。手术结束前应用激素预防水肿,术后密切观察,必要时重新气管插管。

(2)口腔内出血,可以造成血液直接误吸入呼吸道或血块阻塞呼吸道。手术后应在没有明显渗血的情况下,吸尽口腔内的血液分泌物后再拔管。

(3)Treacher-Collins综合征或Robin畸形,行咽成形修复术后咽喉腔变窄明显,尤其是年龄小,体质差,适应能力低下的病儿,拔管前应常规放置口咽导管,吸出分泌物,直至咽反射强烈,耐受不住时再拔出。

(4)对舌根及口底组织广泛切除或双侧颈淋巴结清扫患者,术后颈部包扎敷料较多,可在拔管前放置口咽导管协助通气。

(5)口腔颌面部外伤,同时有上或下颌骨骨折,舌及口底,颊黏膜组织严重撕裂伤,出血、软组织水肿明显使口咽腔变窄,舌体程度不同的失去了正常活动能力,应考虑留置导管延迟拔出。

上述手术术后防止气道阻塞的最有效、最安全的措施是预防性气管造口。但是为了颈部转移皮瓣的成活和免遭感染,临床常以延迟拔除气管内导管方法保证呼吸道通畅。待舌及口底黏膜组织水肿减轻,咽喉间隙增大,舌体在口内活动及外伸1.0cm以上,再在引导管协助下试行拔管。

2.咽痛及咽喉部水肿　口腔、颌面及整形外科手术时间长,气管插管放置时间长,手术操作又在头部,头部位置不稳定,气管插管与气管黏膜总处于摩擦状态,咽喉部水肿和损伤明显,术后患者明显咽痛。因此,口腔、颌面部手术患者术中应常规应用激素,(氢化可的松100mg静滴或地塞米松5~10mg静脉注射),术后应尽早开始雾化吸入可预防术后咽喉部水肿。

参考文献

1.鞠辉,冯艺.麻醉科住院医师手册.北京:北京大学医学出版社,2017.

2.陈杰,徐美英,杭燕南.心血管麻醉与围术期处理(第3版).北京:科学出版社,2019.

3.艾登斌,帅训军,侯念果,刘慧松.实用麻醉技术手册.北京:人民卫生出版社,2019.

4.韩如泉,王保国,王国林.神经外科麻醉学(第3版).北京:人民卫生出版社,2018.

5.张鸿飞.麻醉学要点精编.北京:北京大学医学出版社,2016.

6.俞卫锋,缪长虹,董海龙,袁红斌.麻醉与围术期医学.北京:世界图书出版社,2018.

7.邓小明,姚尚龙,曾因明.2019麻醉学新进展.北京:人民卫生出版社,2019.

8.盛卓仁.实用临床麻醉学.北京:科学出版社,2017.

9.郭政.疼痛诊疗学.北京:人民卫生出版社,2016.

10.郭曲练,姚尚龙.麻醉临床学.北京:人民卫生出版社,2016.

11.吴新民.麻醉学高级教程.北京:人民卫生出版社,2014.

12.邓小明.现代麻醉学.北京:人民卫生出版社,2014.

13.戴体俊,刘功俭,姜虹.麻醉学基础.上海:第二军医大学出版社,2013.

14.杭燕南.当代麻醉学.上海:上海科学技术出版社,2013.

15.贾娜,张昊鹏,文爱东,等.临床麻醉深度监测方法的新进展.临床麻醉学杂志,2015,31(09):922-925.

16.姚尚龙,武庆平.中国产科麻醉现状及挑战.临床麻醉学杂志,2016,32(08):734-737.

17.潘奇正.神经外科围麻醉期患者血压和心率变化及其影响因素分析.吉林大学,2015.